増刊 レジデントノート

Vol.21-No.11

臨床写真図鑑 コモンな疾患編

集まれ！よくみる疾患の注目所見

あらゆる科で役立つ、知識・経験・着眼点をシェアする81症例

忽那賢志／編

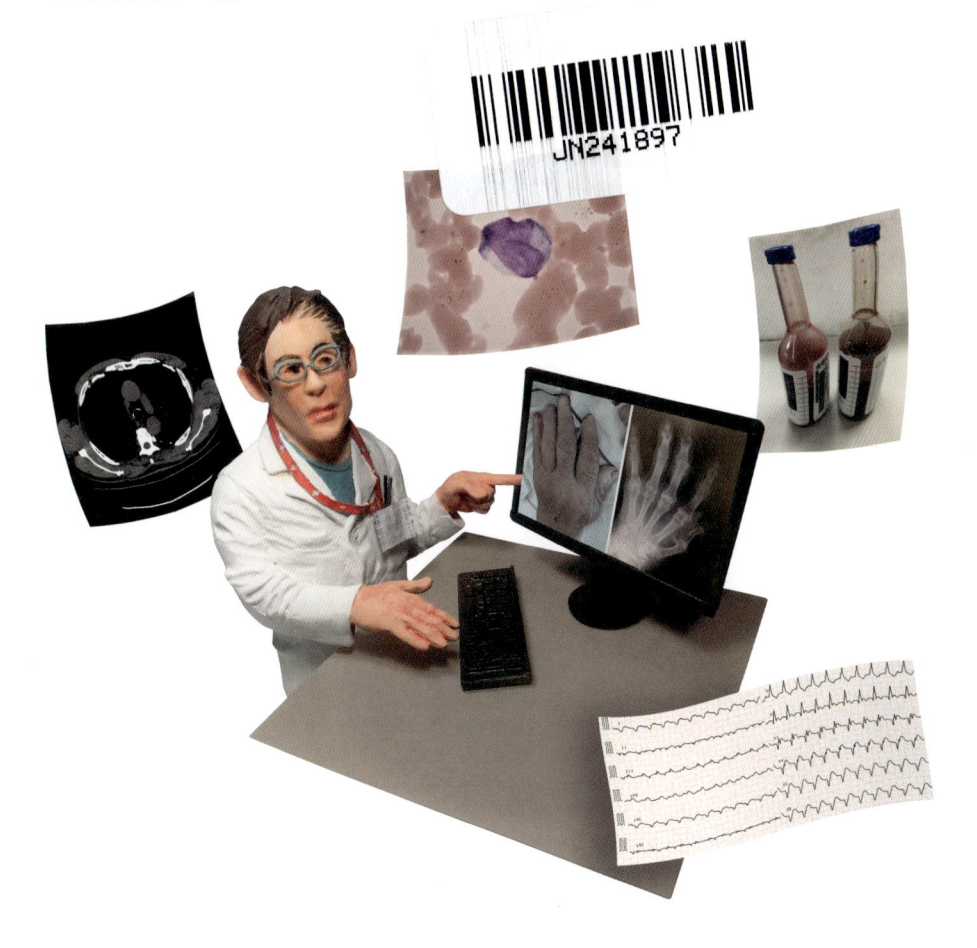

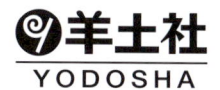

羊土社
YODOSHA

謹告

　本書に記載されている診断法・治療法に関しては，発行時点における最新の情報に基づき，正確を期するよう，著者ならびに出版社はそれぞれ最善の努力を払っております．しかし，医学，医療の進歩により，記載された内容が正確かつ完全ではなくなる場合もございます．

　したがって，実際の診断法・治療法で，熟知していない，あるいは汎用されていない新薬をはじめとする医薬品の使用，検査の実施および判読にあたっては，まず医薬品添付文書や機器および試薬の説明書で確認され，また診療技術に関しては十分考慮されたうえで，常に細心の注意を払われるようお願いいたします．

　本書記載の診断法・治療法・医薬品・検査法・疾患への適応などが，その後の医学研究ならびに医療の進歩により本書発行後に変更された場合，その診断法・治療法・医薬品・検査法・疾患への適応などによる不測の事故に対して，著者ならびに出版社はその責を負いかねますのでご了承ください．

序

近年，写真や画像検査はわれわれにとってますます一般的なものになってきました．私が初期研修医になったばかりの頃は皮疹の写真を撮るにも医局から大きな一眼レフをもってきて撮影し，そしてそれを現像するという作業が必要でした．それに比べて今，写真は非常に身近なツールとしてわれわれの日常に溶け込んでいます．臨床写真はすでに臨床のすぐ延長線上にあるものです．

臨床写真はわれわれに多くのものを与えてくれます．カルテにグラム染色の所見を載せれば，主治医だけでなく抗菌薬適正使用推進チームや薬剤師と情報を共有できます．珍しい疾患の皮疹の写真は，同僚と共有することで自分たちの経験を倍増させることができます（情報の取扱には注意しましょう）．さらには，近年は学術ジャーナルでも臨床写真の投稿コーナーが注目を集めており，英文誌への投稿を狙う若い先生方も増えています．このように臨床写真はさまざまな用途に活用することができ，無限の可能性を秘めているのですッ！

この臨床写真の可能性を追求しようと，われわれは2018年に日本臨床写真学会を設立しました．同年9月には第一回学術集会を開催し成功裏に終えることができました．今後も定期的な開催を予定していますので，本特集で臨床写真に興味をもたれた方は，ぜひ日本臨床写真学会のフェイスブックなどをチェックしてみてください．

本特集は「コモンな疾患のコモンな所見」を集めました．日常診療で遭遇する頻度の高い疾患ばかりですが，まだ遭遇したことがない若い先生方にとっては典型的な所見を知っておくことではじめての診断に備えることができるでしょう．指導医の先生方には，研修医への指導に使うアトラス的な使用もできることと思います．

また本特集は「コモンな疾患のコモンな所見」という医学生から初期研修医，後期研修医の先生方を主な対象とした特集ですが，医学書院から刊行されます「総合診療」2019年11月号では，それに加えて指導医からベテランの先生方も対象にした「レアな疾患のコモンな所見」をテーマに特集しています．ご興味のある方はぜひそちらもご覧いただけましたら幸いです．

これらの特集が皆さまの日常診療に役立つことを願いつつ，これからも皆さまと臨床写真をますます盛り上げていければと思います．

2019年9月

国立国際医療研究センター　国際感染症センター

忽那賢志

増刊 レジデントノート

Vol. 21-No.11

臨床写真図鑑 コモンな疾患編

集まれ！よくみる疾患の注目所見

あらゆる科で役立つ、知識・経験・着眼点をシェアする81症例

第2章　内科 ① （編集：山本　祐）

第5章　呼吸器内科 （編集：皿谷　健）

増刊 レジデントノート

臨床写真図鑑 コモンな疾患編

集まれ！よくみる疾患の注目所見

あらゆる科で役立つ、知識・経験・着眼点をシェアする81症例

忽那賢志／編

症例1. 70歳代，男性，左前胸部の疼痛

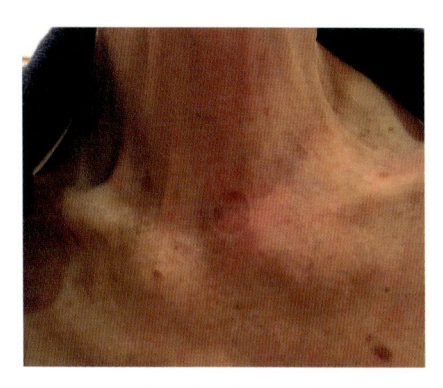

図1　胸鎖関節周辺

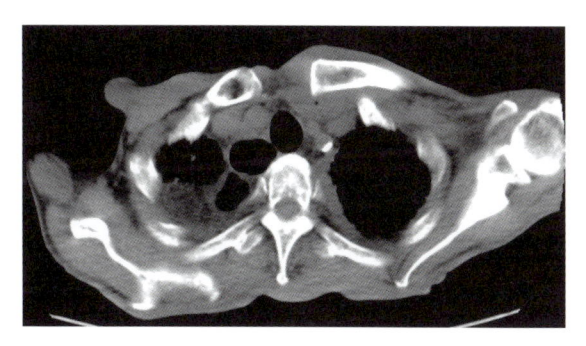

図2　造影CT検査画像

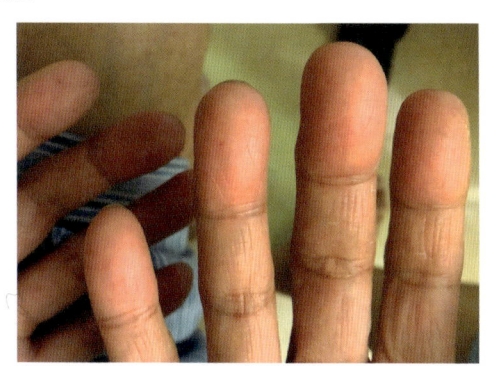

図3　入院後5日の手指

4年前に食道癌に対し開胸開腹食道亜全摘，後縦隔経路胃管挙上胸腔内吻合再建後，糖尿病や原因不明の湿疹に対し外来加療中のADL自立した70歳代男性．来院3日前から37℃台の発熱，左前胸部の発赤，腫脹，疼痛を認め，左上肢を挙上できなくなった．近医でレボフロキサシンが処方されて解熱は得られ，疼痛は改善していたが，精査目的に当院を紹介された．

入院時は全身状態良好で，体温37.4℃，血圧102/60 mmHg，脈拍数74回/分，呼吸数16回/分だった．身体所見としては胸鎖関節付近に，発赤・疼痛を伴う手拳大の腫脹を認めた（図1）．また，心尖部にLevine 2/6度の汎収縮期雑音を聴取した．背部，大腿に落屑を伴う2〜3 cm大の散在する紅斑を認めた．血液検査では白血球10,000/μL，CRP 16.91 mg/dLと上昇を認めた．造影CT検査画像を図2に示す．

Q1 診断は何か？

Q2 最も頻度が高い起因菌は何か？

Q3 行うべき追加検査，追加処置はそれぞれ何か？

Q4 入院後5日で心収縮期雑音の増加，両側下腿浮腫を認め，手指に新規の皮膚所見（図3）を認めた．何の疾患を疑って，どういった追加検査を施行するか？

解答

A1 化膿性胸鎖関節炎

A2 黄色ブドウ球菌

A3 血液培養2セット採取，膿瘍ドレナージ

A4 感染性心内膜炎（IE）を疑って，心臓超音波検査

鑑別の難易度　低 **中** 高

疾患の概要

　化膿性胸鎖関節炎はすべての化膿性関節炎のなかの0.5〜2.0％とされる比較的稀な疾患ではあるが，縦隔炎に進展する可能性もあるため注意する必要がある．胸鎖関節は複数の関節運動にかかわっているため，頸部，椎体，肩，胸部など周囲の疼痛を訴えることも多く，疾患概念を知らないと見落としやすい疾患である[1]．胸鎖関節炎の原因としては，感染性，SAPHO症候群，関節リウマチ，変形性関節症，外傷，腫瘍などが鑑別として考えられ，感染性の診断には穿刺を行う．起因菌としては**黄色ブドウ球菌**が半数近くを占める[2]．本症例は関節周囲の膿瘍形成に至っており，同部位を切開排膿したところ，症状の改善を得られた．膿汁と血液培養からメチシリン感受性黄色ブドウ球菌（methicillin-susceptible *Staphylococcus aureus*：MSSA）が発育したことから，難治性の湿疹をエントリーとした菌血症からの血行性播種と考えられた．

　黄色ブドウ球菌菌血症では全例で**心臓超音波検査**が推奨される[3]．入院5日目に指の点状出血や下腿浮腫が出現した際の経胸壁心臓超音波検査（transthoracic echocardiography：TTE）で明らかな疣贅は認めなかったが，1カ月後に再検査した心臓超音波検査で大動脈弁に2mm，僧帽弁に

4mm大の疣贅を認め，修正Dukes診断基準（大基準2点，小基準2点）で感染性心内膜炎（IE）と診断した．TTEで陰性とされた患者の19％は経食道超音波検査（transesophageal echocardiography：TEE）でIEを指摘されたという報告もあり，疑わしい症例ではTEEが望ましい．本症例は食道癌術後でTEEは施行できなかったが，当初からIEを臨床的に疑って対応し，血液培養陰性化から6週間の治療を完遂した．

臨床写真のポイント

　図1では胸鎖関節の腫脹・発赤，**図4**のCTでは胸鎖関節の膿瘍を認めている．

　図5は感染性心内膜炎によって生じたJaneway病変と考えられる．無痛性の微小な敗血症性塞栓症で，手指や手掌，足底などにみられる．免疫学的反応により生じるOsler結節は有痛性で，区別される．所見は数日で消えることもあり，IEを想定する患者では日々全身を診察することが望ましい．

Take Home Message

● 関節炎を見た場合は，血流感染症による化膿性関節炎を鑑別疾患にあげる
● 黄色ブドウ球菌菌血症では，感染性心内膜炎をはじめとする二次的な播種感染巣に注意しながら臨床経過を観察する
● 経胸壁心臓超音波検査が陰性でも感染性心内膜炎は否定できない

文献

1) Yood RA & Goldenberg DL：Arthritis Rheum, 23：232–239, 1980
2) Ross JJ & Shamsuddin H：Medicine (Baltimore), 83：139–148, 2004
3) Thwaites GE, et al：Lancet Infect Dis, 11：208–222, 2011

（池内和彦，岡本　耕）

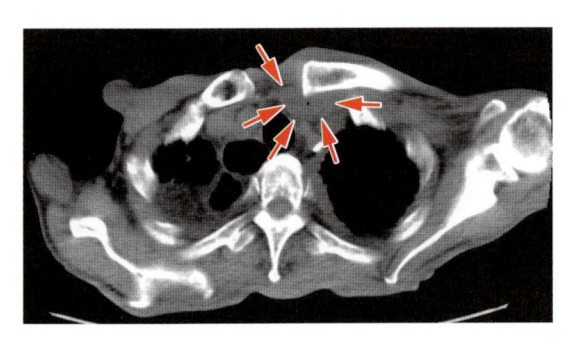

図4　胸鎖関節の膿瘍（図2再掲）

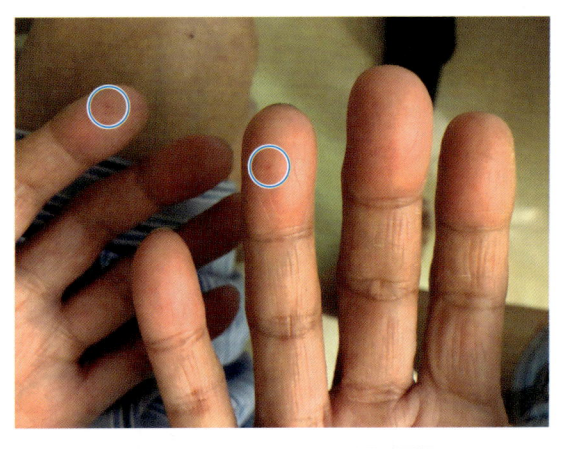

図5　Janeway病変（○，図3再掲）

症例2. 50歳代，男性，発熱，頭痛

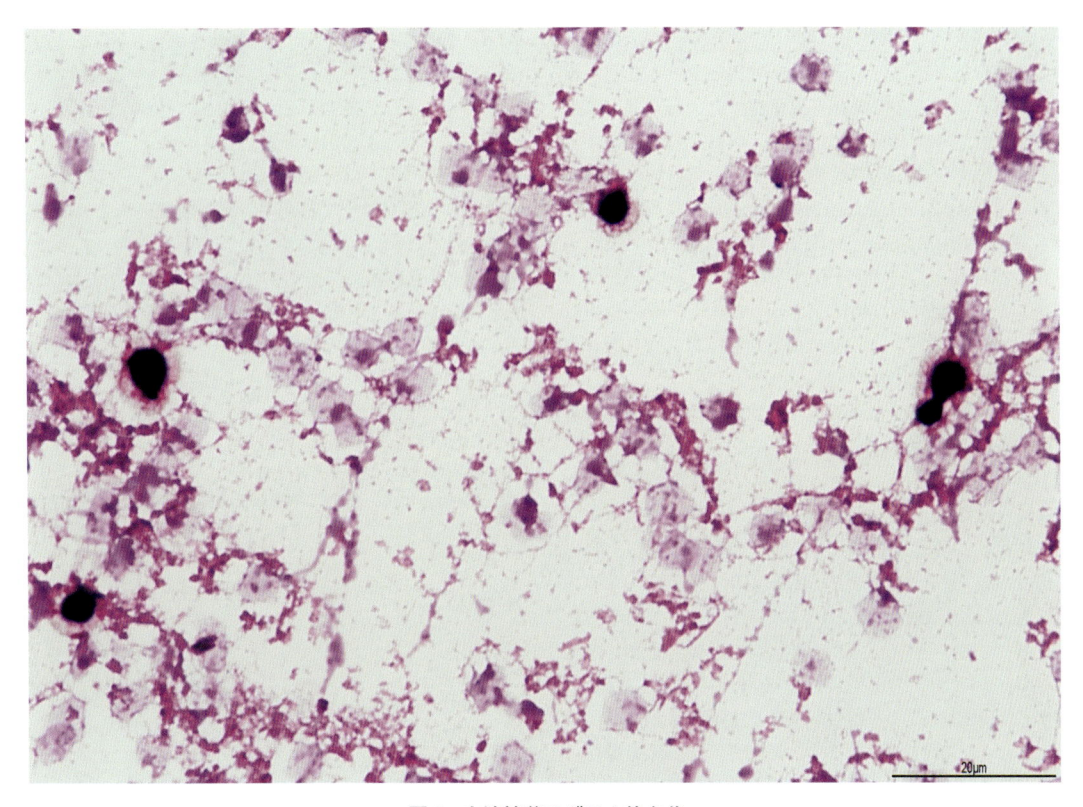

図1　血液培養のグラム染色像

生来健康な50歳代男性．2カ月前から徐々に増悪する呼吸困難で近医を受診し，ニューモシスチス肺炎およびHIV感染症（CD4陽性リンパ球数44/μL，HIV-RNA 16,000 copies/mL）と診断され，ST合剤による加療が行われた．外来で抗HIV薬の開始を予定されていたが，退院後に数日の経過で頭痛，悪心，38℃台の発熱を認めたため同院を再受診した．同日の血液培養が陽性となり（図1），当院に紹介された．意識は清明，独歩で来院し，項部硬直は認めなかったが，軽度の複視を認めた．白血球数は2,600/μL，CRP 0.21 mg/dLだった．頭部〜骨盤の造影CT検査では，有意な所見を認めなかった．

Q1 診断は何か？

Q2 追加検査は何か？

解答

A1 クリプトコッカス髄膜炎，真菌血症

A2 髄液検査

鑑別の難易度　低 **中** 高

疾患の概要

本症例では患者背景と症状，血液培養のグラム染色所見からクリプトコッカス髄膜炎，真菌血症を疑い，髄液検査を施行したところ，初圧35 cmH2O，単核球優位の軽度細胞数上昇，血液・髄液の墨汁染色で莢膜をもつ酵母様真菌を認め（図2），*Cryptococcus neoformans* が発育した．血清のクリプトコッカス抗原は16,384倍，髄液は4,096倍だった．入院日からリポゾーマルアムホテリシンBとフルシトシンおよび間欠的な腰椎穿刺による髄圧管理を開始したところ症状改善を得られ，4週間の治療後にフルコナゾール地固め療法に移行した．

クリプトコッカス症は莢膜を有する酵母型真菌である *Cryptococcus neoformans* や *C.gattii* による感染症である．鳥類の排泄物や土壌中に生息しており，菌体を吸入することで経気道的に感染する．肺病変をつくる場合もあれば，血行性に播種し，亜急性の髄膜炎や，皮膚病変をきたす致死的疾患である．リスクファクターは細胞性免疫低下で，AIDS指標疾患の1つであり，本症例がクリプトコッカス髄膜炎であることを予想することは比較的容易である．ただし血液悪性腫瘍，生物学的製剤の使用に限らず，ステロイド使用，肝硬変，糖尿病など，多彩な免疫低下状態の患者でみられることがあり，日常診療でも遭遇しうる[1]．基礎疾患のない患者でもみられることもあり，特に *C.gattii* でよく知られている．

クリプトコッカス髄膜炎の症状は亜急性の発熱，頭痛，人格変化，記憶障害などで[2]，項部硬直や羞明といった古典的な髄膜刺激徴候は4分の1程度と報告されており，髄液検査の施行が遅れやすい．中枢神経症状に乏しい場合もあり，今回のような真菌血症や，免疫抑制患者で肺病変をもつ場合は無症状でも髄液検査が推奨される[1]．クリプトコッカス症は髄膜炎が見逃されやすく，複数薬剤による長期の治療を要することから，感染症医へのコンサルトが予後と関連していたという研究もある[3]．

臨床写真のポイント

HIV感染者のクリプトコッカス髄膜炎の3分の2程度で血液培養陽性になるとされる．一見するとグラム陽性球菌のように見えるが，細菌にしてはサイズが非常に大きく，酵母様真菌であることがわかる．よく見ると，グラム染色でも淡く莢膜が見え（図3），墨汁染色を行うとよりはっきりと見える．日常診療で遭遇する真菌血症のほとんどを占める *Candida* spp. は莢膜をもたず卵形で種類によっては仮性菌糸がみられるのに対し，*Cryptococcus* spp. はきれいな正円形である．*Trichosporon* や *Rhodotorula* など血液培養から発育しうる酵母様真菌は他にもあり，酵母様真菌＝カンジダではないことに留意する必要がある．

Take Home Message

- 酵母様真菌＝カンジダではない
- 亜急性の発熱，頭痛，神経症状を認めた場合は，免疫抑制が軽度であってもクリプトコッカス髄膜炎を鑑別疾患にあげる
- クリプトコッカス症を見た場合は，感染症医への相談を考慮する

文献

1) Perfect JR, et al：Clin Infect Dis, 50：291-322, 2010
2) Heyderman RS, et al：Clin Infect Dis, 26：284-289, 1998
3) Spec A, et al：Clin Infect Dis, 64：558-564, 2017

（池内和彦，岡本　耕）

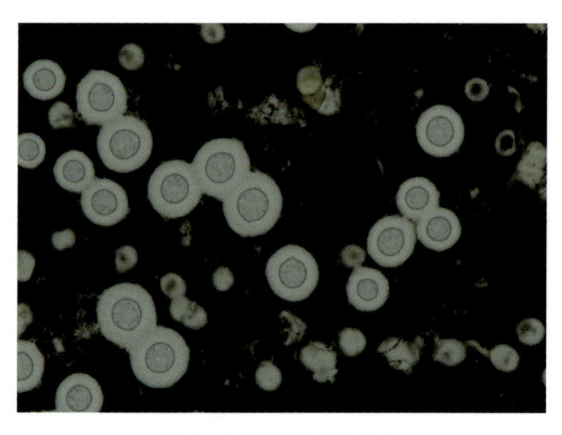

図2　血液培養の墨汁染色

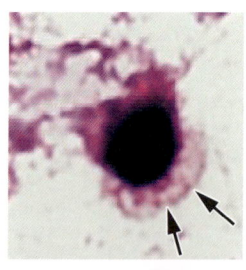
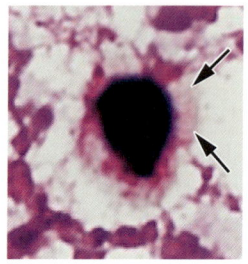

図3　グラム染色におけるクリプトコッカスの莢膜（➡，図1再掲）

症例3. 80歳代，女性，入院中に偶発的に見つかった腹部画像異常所見

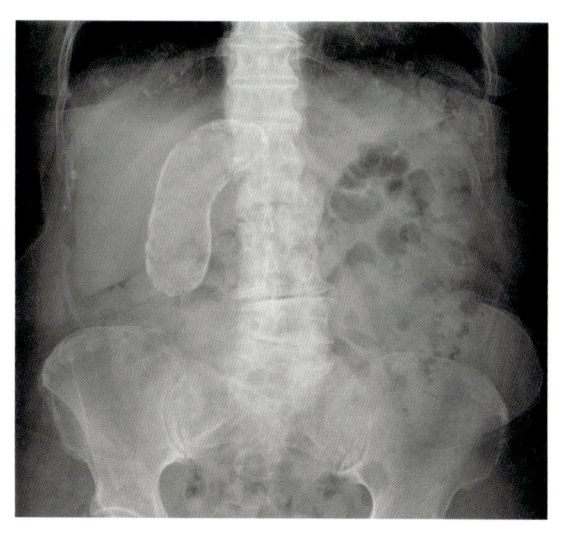

図1　腹部単純X線写真

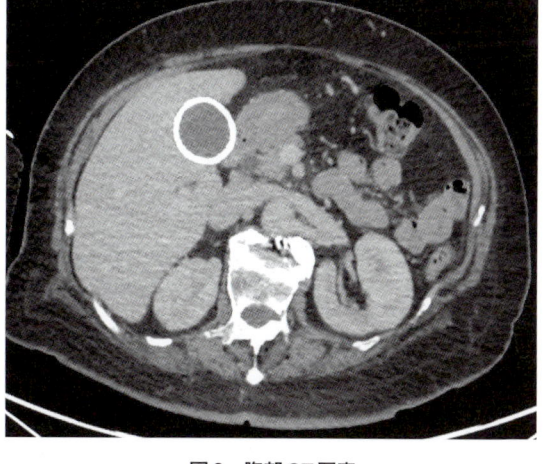

図2　腹部CT写真

来院2年前に子宮体癌に対して腹腔鏡下子宮全摘術＋付属器切除術の既往のある80歳代女性．術後化学療法を受けたが本人の苦痛が強く，化学療法は途中で中断し経過観察していた．来院1週間前に左臀部のしこりを自覚し様子をみていたが改善せず，左臀部の疼痛が強くなったため当院外来を受診した．

来院時に敗血症を示唆する低体温と頻脈があり，左臀部に広範な発赤と圧痛を伴う皮膚病変を認めた．画像上も骨髄炎を示唆する所見はなく，蜂窩織炎・軟部組織感染症として抗菌薬ピペラシリンタゾバクタム＋ダプトマイシンで治療開始した．蜂窩織炎自体の経過は良好ですみやかに症状は改善し，内服抗菌薬アモキシシリンクラブラン酸に切り替え，退院可能な状態であった．

しかし入院中に撮影した腹部単純X線写真（図1）で偶発的に異常所見を認めた．また，同時期の腹部CT写真（図2）も示す．

Q1 この画像所見の診断名は何か？

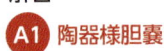

解答

A1 陶器様胆嚢

鑑別の難易度　低 **中** 高

疾患の概要

　陶器様胆嚢（porcelain gallbladder）とは慢性胆嚢炎の一部であり，胆嚢壁に広範な石灰化をきたし，その外観および硬度が陶器様に変化した状態とされる．比較的稀な疾患であり，女性に多い．陶器様胆嚢の多くは無症候性であり偶発的に画像検査で見つかる例が多いが，稀に胆嚢管閉塞や胆石に伴う症状を呈することがある．

　石灰化の範囲により「complete intramural calcification（全周性の硬化）」と「selective mucosal calcification（一部の石灰化）」に大きく分けられ，全周性に石灰化を起こした場合は粘膜は残らず，ほとんどの症例で胆嚢管の閉塞がある．

　陶器様胆嚢は，以前は高率に**胆嚢癌**を合併するとされてきたが，最近では胆嚢癌の発生に関連していないとする報告も認められる．2001年のStephenらの研究[1]では25,900例の胆嚢切除標本の分析で44例の胆嚢壁石灰化を認め，壁の全層の石灰化を生じた17例には胆嚢癌の合併を認めなかったが，27例の部分石灰化例では7％に胆嚢癌を認めたとしている．つまり胆嚢壁の石灰化は以前報告されていたほど高率に癌を合併することはないが，部分的な石灰化症例には注意を要すべきと考えてよい．全周性石灰化の場合はそもそも癌化する粘膜が残っていないことが原因と推察される．

　現在においても陶器様胆嚢に対する対応は難しく，各専門家により意見が異なる[2, 3]．ただし主に2つの視点，すなわち「癌化のリスクが高いか」と「胆道系閉塞の症状を有するか」で考えるとよい．有症状もしくは部分的な石灰化の場合は手術を勧め，無症状かつ全周性の石灰化の場合は保存的加療を検討してもよいと考える．経過観察については，いくつかの報告でも，3〜5年フォローアップした症例でも癌化したケースはなく，一般的に3〜5年に1度で画像検査を行えばよいとされている．

臨床写真のポイント

　本症例の単純X線写真では右上腹部にほぼ楕円形の辺縁明瞭な石灰化像を認め，CT写真では胆嚢壁のドーナツ状石灰化所見を認める（図3）．いわゆる**全周性**の石灰化である．

> ### Take Home Message
> - 陶器様胆嚢は症状を呈さない稀な疾患であり，単純X線写真やCT検査に偶発的に見つかることが多い
> - 石灰化自体が短期的に問題になることは少ないが，胆嚢癌の合併は長期的に患者予後にかかわるため治療方針を専門家と相談することが大切である

文献

1) Stephen AE & Berger DL：Surgery, 129：699–703, 2001
2) Brown KM & Geller DA：Arch Surg, 146：1148, 2011
3) Kim JH, et al：Hepatogastroenterology, 56：943–945, 2009

（森本将矢）

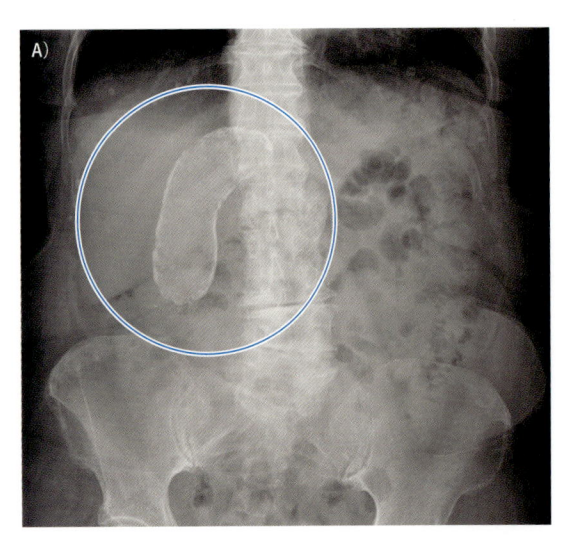
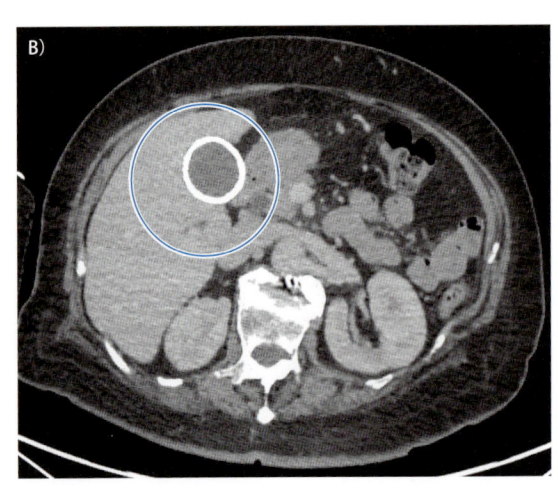

図3　単純X線写真（A）と単純CT写真（B）における石灰化像（○）

症例4. 30歳代，男性，発熱，右季肋部痛

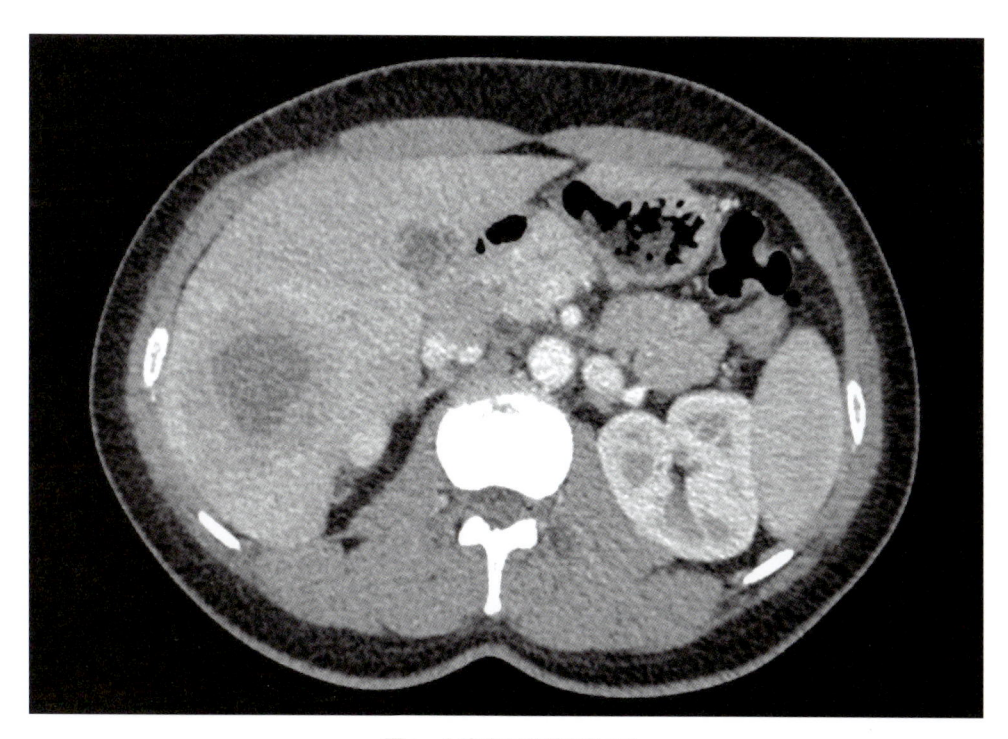

図1　入院時の腹部造影CT

中国出身，10年前より日本在住.

来院1週間前より39℃の発熱と関節痛を自覚したが，その他の症状の自覚はなかった．その後も発熱が継続し，来院3日前に近医を受診したが症状は改善せず，41℃もの高熱が続くため救急外来を受診した．発熱の他に，嘔気，食思不振がある.

入院時の腹部造影CT（図1）にて肝右葉に直径4.2 cm大の腫瘤影を認め，肝膿瘍の診断で入院となった．また，来院時の血液検査にてHIV抗体（CD4陽性率5.1 %，絶対数77.1，CD4/8比0.06，HIV-1抗体陽性，HIV- RNA PCR 2.2×10^5 コピー /mL）が陽性となった.

Q1 診断は何か？

Q2 次にどんな検査・処置を行うか？

解答

A1 アメーバ性肝膿瘍

A2 （基本的に）血液培養，血清アメーバ抗体
（腫瘍穿刺をする場合）穿刺液の一般細菌塗
抹・培養，抗酸菌塗抹・培養，PCR遺伝子検
査，病理検査の提出

鑑別の難易度　**低** 中 高

疾患の概要

　アメーバ性肝膿瘍は原虫である**赤痢アメーバ**（*Entamoeba histolytica*）による感染である．アメーバ感染症は腸管アメーバと腸管外アメーバに大きく二分され，アメーバ性肝膿瘍は腸管外アメーバの代表的な疾患である．40〜50歳代の男性に多く，世界的にはインド，アフリカ，メキシコ，中央アメリカで流行している．糞口感染し，食事や水などからの感染のほか，oral sexや肛門性交などにより先進国でも性風俗産業を通じて感染する機会が増えている．HIV感染は一般にリスクと言われているが，臨床像に大きく差はないとされる．鑑別診断としては細菌性肝膿瘍，悪性腫瘍，エキノコッカス症，肝結核腫などがあるが，臨床的に発熱・右季肋部痛などを伴えば，まずは細菌性とアメーバ性の鑑別が最も重要となる．

　アメーバ性肝膿瘍におけるドレナージの是非については，穿刺による胸腔播種などのリスクがあるため議論の余地がある．メトロニダゾール単剤のみで加療が可能でありドレナージは推奨しないとの意見もあるが，サイズの大きな肝膿瘍の場合や鑑別が困難な場合には，ドレナージを併用したほうがよいとする専門家もいる．また，アメーバ性肝膿瘍の内部の液体は「アンチョビペースト」様の赤褐色をしており，細胞などが見られない壊死組織である（図2）．細菌性肝膿瘍ではドレナージの排液はとても臭いのだが，アメーバ性では実はあまり臭くない．

　確定診断には血清学的検査やPCR遺伝子検査を併用する．血清アメーバ抗体は92〜97％の患者で検出される感度の高い検査であるが，流行地では既感染でも抗体陽性になることから補助的診断方法となる（2017年末の試薬製造中止に伴い，2019年3月時点で検査不可能となっている）．さらに，穿刺液のPCR遺伝子検査は検査可能な施設は限られるが細菌性とアメーバ性の鑑別に有用な検査である．PCR法の感度は75〜90％ほどと言われている．

　治療には主にメトロニダゾールが処方されるが，肝臓にアメーバのcyst（嚢胞）が存在するためluminal agentとしてパロモマイシンが併用される．

【処方例】（①と②を併用）
①メトロニダゾール（アネメトロ®，フラジール®）1回500〜750 mg 1日3回（朝夕食後）7〜10日間
②パロモマイシン（アメパロモ®）：1回8〜10 mg/kg 1日3回 1週間

臨床写真のポイント

　アメーバ性肝膿瘍の造影CT所見では，中心部が低吸収の液体部分で周囲に造影される被膜があり，その外側に淡い高吸収となる膿瘍腔周囲の二重構造（double target sign）を認める（図3）．

　アメーバ性肝膿瘍の85％の症例は孤発性で，72％は右葉後区域の肝皮膜近傍に好発すると言われている．多房性であれば細菌性，単房性であればアメーバ性を疑うのが原則だが，もちろん1対1対応ではない．また，右胸水や肝周囲の液体貯留などを伴うこともある．

Take Home Message
- 右葉の単房性の膿瘍はアメーバを想起せよ！
- 血清アメーバ抗体，穿刺液のPCR法を活用
- 治療はメトロニダゾールとパロモマイシン

文献
1) Ghosh JK, et al：Trop Gastroenterol, 36：251-255, 2015
2) Aucott JN & Ravdin JI：Infect Dis Clin North Am, 7：467-485, 1993
3) Jaiswal V, et al：BMC Res Notes, 5：416, 2012
4) Park MS, et al：Abdom Imaging, 33：166-171, 2008

（鈴木真澄，森　信好）

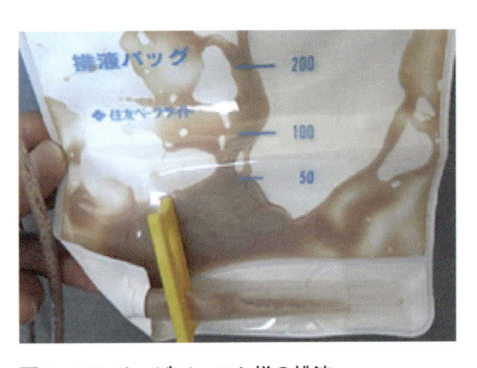

図2　アンチョビペースト様の排液
本症例では穿刺ドレナージを施行し，アンチョビペースト様の排液を得た

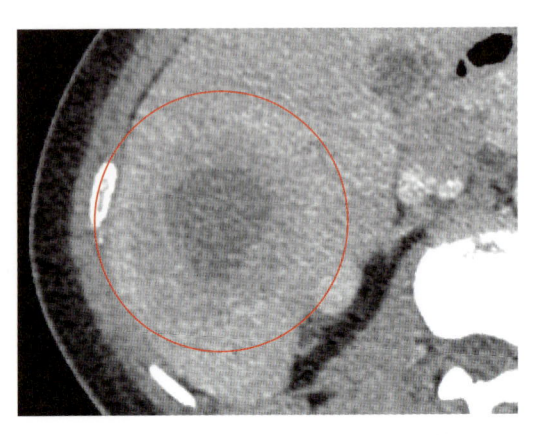

図3　腫瘍腔周囲の二重構造（図1再掲）

症例5. 80歳代，女性，腹膜癌疑い

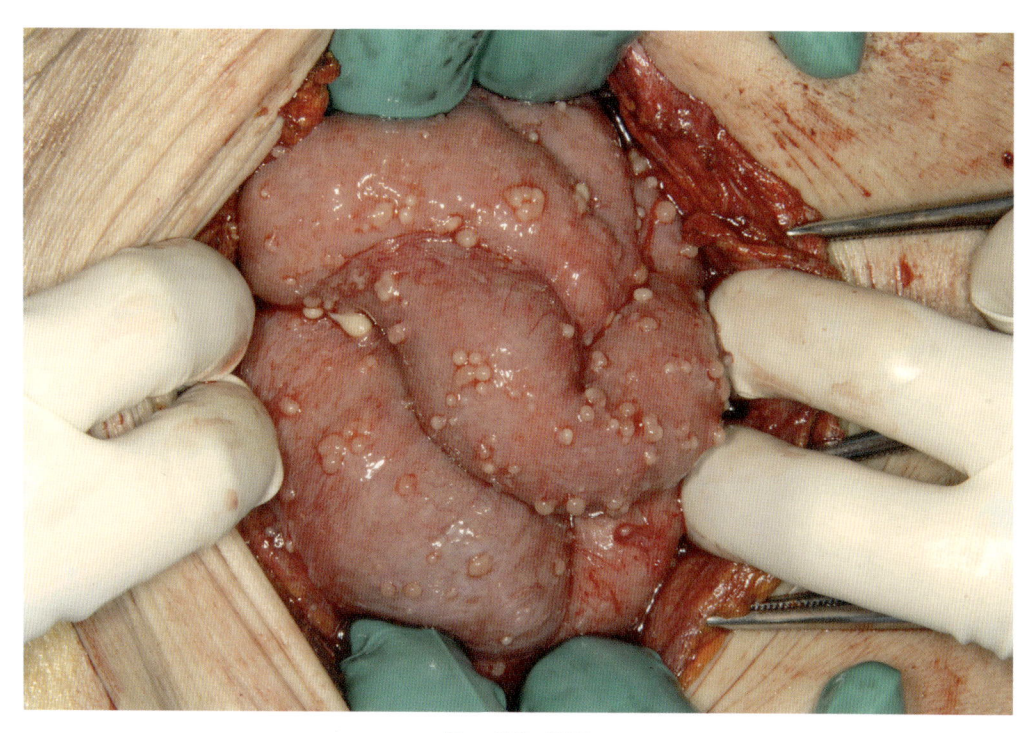

図1　開腹時腸管

既往歴に洞不全症候群（12年前にペースメーカー留置），上行大動脈拡張があり，継時的画像評価目的に撮影されたCTで，腸間膜に多数の腫瘍の播種性病変を疑う所見が認められたため，精査・加療目的に当院へ紹介受診された．悪性腫瘍としての原発巣が明らかではなく，腹膜癌疑いで審査腹腔鏡が施行された．しかし，腹腔内の癒着が強かったため開腹操作となり，腸管膜に付着する多数の白色結節性病変を認めた（図1）．

Q1 次に行うべき検査は何か？

Q2 診断は何か？

解答

 A1 病変の生検（グラム染色，Ziehl–Neelsen染色，結核PCR，抗酸菌培養，一般細菌培養）

A2 結核性腹膜炎

鑑別の難易度 低 中 **高**

解答の解説

主治医より，肉眼的所見から**結核性腹膜炎**が疑われるとのことで当科へコンサルテーションとなった．結節性病変の迅速病理では乾酪性肉芽腫性病変と診断された．検体のZiehl–Neelsen染色では抗酸菌はみられなかった．また，術前のCTで，左肺上葉縦隔側，舌区末梢に集簇する粒状影，斑状影を認め，排菌のある肺結核を念頭に術後は空気感染予防策対応とした．そのうえで3日間誘発喀痰検査を行ったが，いずれの検体からもZiehl–Neelsen染色で抗酸菌はみられず，排菌の可能性は低いと判断され空気感染予防策対応は終了した．なお，喀痰培養開始から6週間後に結核菌が分離され，排菌のない肺結核も並存していたことが後に判明した．手術検体からは結核菌は分離されなかった．

手術検体から結核菌は分離されなかったが，結核性腹膜炎と臨床診断され，他院へ転院し経験的に抗結核薬（イソニアジド，リファンピシン，ピラジナミド，エタンブトールの4剤併用療法）が開始された．後に喀痰より分離された結核菌は開始した4剤いずれの薬剤も感性であった．

疾患の概要

2017年度の結核年報では，国内の全結核新規登録患者数は16,789人，肺外結核患者数は3,223人，そのなかで結核性腹膜炎は肺外結核の5.5％程度（178人）を占めると報告されている[1]．患者背景のリスクファクターとして，HIV/AIDS，アルコール性肝疾患，末期腎不全患者における腹膜透析，糖尿病，悪性腫瘍，糖質コルチコイド±免疫抑制剤使用があげられる[2, 3]．

結核性腹膜炎の病態としては，他の肺外結核と同様に**潜伏感染の再活性化**であり，肺で初感染が成立した後にリンパ行性に腸間膜リンパ節へ移行する経路，もしくは，経口的に消化管を介し，腸管粘膜からパイエル板を通り腸間膜リンパ節へ移行する経路が考えられている．腸結核を含む腹部結核の15〜20％で活動性肺結核があったとする報告もあり，本症例でも3日間の誘発喀痰のZiehl–Neelsen染色では抗酸菌はみられなかったが，培養開始6週間後に結核菌が発育している[2]．

潜行性に進行していくため診断に苦慮する疾患であり，症状出現から診断まで数週間から数カ月間を要する．頻度の高い症状としては，発熱（59％），腹痛（64.5％）があげられるが，本症例では症状が出現する前に偶然画像でみつかったことから早期発見，早期診断に至っている．その後には体重減少，倦怠感，疲労感，食思不振と非特異的な症状が続く．身体所見として，腹水（73％），腹部圧痛（47.7％）がみられるとする報告もあるが，本症例ではいずれもみられなかった[2, 3]．

臨床写真のポイント

結核性腹膜炎を肉眼的所見から判断するのは非常に困難であり，本症例でも経験ある婦人科医の助言により迅速に診断がついている．Bhargavaらは，腹腔鏡下所見を，①**散布された白色粟粒結節，腹水を伴う腹膜の肥厚，②腹水，癒着を伴う腹膜の肥厚，③広範な癒着を伴う黄白色結節，チーズ様物質と腹膜の肥厚**，の3つに分類しており，本症例は③に近い所見であった[4]．また，悪性腫瘍の腹膜播種や腹膜癌が鑑別疾患となり，Hyunらは，結核性腹膜炎と腹膜癌腫症のCT画像における鑑別点に関して分析している[5]．結核性腹膜炎は，腹膜肥厚，肉眼的結節（嚢胞性），脾腫を伴うことが多く，鑑別の一助となり得るが，判断が難しい．

Take Home Message

- 原発巣が不明の腹膜播種病変をみた際には必ず結核性腹膜炎を考慮する
- 活動性肺結核を伴うこともあるため，呼吸器症状の有無，肺病変の有無を確認する
- 他科プロフェッショナルの経験は偉大である

文献

1) 公益財団法人結核予防会結核研究所疫学センターのホームページ（最終閲覧日 2019年4月30日）
http://www.jata.or.jp/rit/ekigaku/toukei/nenpou/
2) Vaid U & Kane GC：Microbiol Spectr, 5：doi：10.1128/microbiolspec.TNMI7-0006-2016, 2017
3) Sanai FM & Bzeizi KI：Aliment Pharmacol Ther, 22：685-700, 2005
4) Bhargava DK, et al：Am J Gastroenterol, 87：109-112, 1992
5) Ha HK, et al：AJR Am J Roentgenol, 167：743-748, 1996

（帆足公佑，羽山ブライアン）

症例6. 70歳代，女性，頸部食道癌の術前精査中に生じた発熱，嘔吐，腹部膨満

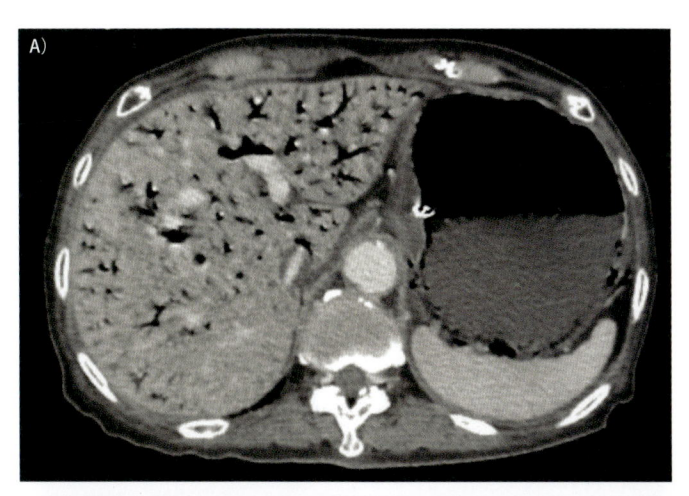

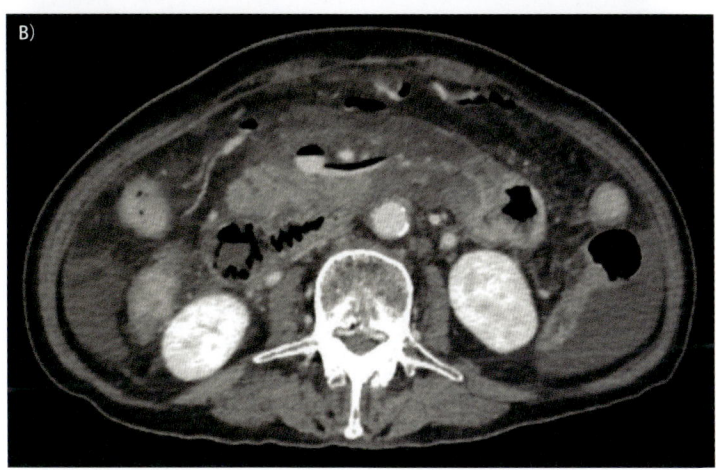

図1　腹部単純造影CT
A）肝・脾レベル，B）腎下極レベル

患者は既往に高血圧症と糖尿病があり，高度の狭窄を伴う頸部食道癌の術前精査のために入院中であった．検査当日に，病室で嘔吐しているところを発見された．身体診察では発熱と頻呼吸があり，全身の冷汗，腹部の膨隆および蠕動音の消失を認めた．圧痛や反跳痛はなかった．また血液検査では炎症反応の上昇と肝逸脱酵素の上昇，乳酸の高値が認められた．急性腹症が疑われ，腹部単純造影CT検査（図1）が施行された．

Q1 この画像所見を何というか？

Q2 この画像所見がみられた際に，最初に検索すべき病態は何か？

解答

A1 門脈気腫症

A2 腸管の虚血・壊死

鑑別の難易度　低 **中** 高

疾患の概要

門脈気腫症は門脈内に樹枝状のガス像を認める病態であり，その病態生理の詳細は不明とされているが，腸管内の微生物によるガス産生と，腸管粘膜の破綻や内圧の上昇による腸内ガスの移行の2つの機序が関与していると考えられている．画像上は，門脈気腫症は**胆道気腫症**と類似しているが，門脈気腫症ではガスが門脈血流に乗るため肝表面までみられること，胆道気腫症ではガス像がより中心領域に分布し肝表面より2cm以上中心側に留まり，また総胆管で合流する像がみられることが，両者を鑑別するうえでポイントとなる[1]．

疫学について，古典的な研究には1978年のLiebmanらによるものがある[2]．腹部単純写真で診断された64例において，腸管壊死が原因疾患の72%を占め，総死亡率も75%と高率であることから，門脈気腫症は緊急手術が必要となる予後不良な所見であると結論付けられていた．その後，CTの普及以降は腸管虚血・壊死以外の病態による，いわゆる"良性"の門脈気腫症が指摘されるようになり，その疫学も変化してきた．近年の大規模な研究として2018年のKoizumiらによるDPCデータをもとにした1,590例の解析があり，腸管虚血・壊死は842名（53.0%）と約半数にとどまり，院内総死亡は434名（27.3%）と過去の研究よりも低い結果であった（表）[3]．ただし，この研究で筆者らが強調しているのは，腸管虚血・壊死以外の病態が原因で，"良性"とされてきた場合でも，総死亡率は10〜30%と決して低くはないことである．

門脈気腫症を腹部単純写真およびCTで認めた場合のマネジメントについては，これまでの疫学研究を踏まえた対応のフローチャート案[4,5]が複数提案されているが，確立したものは存在しない．しかし，いずれの提案にも共通して強調されていることは，画像からわかる原因の検索に加え，急性腹症を示唆する腹部所見やアシドーシスの有無などの他の診察所見と総合して，緊急手術を要する病態をもつ患者を見逃さないことである．

臨床写真のポイント

図1Aでは肝被膜まで樹枝状にガス像がみられており，門脈本幹内に液面形成もみられている．また，腸管の壊死や腸間膜動脈の閉塞は認めないが，図1Bで腸間膜炎を示唆する広汎な肥厚があり（後の画像フォローや穿刺で膿瘍化が確認された），近傍の十二指腸水平脚で造影効果がやや不良，その上流で腸管の拡張と壁の気腫性変化がみられた．そのため，腸間膜炎とそれに伴う腸管内圧上昇，腸管気腫症の複合により門脈気腫症を生じたと考えられた．

> ### Take Home Message
> - 門脈気腫症をみたら必ずその原因疾患を検索する
> - 緊急手術を要する病態の存在を見逃さない
> - "良性"の門脈気腫症と判断しても密な観察を怠らない

文献
1) Sebastià C, et al：Radiographics, 20：1213-1224；discussion 1224, 2000
2) Liebman PR, et al：Ann Surg, 187：281-287, 1978
3) Koizumi C, et al：World J Surg, 42：816-822, 2018
4) Hou SK, et al：Am J Emerg Med, 22：214-218, 2004
5) Nelson AL, et al：Arch Surg, 144：575-581；discussion 581, 2009

（榎田泰祐，羽山ブライアン）

表　門脈気腫症の原因疾患と院内総死亡および入院後24時間以内の死亡

	総数（%）	院内総死亡数（%）	入院後24時間以内の死亡数（%）
腸管虚血・壊死	842（53）	226（26.8）	102（12.1）
消化管閉塞・拡張	164（10.3）	51（31.1）	28（17.1）
消化管穿孔	15（0.9）	5（33.3）	4（26.7）
消化性潰瘍	72（4.5）	10（13.9）	2（2.8）
炎症性腸疾患	23（1.4）	1（4.3）	0（0）
消化管悪性腫瘍	34（2.1）	12（35.3）	4（11.8）
肝胆膵領域の悪性腫瘍	9（0.6）	3（33.3）	1（11.1）
他の悪性腫瘍	13（0.8）	4（30.8）	1（7.7）
消化管の感染症	132（8.3）	18（13.6）	10（7.6）
不明	286（18）	104（36.4）	49（17.1）

DPCデータに基づいた日本国内での門脈気腫症1,590例の解析結果
文献3を元に作成

症例7. 80歳代，女性，『手が痒い！！』

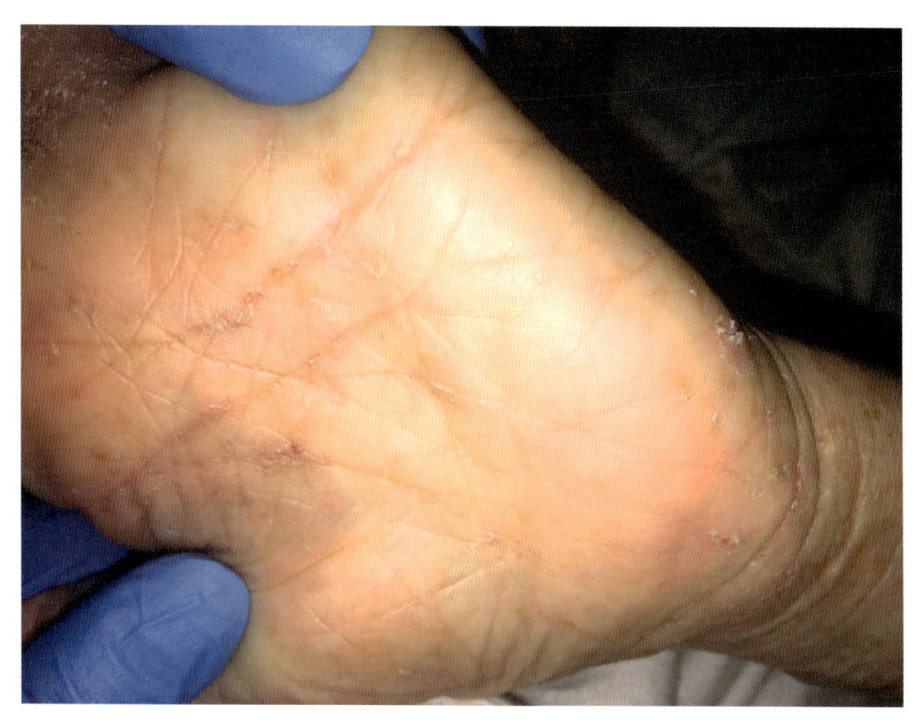

図1　手掌

尿路感染症で入院加療中の高齢女性．原疾患は改善傾向であった．ある日，担当看護師より，「本人が手の痒みを訴えていて，見た目に乾燥しているので，保湿クリームの処方をお願いします」と依頼された．念のために診察しに行くと図1の所見あり．本人談では「昔から乾燥肌だけど，最近は特にひどくて痒くて夜も眠れない」という．

Q1 この患者に処方すべき薬剤はどれか？
①ヘパリン類似物質（ヒルドイド® クリーム 0.3 ％）
②クロベタゾールプロピオン酸エステル（デルモベート® 軟膏 0.05 ％）
③ベタメタゾン酪酸エステルプロピオン酸エステル（アンテベート® 軟膏 0.05 ％）
④イベルメクチン（ストロメクトール®）

文献
1) Goldstein BG & Goldstein AO：Scabies：Epidemiology, clinical features, and diagnosis. UpToDate, 2018
2) Goldstein BG & Goldstein AO：Scabies：Management. UpToDate, 2018
3) Goldstein BG & Goldstein AO：Patient education：Scabies (Beyond the Basics). UpToDate, 2019

（吉田常恭）

解答

 A1 ④イベルメクチン（ストロメクトール®）

鑑別の難易度 **低** 中 高

疾患の概要

疥癬は，ヒゼンダニ（疥癬虫，*Sarcoptes scabiei*）による皮膚感染症である（図2）．虫体量によって通常型疥癬と，いわゆるノルウェー疥癬（角化型疥癬）に分けられる．超高齢化社会に伴い，病院，介護施設などでの集団発生が増加している．高齢者の"掻痒感，落屑を伴う皮疹"からいかに"疥癬"を想起するかが重要である．診察をするまで安易に保湿クリームを処方してはならない．特に夜間に悪化する，睡眠が障害されるほど強い掻痒感は積極的に疥癬を疑ってほしい（高齢者の場合，症状を訴えないこともあるが）．アトピー性皮膚炎，接触性皮膚炎，貨幣状湿疹，類天疱瘡などと鑑別を要するが，図3に示すように特徴的な分布をとるので，これも参考にしてほしい．診断は，皮疹部をメス針で削りとり，KOH（水酸化カリウム）溶液で表皮を融解させて，鏡検で虫体または虫卵を認めれば確定である．治療は通常型であればイベルメクチン200 μg/kgを1回内服，1～2週間後に2回目を内服するだけで完了である．

臨床写真のポイント

手掌線に沿わない線状の皮疹が散見される．これは疥癬トンネル（図4，〇）を示唆し，その先端に疥癬とその虫卵が存在する可能性が高い．

Take Home Message
- 高齢者の夜間に増悪する掻痒感，落屑を伴う皮疹は疥癬を疑う
- 指間，手首，肘伸側，腋窩，乳輪，陰部など特徴的な部位を押さえる
- 見逃して大流行して，病棟が閉鎖しないよう，ぜひ疥癬ハンターになってほしい！！

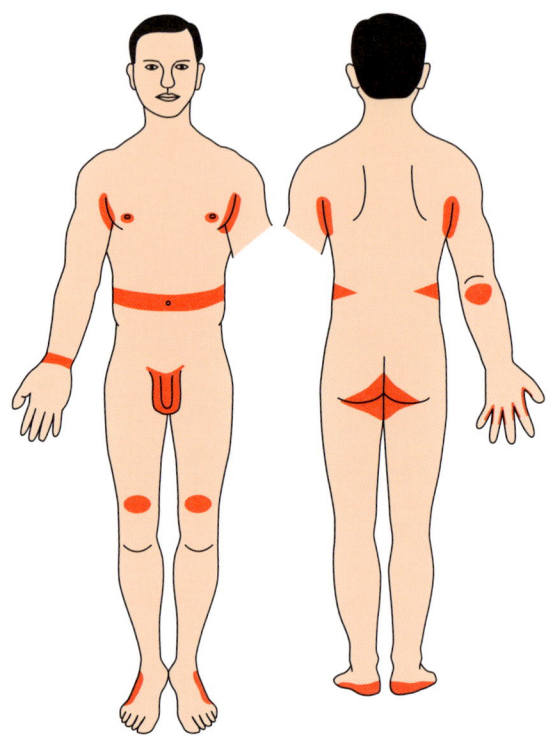

図3　疥癬の分布（●）
文献3を元に作成

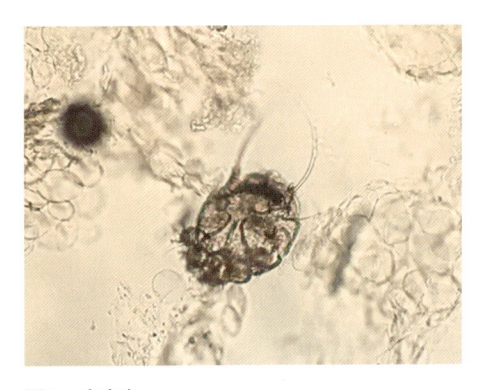

図2　疥癬虫
患者の手掌の落屑部をメス針で削り，プレパレートに乗せKOH（水酸化カリウム）溶液を滴下し，表皮を融解させて鏡検すると疥癬虫を観察できた

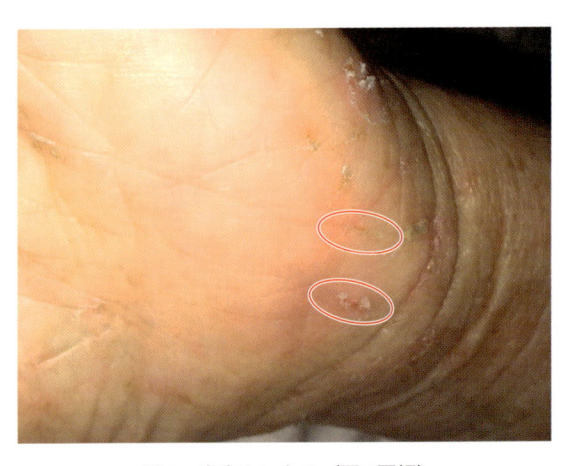

図4　疥癬トンネル（図1再掲）

症例8.　10歳代後半，男子，『眼がぼやける』

右）
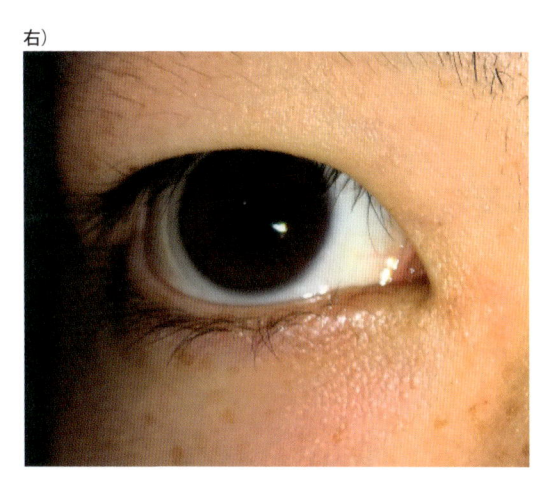

左）
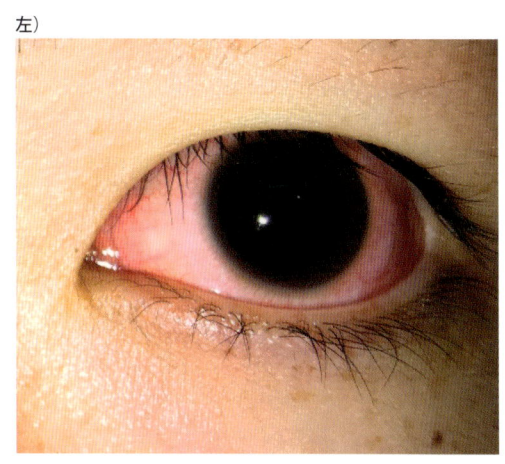

図1　来院時の両眼
左眼に散瞳薬を投与してある

「4日前に左眼が赤くなった．徐々に眼がぼやけた感じになり，視力が下がってきた気がする」
ということで来院した．眼脂はなく，掻痒感や眼痛もない．病歴上も診察上も腰痛や関節痛，
口内炎，陰部潰瘍，全身の皮疹なし．

Q1 診断は何か？

解答

A1 ヘルペスウイルス性ぶどう膜炎（桐沢型ぶどう膜炎）

鑑別の難易度　低　中　**高**

解答の解説

眼科医に依頼し，眼底検査を実施したところ，左眼前房の炎症細胞，視神経乳頭と網膜内層浮腫を認めた．一部，網膜動脈の閉塞と網膜剥離も認め，急性網膜壊死と診断された．前房穿刺液のPCRで単純ヘルペスと水痘帯状疱疹ウイルスが検出され，**ヘルペスウイルス性ぶどう膜炎（桐沢型ぶどう膜炎）**と診断された．

疾患の概要

ぶどう膜炎はその罹患部位により前部，中間部，後部，汎ぶどう膜炎に分けられ，部位により症状や原因が異なる（**表**）[1]．中間部や後部ぶどう膜炎は外観では異常はないが，霧視や飛蚊症，視力低下の症状を訴える[2]．一方，前部ぶどう膜炎は**図1**のように結膜の充血を認め，結膜炎との鑑別を要する．一般に結膜炎は眼脂が強く，眼痛や掻痒を伴う点や羞明，霧視，視力低下を伴わない点で鑑別する[2]．診察ではぶどう膜炎は**毛様充血**（角膜の縁から放射状に結膜が充血すること）を呈することで鑑別する．元来，サルコイドーシス，ベーチェット病，Vogt-小柳-原田病が3大ぶどう膜炎の原因とされていたが，近年では**ヘルペスウイルス**によるぶどう膜炎が増加し，首位をとろうとしている[3]．本症例ではまず前部ぶどう膜炎が起こり，そこから汎ぶどう膜炎へと急速に広がったと考えられる．急性の前部ぶどう膜炎の原因として最多なのはHLA-B27関連（強直性脊椎炎など）のぶどう膜炎であるが，次に多いのが片側性，両側性にかかわらずヘルペスウイルス性ぶどう膜炎である．特に水痘帯状疱疹ウイルスや単純ヘルペスウイルスによる急性ぶどう膜炎，網膜壊死は桐沢型ぶどう膜炎と呼ばれ，眼科的に緊急性が高いため，急性前部ぶどう膜炎患者ではまずヘルペスウイルス性ぶどう膜炎を除外すべきである．

臨床写真のポイント

急性の片側眼瞼結膜の充血を認める．詳細に見てみると角膜縁に血管拡張（**図2，○**）を認めており，毛様充血であると考えられる．

> **Take Home Message**
> ● 羞明，霧視，視力低下はぶどう膜炎を疑う症状
> ● ぶどう膜炎は罹患部位によって原因が異なる
> ● 急性の前部ぶどう膜炎では，まずヘルペス性ぶどう膜炎を疑う

文献

1) Sève P, et al：Autoimmun Rev, 16：1254-1264, 2017
2) Krishna U, et al：Postgrad Med J, 93：766-773, 2017
3) Shirahama S, et al：BMC Ophthalmol, 18：189, 2018

（吉田常恭）

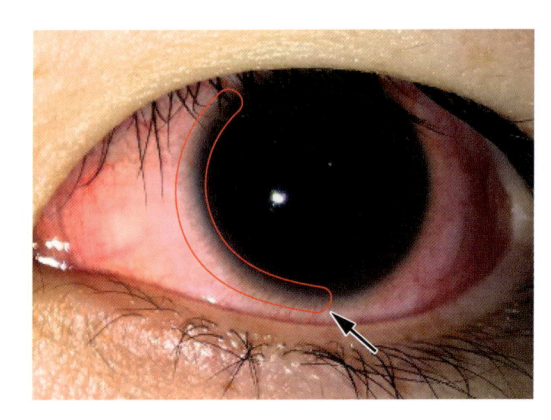

図2　軽度の毛様充血（図1再掲）

表　ぶどう膜炎の部位別の原因

部位		原因
急性片側性前部ぶどう膜炎		HLA-B27関連ぶどう膜炎，ウイルス感染（HSV，VZV，CMV）
急性両側性前部ぶどう膜炎		薬剤（リファブチン，ビスフォスフォネート），連鎖球菌感染後ぶどう膜炎，TINU症候群，HLA-B27関連ぶどう膜炎，川崎病
慢性前部ぶどう膜炎	肉芽腫性	サルコイドーシス，結核，梅毒，ヘルペス，強直性脊椎炎，若年性特発性関節炎
	非肉芽腫性	ベーチェット病，Fuchs heterochromic cyclitis
中間部ぶどう膜炎		サルコイドーシス，多発性硬化症，眼内リンパ腫（40歳以上），ライム病，梅毒
後部ぶどう膜炎	局所脈絡膜網膜炎	トキソプラズマ症
	びまん性脈絡膜炎	サルコイドーシス，ベーチェット病，Birdspot脈絡膜網膜症，ヘルペス，梅毒，結核，原田病
	網膜血管炎	ベーチェット病，サルコイドーシス，梅毒，多発性硬化症
汎ぶどう膜炎		サルコイドーシス，ベーチェット病，細菌性，梅毒，ヘルペス，トキソプラズマ症，原田病

文献1より引用

症例9. 30歳代，女性，「難治性」の発疹

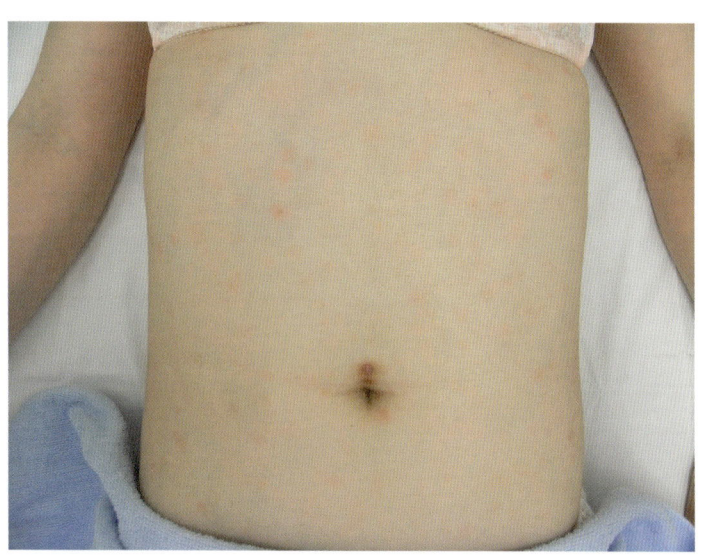

図1　腹部　文献1より転載

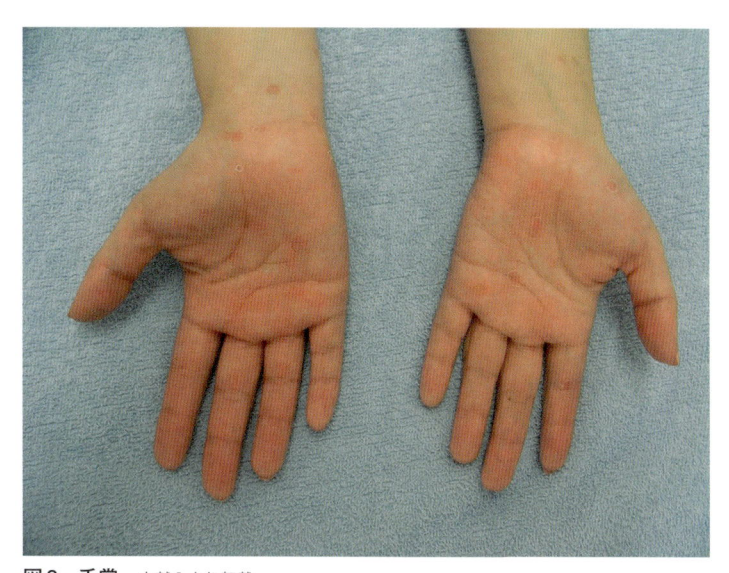

図2　手掌　文献1より転載

来院10日前より腹部に発疹が出現した（図1）．近医の皮膚科で抗ヒスタミン薬を処方されたが，改善しなかった．発疹は拡大し，手掌や足底にも認められるようになった（図2）．掻痒感は認めない．その後，異なる医療機関を複数回受診するも診断には至らず，症状も改善しなかった．経過中に発熱はなく，口腔内や陰部も含めて，発疹以外に明らかな異常所見は認めない．食物や薬剤アレルギー歴はない．

Q1 患者に聴取すべき事項は何か？

Q2 診断にはどのような検査が必要か？

疾患の概要

梅毒は *Treponema pallidum* という細菌によって起こされる感染症で，現在本邦では男性のみならず女性の患者も急増している．一般的に**第1期梅毒**，**第2期梅毒**，**潜伏梅毒**，**晩期梅毒**の順に病期が進行する（**図3**）．**第1期梅毒**では，感染部位に生じた硬い丘疹（初期硬結）が潰瘍化し，硬性下疳が出現するのが特徴である．硬性下疳は疼痛などの自覚症状に乏しく，無治療でも2～3週間程度で自然消退するため，見逃されてしまう可能性がある．両側の鼠径リンパ節腫大が認められることがあるが，硬性下疳同様，無痛性である．**第2期梅毒**では皮膚粘膜病変が代表的な症状である．この時期の発疹は，体のあらゆる場所に出現する可能性がある．そのなかでも**手掌・足底の発疹**は特徴的であるため，この部位の発疹をみたら梅毒を強く疑う必要がある．また，第2期梅毒の時期は皮膚粘膜病変以外にも，消化器系，泌尿器系，中枢神経系などに病変を認めることや，発熱，倦怠感，全身性リンパ節腫大などの全身症状を呈することもある．梅毒は多彩な臨床症状を呈するがゆえに "the great imitator" と評され，他の疾患との鑑別が困難な場合がある．そのため，性的に活動的な患者では，梅毒による症状の可能性を一度は検討する必要がある．

【処方例】[3]
アモキシシリン（サワシリン®）　1回500 mg　1日3回（朝昼夕食後）　28日間
ペニシリンアレルギーの場合：ミノサイクリン（ミノマイシン®）
1回100 mg　1日2回（朝夕食後）　28日間

臨床写真のポイント

腹部と手掌に斑丘疹状紅斑を認める．手掌や足底の発疹をみたら，梅毒の可能性はないかを必ず検討しよう．本症例では患者の男性パートナーにも同様の発疹が出現し，梅毒と診断された．

Take Home Message
- 本邦の梅毒患者報告数は急増しており，男性のみならず女性の患者数も増加している
- 梅毒は多彩な臨床症状を呈するため，患者が受診する可能性のある診療科は多岐にわたる
- 性感染症を1つ発見したら，他の疾患も合併している可能性を検討し，患者とともにそのパートナーも検査・治療することが重要である

文献
1) Yanagisawa N：Intern Med, 58：1799, 2019
2) 柳澤如樹，味澤 篤：モダンメディア，54：42-49, 2008
3) 「性感染症 診断・治療ガイドライン2016（改訂版）」（日本性感染症学会/編），2016

（柳澤如樹）

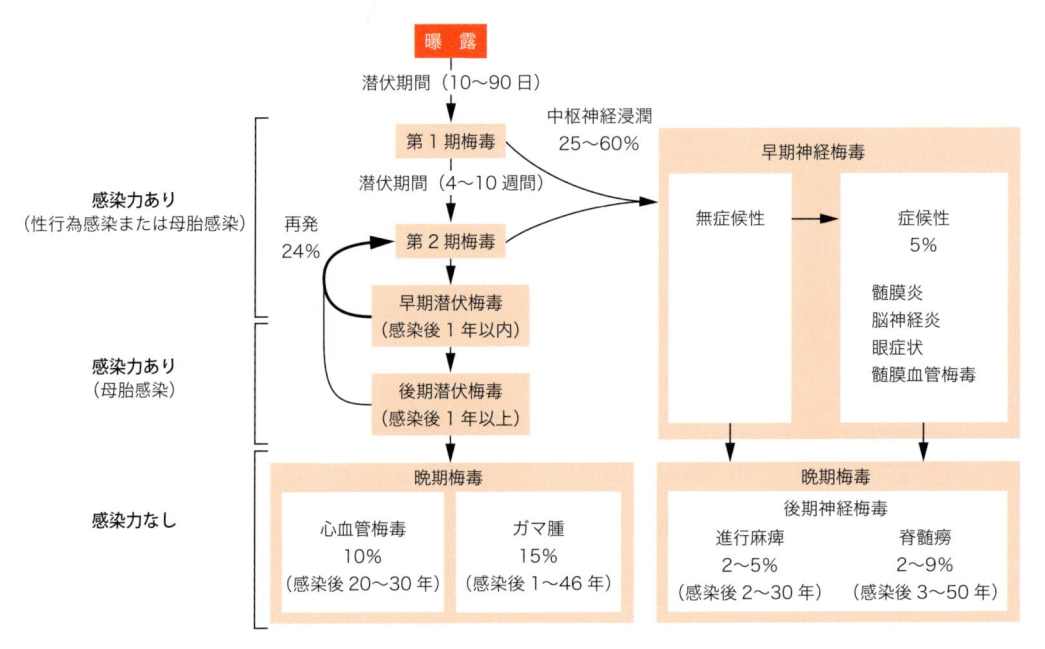

図3　梅毒の自然経過
第1期梅毒では硬性下疳が，第2期梅毒では皮膚粘膜病変が代表的な症状である．臨床症状が明らかでない潜伏梅毒から，心血管梅毒，脊髄癆など臓器障害を呈する晩期梅毒に進展することがある．神経梅毒は第1期梅毒や第2期梅毒の病期でも発症することがある．
文献2より引用

症例10. 80歳代，女性，左膝痛

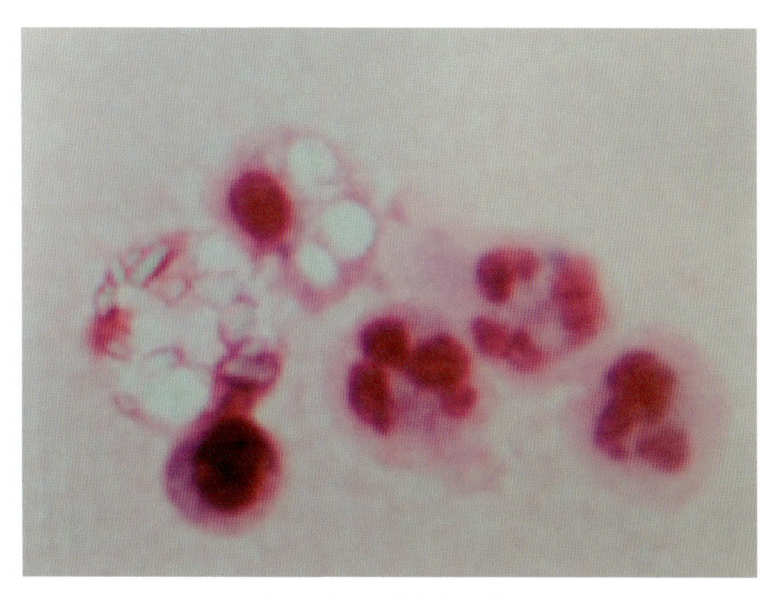

図1　左膝　関節液グラム染色

【現病歴】

高血圧で近医かかりつけの患者．数週間前に右大腿骨頸部骨折の手術を施行した．

受診前日昼から左膝の痛みを自覚していた．受診当日，38℃の発熱があったため，当院受診となった．

【既往歴】

高血圧，右大腿骨頸部骨折術後

【身体所見】

体温38.5℃　脈拍数110回/分　血圧160/90 mmHg　呼吸数22回/分 SpO$_2$ 98％（室内気）

左膝：腫脹あり，熱感あり，発赤あり

左膝から関節液を採取し，グラム染色を実施したところ図1が観察された．

Q1 診断は何か？

A1 CPPD disease（偽痛風）

鑑別の難易度　**低** 中 高

その後の経過

本症例では膝関節グラム染色で白血球に貪食された長方形型の結晶を認め，**CPPD disease（偽痛風）** と診断した．

プレドニン15 mgを7日間使用し，2日目から症状は消失した．

その後も再発をくり返したため，コルヒチン0.5 mg/日を処方し，現在まで再発は起こしていない．

疾患の概要

CPPD diseaseよりも「偽痛風」という名前の方が馴染みのある方も多いのではないだろうか．2011年にEULAR（European League against Rheumatism）が**ピロリン酸カルシウム結晶**を"calcium pyrophosphate（CCP）crystals"とし，ピロリン酸カルシウム結晶があることを「CPP deposition（CPPD）」と名付け，CPPDに関連するすべての病態を「CPPD disease」と定義した．したがって「CPPD disease」が正しい呼称なのである．とはいえ，筆者も「CPPD disease」よりも「偽痛風」の方が言いやすく，多用している．本稿では正式呼称の「CPPD disease」を使用する．

ピロリン酸カルシウム結晶による関節炎は熱感，発赤，腫脹を呈する．基本的には単関節炎であり，臨床症状のみで痛風発作や化膿性関節炎と鑑別することは困難である．好発部位は痛風発作とは異なり，膝関節が最も多く，その次は手関節となる．しかし，筆者の知人（患者ではない）に膝関節の痛風発作を起こした人もおり，膝関節だからといって痛風発作も否定はできない．持続期間は数週間〜数カ月にも及ぶことがある．CPPD diseaseは基本的には高齢者の疾患であり，60歳未満で生じることはかなり稀である．もし，60歳未満でCPPD diseaseを発症していた場合（「膝関節痛，腫脹で痛風や化膿性関節炎を疑って穿刺したらピロリン酸カルシウム結晶が見えてしまった」という状況だろうが…）は家族歴の確認が重要である．

副甲状腺切除術後や本症例のように大腿骨頸部骨折術後という状況はCPPD diseaseを生じやすい．最近の薬剤変更や現在内服している薬剤の聴取〔ループ利尿薬，顆粒球マクロファージコロニー刺激因子（G-CSF），パミドロン酸（ビスホスホネート）〕や基礎疾患（低ホスファターゼ症や副甲状腺機能亢進症，ヘモクロマトーシス，低マグネシウム血症）もCPPD diseaseの原因となるので確認を行う．ゆえに，CPPD diseaseと疑ったときには，ALP，カルシウム，PTH，血清鉄，フェリチン，トランスフェリン，マグネシウムの検査が必要である．

診断のためには**サットンの法則**を用いるしかないのである．つまり「関節が腫れているのなら，腫脹関節の関節液を採取し，ピロリン酸カルシウム結晶を確認する」というきわめて単純明快な方法で診断する．関節液の細胞数や，化膿性関節炎との鑑別のために培養検査も提出する．もし1滴程度しかとれなかったら細菌性関節炎の診断を優先し，培養検査に提出する．血液培養2セットも忘れずに提出したい．

CPPD diseaseの確定検査は偏光顕微鏡での検査で複屈折性を認めることである．結晶の長辺が偏光子に平行であるときは青色に，直行するときは黄色に見える．尿酸結晶は逆の色である．なお，偏光顕微鏡がない施設では形で判断するしかない．結晶構造の違いに関しては**表**に示した．

治療は関節内ステロイド注入やNSAIDsが第一選択である．関節内ステロイド注入はケナコルト®10〜20 mg使用することが多いのだが，液体に溶けにくく，すぐに注入しないと粉が沈殿してしまうので注意が必要である．

上記が困難なときはコルヒチン経口内服や低用量経口プレドニンも考慮する．

臨床写真のポイント

白血球に貪食された長方形の結晶（**図2**）がポイントである．これが見えたらCPPD diseaseを疑う．

Take Home Message

- 高齢者での急性の単関節炎ではCPPD diseaseを疑う
- 化膿性関節炎は絶対に除外する．関節液培養を忘れずに
- 関節液のグラム染色で長方形の結晶が見えたらCPPD diseaseである

文献
1) Zhang W, et al：Ann Rheum Dis, 70：563-570, 2011
2) Zhang W, et al：Ann Rheum Dis, 70：571-575, 2011
3) Rosenthal AK & Ryan LM：N Engl J Med, 374：2575-2584, 2016

（花井翔悟）

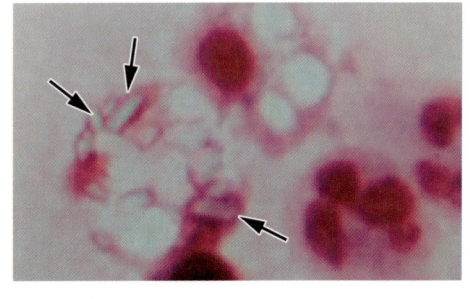

図2　白血球に貪食された長方形の結晶（図1再掲，➡）

表　結晶の判別

		ピロリン酸カルシウム	尿酸
結晶の形		菱形〜長方形	針状
偏光顕微鏡	偏光子に平行	青色	黄色
	偏光子に直行	黄色	青色

症例11. 80歳代, 男性, 左手浮腫増悪, 発赤

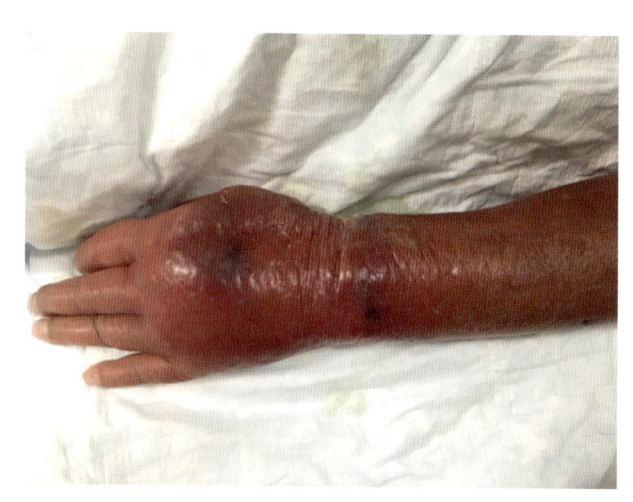

図1 来院時の患者の左手

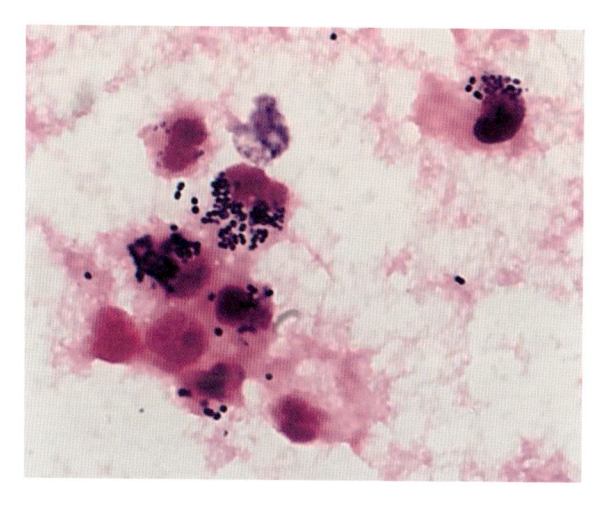

図2 創部の組織液のグラム染色

【現病歴】
高血圧, 糖尿病, 腎硬化症で近医通院中. 当院受診3日前に浮腫の増悪, 胸水貯留で近医入院. 受診前日, 左手の浮腫の増悪, 発赤が出現. カテーテル関連血流感染の診断で血液培養採取後, セファゾリン投与開始. 紹介当日, 血液培養からA群溶連菌が陽性となった. 左手関節の浮腫増悪, 水疱出現. 前腕まで発赤が拡大した (図1) ため, 当院転院搬送となった. 創部の組織液のグラム染色を実施したところ図2の結果が得られた.
【既往歴】
高血圧, 糖尿病, 高尿酸血症, 腎硬化症

Q1 診断は何か?

Q2 このあとにやることは何か?

その後の経過

本症例は搬送後緊急手術を施行した（図3）．創部のグラム染色で無数のグラム陽性球菌を認め，**A群溶連菌**単独での**壊死性軟部組織感染症**を疑い，ペニシリンでの加療を開始した．後日，創部の培養からも血液培養と同様の化膿レンサ球菌（*Streptococcus pyogenes*）が検出された．早期にドレナージを行えたこともあり，救命できた．

疾患の概要

本疾患は筋膜を主座とすることが多く壊死性筋膜炎と呼ばれるが，軟部組織の壊死性感染症全般を指す疾患であることから，壊死性軟部組織感染症（necrotizing soft-tissue infection：NSTI）の呼称が推奨されている．

A群溶連菌による壊死性軟部組織感染症は，A群溶連菌の外毒素が原因で白血球や血小板が凝集し，微小血管塞栓が生じる．いわば，急性の動脈塞栓が起こるようなものである．皮膚が心筋梗塞になったようなものであるので，とても強い痛みが生じる．

軟部組織が虚血に陥り，筋膜が壊死することで肉眼的に灰色に見えたり，dish waterとよばれる食器洗浄時のような白色で濁ったさらさらの液体が認められる．また，虚血で組織がボロボロになっているので，指で組織が簡単に剥離できる（finger test）．白血球は外毒素のために血管に詰まっているため，感染巣まで行くことができず，「膿」をつくることができない．これが壊死性軟部組織感染症では膿が出にくい理由である．

これらの所見があれば壊死性軟部組織感染症の可能性が高く，可及的すみやかに外科的な**デブリードマン**を行う必要がある．

壊死性軟部組織感染症では，血液培養の陽性率が高いと言われている．特に，A群溶連菌が原因の壊死性軟部組織感染症では血液培養陽性率は60％にも達する．よって，壊死性軟部組織感染症を疑ったら，血液培養の採取が大切である．

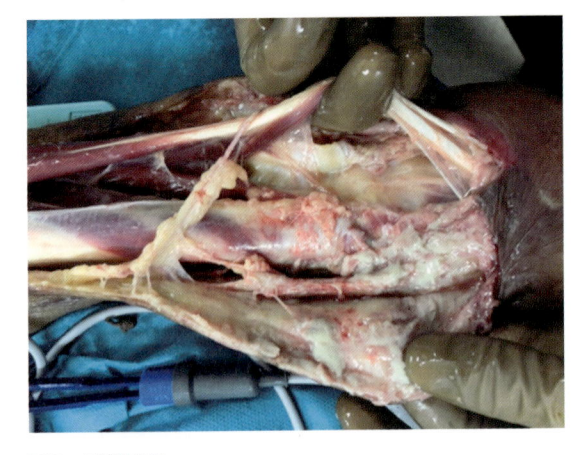

図3 手術所見
藤田医科大学 整形外科 永井聡太先生撮影

また，深部の感染組織も培養検査に提出するのを忘れないようにすべきである（創の開放担当の外科医に依頼する）．

治療にはデブリードマンが不可欠である．可能な限り早期に確実なデブリードマンを行うことが生存率の上昇につながる．

臨床写真のポイント

左手の発赤と，無菌なはずの組織にグラム陽性の連鎖球菌がいるのが特徴である．

Take Home Message

- 急性の四肢の疼痛と発赤，発赤部位よりも広い範囲での圧痛は壊死性軟部組織感染症を疑う
- 壊死性軟部組織感染症を認めたら外科医にデブリードマンを依頼する
- 壊死性軟部組織感染症を疑ったら血液培養を採取する

最後になったが，手術写真を快く提供していただいた藤田医科大学 整形外科 永井聡太先生に深謝の意を表する．

文献

1) Stevens DL, et al：Clin Infect Dis, 59：e10-52, 2014
2) Anaya DA & Dellinger EP：Clin Infect Dis, 44：705-710, 2007

（花井翔悟）

症例12. 60歳代, 女性, 発熱, 腰痛

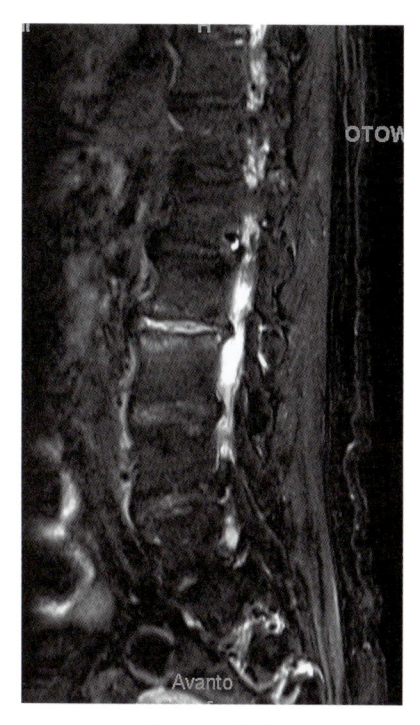

図1 MRI画像

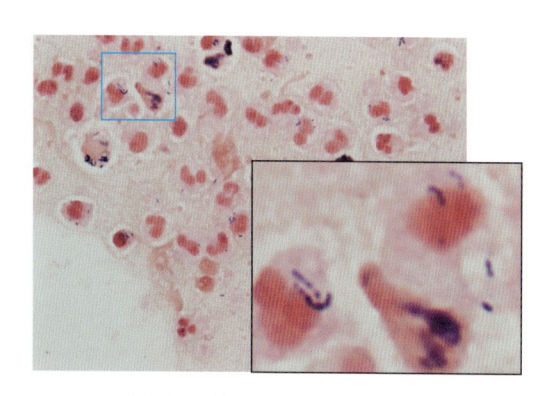

図2 椎間板のグラム染色と菌の形態（拡大図）

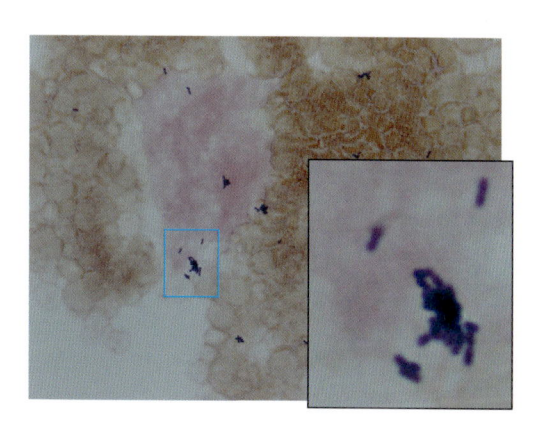

図3 血液培養のグラム染色と菌の形態（拡大図）

来院数日前から腰痛を自覚していた. 腰痛は徐々に増悪し, 体動により悪化するため, なるべく安静にしていた. 来院当日, 悪寒戦慄が出現し起き上がれなくなり救急搬送となった.

腰椎椎間板ヘルニアの既往はあるが, 保存的治療で改善していた. また, 他の基礎疾患はなく, 定期薬などもなかった.

来院時38.3℃の発熱を認め, 体動時の激しい腰痛と下部腰椎の脊柱叩打痛を認めた.

血液検査では, CRP 9.51 mg/dLと上昇しており, その他の異常所見としては血糖242 mg/dL, HbA1c 12.6％と未知の糖尿病を認めた.

MRIを施行したところ, L2/3の椎体と椎間板にSTIR高信号像を認め（図1）, 化膿性脊椎炎が疑われた.

血液培養を採取, CTガイド下に同部位から椎間板生検を行った. 検体のグラム染色で「グラム陽性球菌」を認め（図2）, 化膿性脊椎炎と診断し, アンピシリンを1回2gで1日4回（6時間毎）点滴静注し, 治療を開始した.

一方, 培養4日目に血液培養および椎間板培養から「グラム陽性桿菌」を検出と報告を受けた（図3）.

Q1 グラム染色が正しいのか？ 培養結果が正しいのか？

A1 どちらも正しい

鑑別の難易度 低 **中** 高

グラム染色について

　グラム染色は，1884 年に Hans Christian Gram によって考案された染色法であり，細菌を大まかに分類する際に簡便かつ有用であるため，現在でも頻用されている．アルコールによって脱色されず，青く染まったものをグラム陽性，アルコールによって脱色され，後染色で赤く染まったものをグラム陰性とする．形態と組合わせることで，グラム陽性球菌，グラム陽性桿菌，グラム陰性球菌，グラム陰性桿菌の4種類に大別する[1]．

　しかし，採取した検体をそのままグラム染色したものと，培養されたものをグラム染色したものでは，形態が異なって見えることはしばしばある．

臨床写真のポイント

　本症例においては，血液および椎間板培養の両検体に対して rapid ID 32 strep を施行し *Streptococcus mutans* と同定され，MALDI-TOFMS で確認検査を行い，やはり *Streptococcus mutans* と同定された．

　グラム陽性球菌がグラム陽性桿菌のように見えることがあることは知られており，特に肺炎球菌や腸球菌は連鎖が目立たず見誤る可能性がある．Viridans group や NVS（nutritionally variant streptococcus）は楕円〜短桿菌様に見えるため，グラム陽性桿菌と判定されやすい．その他の *Streptococcus* 属についても，アメリカ微生物学会のマニュアルでも *Corynebacterium* 属や *Lactobacillus* 属と鑑別が難しいことがあるとの記載がある．

　血液培養など発育環境の違いでも形態変化を起こしやすく，*Streptococcus mutans* がグラム陽性桿菌と誤同定された報告がある[2]．

Take Home Message

● 採取したばかりの検体と培養結果では，グラム染色での見え方が異なることがしばしばある

● 想定した菌と異なった培養結果は，検査室に行って確認し，直に相談すべきである

文献

1) 「感染症ケースファイル」（喜舎場朝和，遠藤和郎 / 監，谷口智宏 / 著），医学書院，2011
2) 藤田崇宏，他：感染症誌，88：808-809，2014

（有馬丈洋）

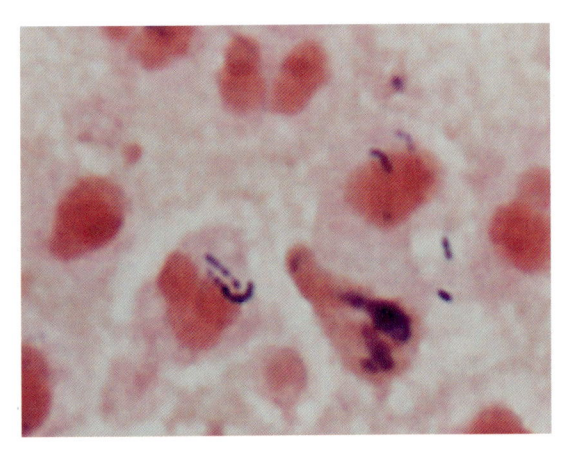

図4　グラム陽性球菌
図2の一部拡大

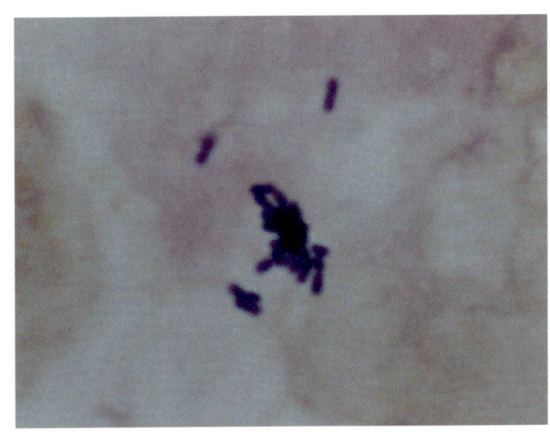

図5　グラム陽性桿菌のように見えるグラム陽性球菌
図3の一部拡大

症例13. 80歳代，男性，発熱，喀痰増加

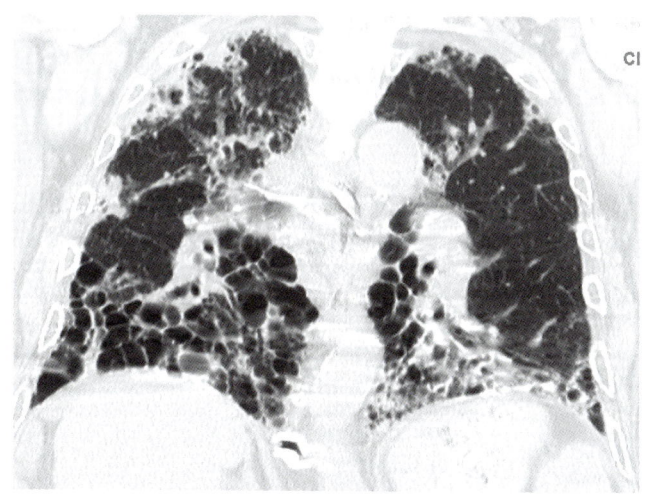

図1
胸部CT画像

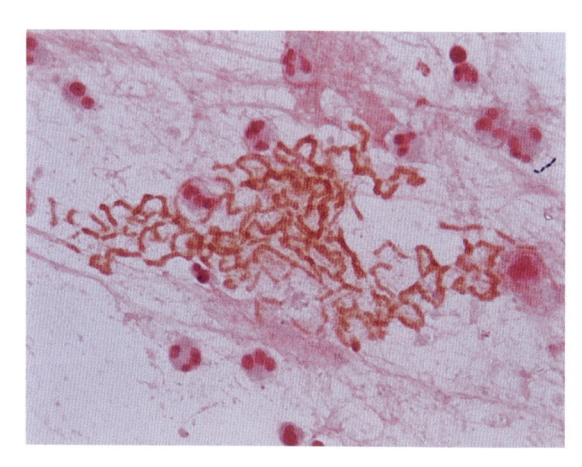

図2
喀痰のグラム染色

基礎疾患に，ANCA関連血管炎，間質性肺炎があり，プレドニゾロン2 mgを定期内服していた．また，安静時に0.5 L，労作時に2 Lの在宅酸素療法が導入されていた．

来院2カ月前にも肺炎で入院加療されていた．もともと喀痰はあったが，数日前から増えてきていることを自覚していた．また，食事がほとんど摂れなくなってきていた．来院日に，悪寒戦慄があり，38.7℃の発熱を認め救急外来を受診した．

血液検査では，CRP 7.51 mg/dLと上昇している他には異常を認めなかった．胸部X線は以前と著変を認めなかったが，胸部CTで新規浸潤影を認めた（図1）．また，喀痰のグラム染色でオレンジ色の糸状の微生物を認めた（図2）．

Q1 予想される起因微生物は何か？

Q2 起因微生物を予想もできなかった際にとるべき行動は？

A1 緑膿菌

A2 エキスパートに連絡をとる

鑑別の難易度　低　中　**高**

グラム染色について

　グラム染色について症例12で説明したが，グラム陰性桿菌を鑑別する際に，太さで鑑別する方法が知られている．太いものを large rod，中くらいのものを middle rod，細いものを small rod と呼び，緑膿菌は主に small rod に見える．しかしながら，一部の緑膿菌においてはムコイド産生するものについては，ムコイドによって見え方がさまざまである．

臨床写真のポイント

　本症例は，基礎疾患に間質性肺炎があり，過去の喀痰培養からも緑膿菌が検出されていることから，エンピリックセラピーを選択するうえで，緑膿菌がいないかグラム染色で確認するつもりであった．

　しかしながら，目の前には通常の細菌より大きな微生物が飛び込んできたため面食らってしまい，鑑別すらあがら

なかった．

　筆者は，すぐさま，エキスパートに連絡をとることにした（図3）．

　その結果，すぐに起因菌を同定することに成功した．さらに驚くべきことに，間髪入れず肺の基礎疾患まで訊ねてきた．

　最初のグラム染色で見えたオレンジ色のものはムコイドであった．厚く染まってしまったせいか内部の菌体ははっきりしなかったが，他のフィールドを見てみると，確かに緑膿菌と思しき細いグラム陰性桿菌を認めた（図4）．

　さらに，エキスパートのブログを参照してみたところ，緑膿菌のムコイドは固まって見えるとの記載があり，確かにその通りであることを実感した症例であった[1]．

> ### Take Home Message
> ● 患者の背景も参考にして，グラム染色を見るように心がける
> ● そして，鑑別もあがらなかった場合には…．

文献
1）　グラム染色道場
　　http://gram-stain-id.cocolog-nifty.com/

（有馬丈洋）

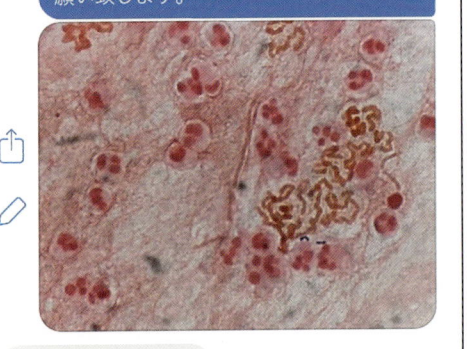

図3　エキスパートへの連絡

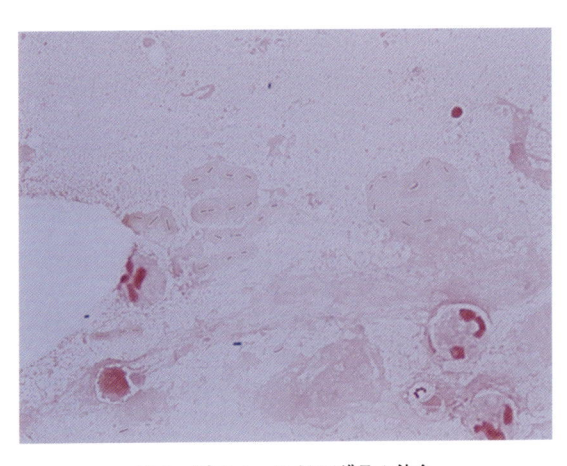

図4　別フィールドのグラム染色

症例14. 50歳代，女性，突然発症の頭痛，発熱，意識障害

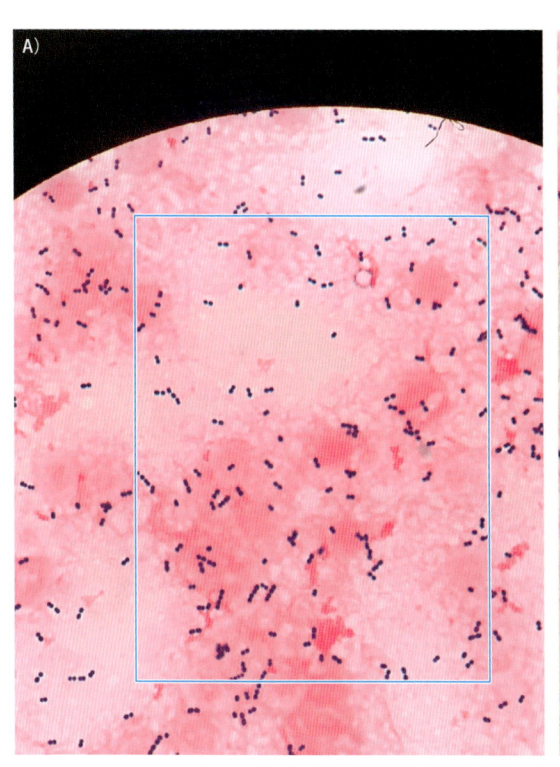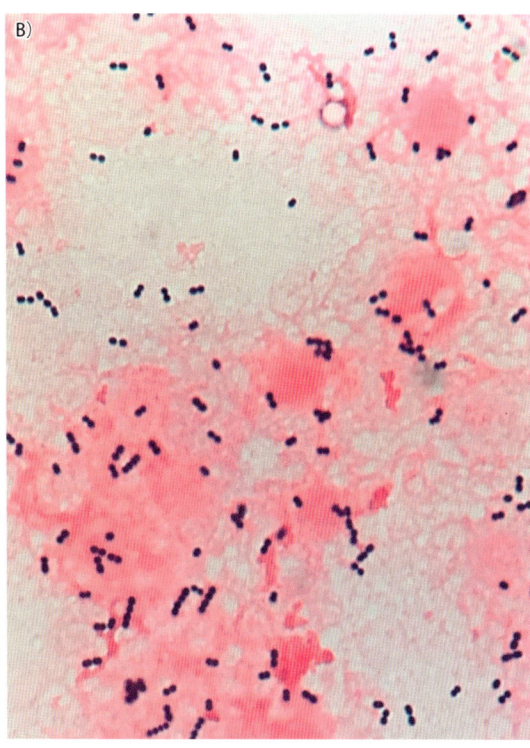

図1　血液培養のグラム染色所見（A）と一部拡大図（B）

7年前に右卵巣切除術の既往がある50歳代女性．受診当日まで娘と遊園地を観光するほど元気であったが，夜間に突然の嘔気，頭痛，回転性めまいを自覚した．その後，意識レベルも低下したため，娘が救急要請し，当院に搬送された．来院時のバイタルサインは脈拍102回/分，血圧164/99 mmHg，呼吸数18回/分，SpO₂ 95 %（室内気），体温38.4℃，意識レベル JCS Ⅱ-10，GCS 11点（E3V3M5）．診察上，項部硬直を認めた．急性細菌性髄膜炎が疑われ，血液培養採取，腰椎穿刺を施行．髄液細胞数672/μL（多核球416/μL），髄液糖58 mg/dL（血糖181 mg/dL），タンパク173 mg/dL，髄液グラム染色でグラム陽性レンサ球菌を認めた．デキサメタゾン，セフトリアキソン，バンコマイシン点滴にて即座に治療が開始され，入院となった．翌日血液培養が陽性となった．そのグラム染色所見を図1に示す．

Q1 血液培養のグラム染色所見の特徴を述べよ．

Q2 推定される起因菌は何か？

その後の経過

　突然発症の頭痛，発熱，意識障害，多核球優位の髄液細胞増多，髄液糖低下から市中発症の**急性細菌性髄膜炎**を強く疑った．頻度としては**肺炎球菌**によるものが群を抜いて多いが，血液培養のグラム染色では明らかに4連鎖以上と思われるグラム陽性レンサ球菌を認めた（図1B）．質量分析（MALDI-TOFMS）にて**B群溶血性レンサ球菌**（*Streptococcus agalactiae*, group B streptococcus：GBS）と同定され，同菌の細菌性髄膜炎，菌血症と診断した．第3病日にアンピシリンにde-escalationを行い，徐々に解熱，意識障害の改善を認めた．

疾患の概要

1）急性細菌性髄膜炎について

　致死率が非常に高く，「内科エマージェンシー」の疾患の1つとして有名である．疑った時点で即座に血液培養採取，腰椎穿刺を行い，疑って30分以内に抗菌薬治療を開始することが重要である[1]．

　市中で成人に発症する場合には肺炎球菌によるものが最多であり，まずは肺炎球菌性髄膜炎を想定して，本症例のように（デキサメタゾン＋）セフトリアキソン＋バンコマイシンで治療することが多い．なおメロペネムを使用する際には肺炎球菌のカルバペネム系薬への耐性率が地域によっては高いことを考慮することが必要である．他に髄膜炎菌，*Listeria monocytogenes*（高齢者に多く，本菌の関与を疑った場合にはアンピシリンを併用する）などが起因菌となりうるが，稀にB群溶血性レンサ球菌も原因となる．

2）B群溶血性レンサ球菌（GBS）について

　膣や腸管に定着保菌しており，新生児髄膜炎の起因菌として重要である．

　成人には蜂窩織炎などの軟部組織感染症，肺炎，関節炎，尿路感染症など多彩な病態を引き起こすが，稀に髄膜炎を起こすこともある．成人のGBS髄膜炎を64症例集めたところ，86%に何らかの基礎疾患（糖尿病，肝硬変，自己免疫疾患，分娩後など）を認めたとの報告がある[2]．

　GBSはβ溶血性のレンサ球菌であり，A群やG群溶連菌のように血液寒天培養地上でコロニーを完全溶血させるほど溶血性が強いことが多い．

　グラム陽性レンサ球菌の菌血症を見た際には，連鎖の長さ，菌の形の他に，**血液培養ボトル内の血液の色やグラム染色での背景の赤血球の壊れ具合**が菌の推定に役立つことがある．具体的にはA，B，G群の溶連菌では溶血性が強いため，ボトル内の血液は黒色に変化し，腸球菌では溶血性が弱いことが多いため，ボトル内の血液は赤色で濁りが残る（図2）．

臨床写真のポイント

　血液培養のグラム染色で背景の赤血球の破壊を認めたら，溶血性の強い微生物を想定する．溶血性のあまり強くない場合と比べると違いがわかる（図3）．

文献

1）「レジデントのための感染症診療マニュアル　第3版」（青木 眞／著），医学書院，2015
2）Domingo P, et al：Clin Infect Dis, 25：1180-1187, 1997

（宮里悠佑）

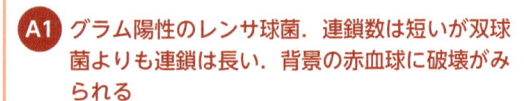

図2　血液培養の色の比較
左が溶血性の弱い菌（腸球菌など）の血液培養，右が溶血性の強い菌（溶連菌など）

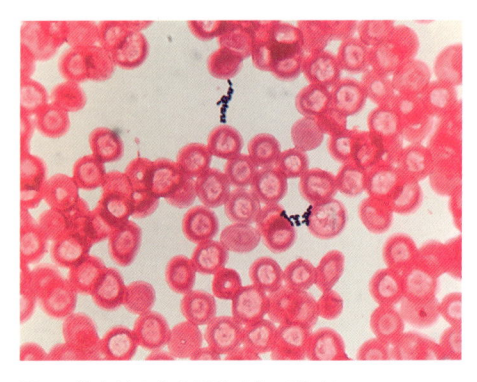

図3　溶血性のあまり強くない菌（*Streptococcus vestibularis*）が同定された血液培養ボトルのグラム染色

症例15. 40歳代，女性，発熱，全身の発赤

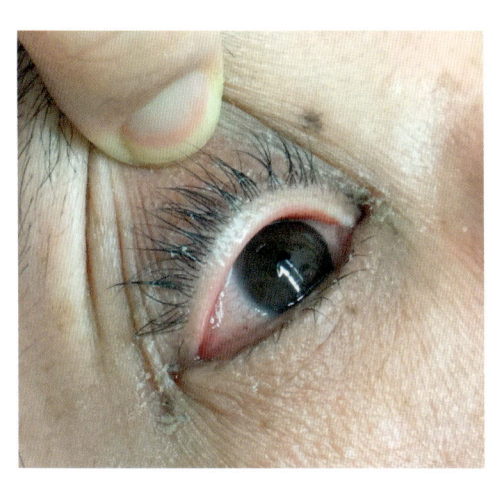

図1　眼球結膜充血

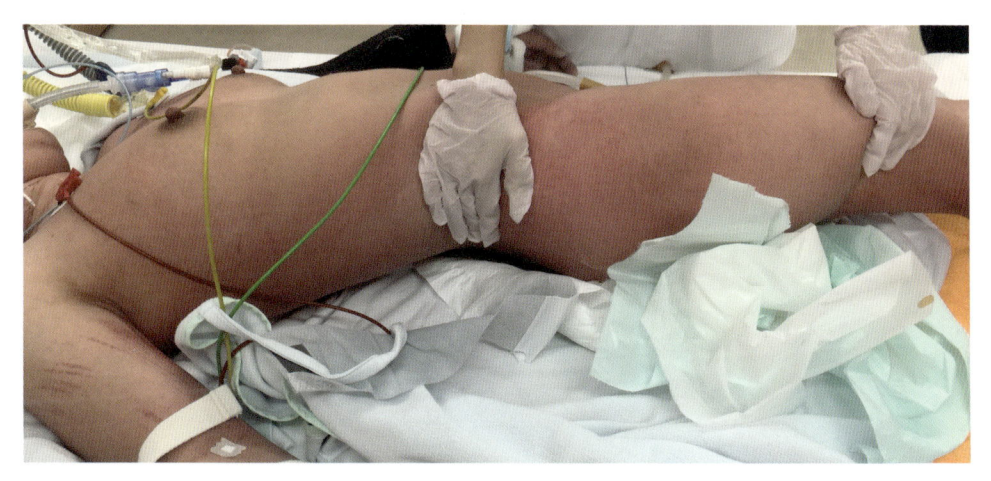

図2　全身のびまん性紅斑

アトピー性皮膚炎を基礎疾患にもつ40歳代女性．発熱，咽頭痛を主訴に近医を受診し，迅速検査でインフルエンザウイルス感染症と診断され，オセルタミビル，アセトアミノフェンを処方されていた．その3日後に嘔気，嘔吐が出現し，不穏状態となったため，当院に救急搬送となった．来院時のバイタルサインは意識 JCS Ⅰ-1，血圧 84/42 mmHg，脈拍 132回/分，整，呼吸数 36回/分，SpO$_2$測定できず，体温 40℃．頻回の水様性下痢に加え，眼球結膜の充血（図1），全身の発赤（図2）を認め，採血検査では炎症反応高値に加え，血小板減少（Plt 11万/μL），急性腎不全（血清 Cr 7 mg/dL），高乳酸血症（8 mmol/L）を認めた．

Q1 鑑別診断は何か？

Q2 初期対応としてどのようなマネージメントを行うか？

解答

A1 毒素性ショック症候群（溶連菌，あるいは黄色ブドウ球菌による），アナフィラキシーショック，敗血症性ショック＋播種性血管内凝固症候群（DIC）など

A2 気管挿管，アドレナリン0.3～0.5 mg筋注，細胞外液による十分な輸液，血液培養採取後にバンコマイシン，セファゾリン，クリンダマイシン点滴による抗菌薬加療，腎臓内科医に連絡し，緊急腎代替療法（CHDFや血液透析）の適応相談など

鑑別の難易度　低 **中** 高

その後の経過

　入院のうえ，**A2**の対応を行い，緊急でCHDF（continuous hemodiafiltration：持続的血液濾過透析）導入となった．入院後，徐々に病状は改善し，腎機能も正常まで改善した．

　血液培養は陰性であったが，咽頭，喀痰培養からメチシリン感受性黄色ブドウ球菌（MSSA）が同定された．外注検査にて同ブドウ球菌よりtoxic shock syndrome toxin–1（TSST–1）の産生が確認され，MSSAによる**毒素性ショック症候群**（toxic shock syndrome：TSS）と診断した．

　セファゾリン，クリンダマイシン点滴にde-escalationし，合計14日間の抗菌薬加療を行った．病状は安定し，35日目に自宅退院となった．

疾患の概要

　TSSでは，黄色ブドウ球菌やA群溶連菌が産生する毒素（本症例では黄色ブドウ球菌によるTSST–1）が**スーパー抗原**として働くことで大量のサイトカインが分泌され，多彩な症状を呈する．CDCの診断基準[1]によると，発熱，びまん性斑状皮疹，発症1～2週間後の掌蹠の落屑，血圧低下，多臓器障害（胃腸，筋，粘膜，腎，肝，中枢神経障害，血球減少）の5つの臨床基準を参考に，血液，髄液培養，血清学的検査で他の鑑別疾患（電撃性紫斑病などの敗血症や麻疹，レプトスピラ感染症など）を除外するよう勧められている．

　TSSはタンポンを使用した月経中の若年女性に多い月経関連と非月経関連に分かれ，後者では外科創部，肺，粘膜，皮膚，避妊ペッサリー，PD（peritoneal dialysis：腹膜透析）患者の透析カテーテルなどに毒素産生黄色ブドウ球菌が保菌されやすい[2]．

　本症例はインフルエンザウイルス感染後にTSSを発症している．同ウイルスの感染後には黄色ブドウ球菌による肺炎が発症しやすいように，TSSの発症リスクも高い（post-influenza toxic shock syndrome）ことが知られている[3]．これらはウイルス感染が原因で，上気道に黄色ブドウ球菌が保菌，増殖しやすくなるためと考えられている．

臨床写真のポイント

　図1：眼球結膜充血のみでは麻疹やレプトスピラ感染症などとTSSを鑑別することはできないが，粘膜障害の存在を疑うという点で，発熱患者を診察する際に重要な所見である．

　図2：**全身のびまん性紅斑**．「日焼け様」とも評される皮疹で，後に表皮剥離を認めると，よりTSSに典型的な皮疹と言える．実際に本症例でも，全身状態が改善しはじめた入院1週間後ほどより手指先端の表皮剥離，落屑を認めた．

> ### Take Home Message
> ● 急性の発熱に加え，臓器障害を伴う全身の皮疹，結膜充血を認めたときにはTSSを鑑別にあげる

文献
1) CDCウェブサイト Toxic Shock Syndrome (Other Than Strepto-coccal) (TSS) 2011 Case Definition
https://wwwn.cdc.gov/nndss/conditions/toxic-shock-syndrome-other-than-streptococcal/case-definition/2011/
2)「Mandell, Douglas, and Bennett's Principles and Practice of Infectious Diseases 8th edition」（Bennett JE, et al），Saunders, 2014
3) Prechter GC & Gerhard AK：Chest, 95：1153-1154, 1989

（宮里悠佑）

症例16. 80歳代，女性，顔面から排膿

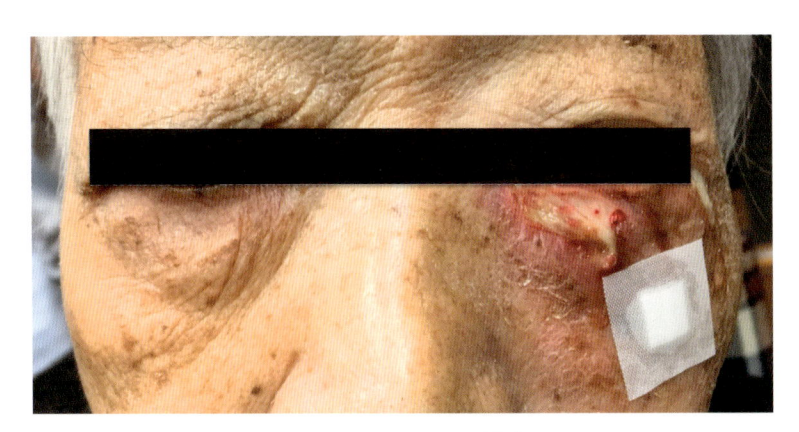

図1　左眼周囲からの排膿

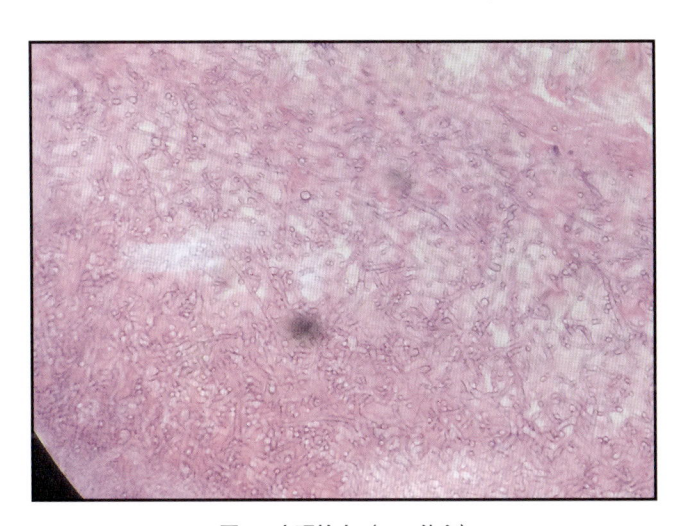

図2　病理検査（H-E染色）

慢性心房細動，甲状腺機能低下症の既往あり．施設入所中．

18日前より左眼周囲の疼痛あり，5日前より同部位から排膿（図1）を認めたため当院受診．CTで副鼻腔に液体貯留あり，副鼻腔炎の診断となった．膿汁培養では*Klebsiella oxytoca*を分離．嘱託医によりメロペネムを投与された．一時的に改善したが，再度排膿が続き，2カ月後に再診となった．

悪性腫瘍の関与も考えられたため，再度培養検査に加え，病理検査〔ヘマトキシリン-エオジン（H-E）染色，図2〕が施行された．

Q1 原因として考えられる微生物は何か？

A1 アスペルギルス

鑑別の難易度　低 **中** 高

解答の解説

慢性経過を呈する副鼻腔炎であり，病理検体では隔壁を有し菌糸壁が平行な糸状菌様の菌体を認める．**アスペルギルス**が疑わしい検鏡所見である．培養検査からは有意な菌種の分離はされなかったが，上記から侵襲性アスペルギルス症・侵襲性副鼻腔真菌症と診断した．

疾患の概要

治癒しきらない副鼻腔炎の鑑別疾患として副鼻腔真菌症以外に良性・悪性腫瘍や副鼻腔嚢胞などがあげられる[1]．特に真菌として関与しやすいのは，アスペルギルスと**ムコール**である．

ムコールでは数日で壊死病変が急速に拡大することが多く，アスペルギルスの方が本症例のように亜急性〜慢性経過をとりやすい．病院によっては真菌培養の依頼を明記しないと実施されない場合もあり，真菌症を鑑別にあげて検査を提出することを意識すべきである．

侵襲性アスペルギルス症と診断した場合の初期治療はボリコナゾールであるが，ムコールなどの接合菌には効果を有さないため，両者の鑑別はやはり重要である．

臨床写真のポイント

図3に示した部位に隔壁を認め，また菌糸壁が平行であることからアスペルギルスの可能性が高いと判断できる．

類似した菌種としてムコールが挙がるが，検鏡上は隔壁を認めず，菌糸壁も平行にならないことが鑑別の一助となる．

Take Home Message

- 治癒しない副鼻腔炎では真菌症（特にアスペルギルスやムコール）の関与を考慮する
- 検鏡所見で隔壁を有し，細胞壁が平行な糸状菌を認めればアスペルギルスを疑う
- 侵襲性アスペルギルス症の初期治療はボリコナゾール

文献
1)「副鼻腔炎診療の手引き」（日本鼻科学会/編），金原出版，2007

（井藤英之）

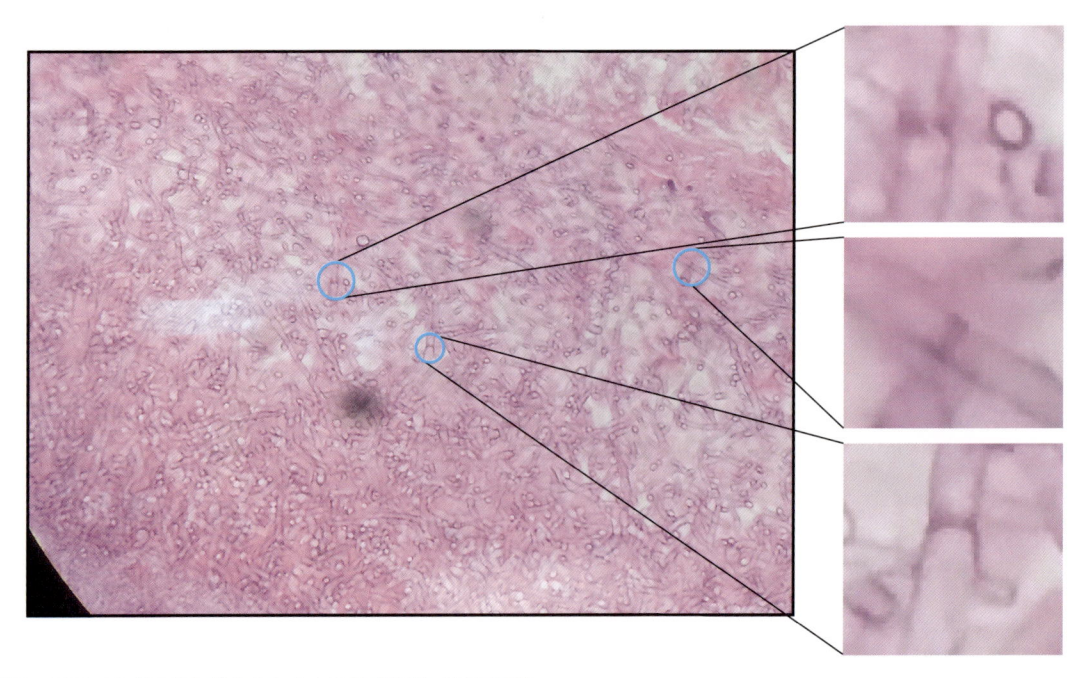

図3　アスペルギルスと考えられられる検鏡所見（図2再掲）
隔壁を有し，細胞壁が平行になっている（〇）

症例17. 50歳代，男性，発熱，倦怠感

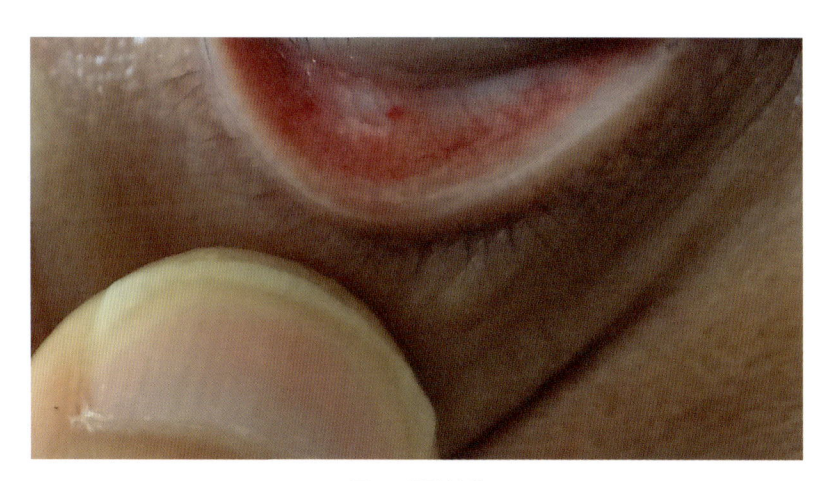

図1　眼瞼結膜

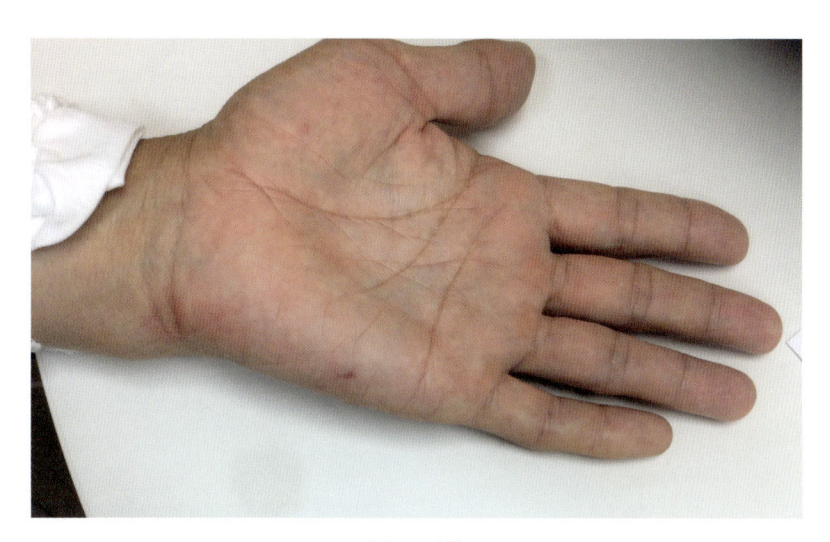

図2　手掌

大動脈二尖弁の指摘歴あり．26日前より倦怠感と37℃台の発熱が出現した．近医で感冒と診断され，対症療法を施行された．10日前より悪寒を伴うようになり，38℃以上の発熱が持続するようになったため，当院を受診した．身体所見では胸骨左縁第3肋間で拡張期雑音を聴取し，血液検査で白血球16,900 / μL・CRP 5.43 mg/dL であった．

Q1 次に行うべき検査は何か？（複数回答可）

Q2 どのような菌種が原因菌として推測されるか？

解答

疾患の概要

身体所見からは感染性心内膜炎（infectious endocarditis：IE）が疑われる．IEを疑った場合，次に行うべきは血液培養と心エコーであり，まずは経胸壁心エコーを行うのが一般的である．本症例では経胸壁心エコーで疣贅を認め，後述の血液培養と合わせ感染性心内膜炎の確定診断となった．

原因菌になりやすいものは，ブドウ球菌やレンサ球菌，腸球菌などであるが，ブドウ球菌によるものは数日の経過をとることが多く[1]，数週間から数カ月の亜急性の経過をとりやすいものは，レンサ球菌や腸球菌によるものが多いとされている．

臨床写真のポイント

眼瞼結膜の出血斑（図1）とJaneway病変の写真（図2）である．

眼瞼結膜の出血斑はIE以外に，血流感染症，中枢神経感染症など種々の感染症や白血病，血小板減少を生じるさまざまな疾患などでもみられるが，手掌の皮疹や心雑音などがあればIEが疑いやすい．

Janeway病変は感染性塞栓による微小膿瘍であり，圧痛を伴わない．部位としては手掌・足底の母指球や小指球に出現しやすく，本症例は典型的な部位にみられる．一方Osler結節は指先に出現する圧痛を伴う皮疹である．

いずれの身体所見も遅れて現れたり，逆に受診時にはすでに消えてしまっていることもある．診察をくり返すこと・指先に痛みを感じていなかったかなど焦点を絞った病歴聴取をすることで診断に近づくことが可能となる．

また，図3は本症例の血液培養のグラム染色写真である．検出されたのはグラム陽性球菌であるが，ブドウ球菌より明らかに小さい．さらに一部楕円状や短桿菌にみえるものもあり，島状に集簇して存在している．Viridans group streptococciはグラム染色で集塊を為すことがあると報告されている[2]が，なかでも口腔内のレンサ球菌として一般的な *Streptococcus oralis* や *Streptococcus sanguinis* は本症例のように集塊を呈しやすい印象がある．

本症例は早期に大動脈弁置換術が施行された．摘出された大動脈弁の写真（図4）を示す．弁に一部穿孔箇所があるが，全体的に弁形態としては比較的保たれている．ブドウ球菌と違い，レンサ球菌などでは弁の破壊具合が強くないとされるが，その事実を示している写真である．

> ### Take Home Message
> - 発熱以外の症状が乏しいときには，眼瞼と手掌・足背，特に母指球・小指球・指先に注目する
> - 小型の集簇するグラム陽性球菌が分離された際は，Viridans group streptococci の関与を疑う
> - 初診時以降もくり返し診察を行わないと，見つけられないことも多い

文献
1) Baddour LM, et al：Circulation, 132：1435-1486, 2015
2) Agger WA & Maki DG：J Clin Microbiol, 7：111-113, 1978

（井藤英之）

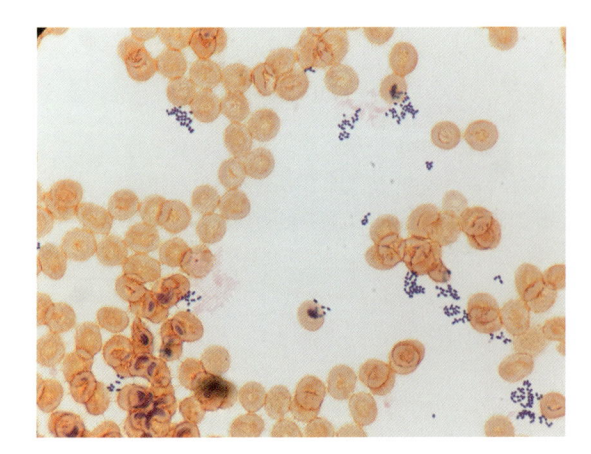

図3 血液培養のグラム染色

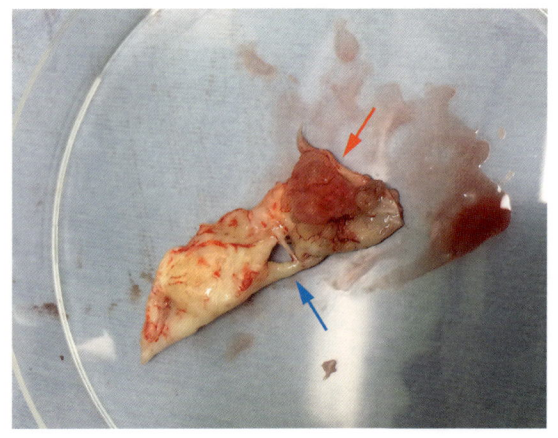

図4 摘出された大動脈弁
右上（→）にみられる赤色病変が疣贅であり，大動脈弁は一部穿孔している（→）

症例18. 40歳代，男性，発熱，皮疹

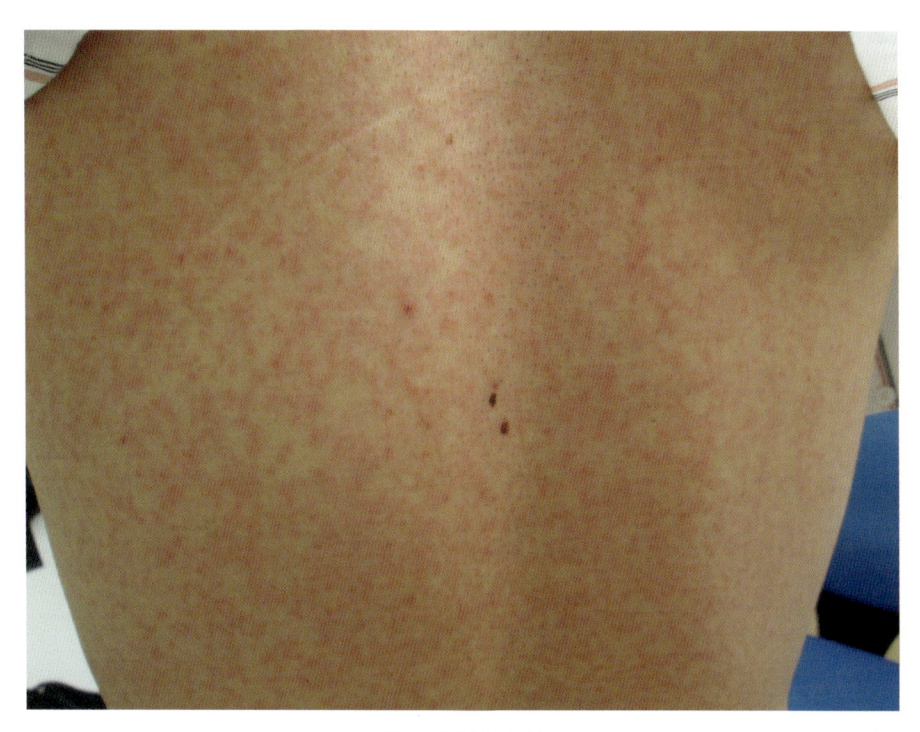

図1　体幹の皮疹

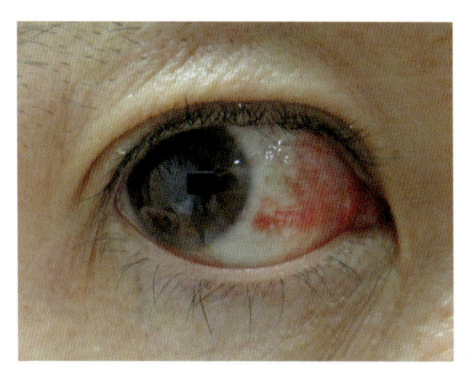

図2　患者の右眼球所見

来院2日前の夕方から38℃台の発熱，咽頭痛，咳嗽が出現した．1日前の夕方に顔面から体幹へと広がる皮疹（図1）が出現したため近医を受診し，同日に精査加療目的で当院を紹介受診となった．39.1℃の発熱，眼球結膜充血（図2），後頸部リンパ節腫脹，四肢・体幹に広がる皮疹を認めた．

Q1　本症例の診断のために行うべき検査は何か？

A1 咽頭ぬぐい液の風疹ウイルスPCR検査，風疹IgM抗体検査

鑑別の難易度 **低** 中 高

疾患の概要

　発熱・皮疹・気道症状を呈する患者であり，**麻疹・風疹**が鑑別疾患としてあげられたが，40歳代の男性であること，後頸部リンパ節腫脹があること，また流行状況から麻疹よりも風疹を疑った．咽頭ぬぐい液を採取し，保健所を介して衛生研究所で風疹および麻疹のPCR検査を行ったところ，風疹ウイルスが陽性となり保健所に届出を行った．後日，風疹IgM抗体も急性期と回復期のペア血清で4倍以上の上昇を認め，風疹と確定診断した．なお麻疹はIgM陰性，IgG陽性の既感染パターンであった．ちなみに，麻疹も疑われる本症例では，空気感染対策を行うことが望ましい．

　風疹は*Togavirus*科*Rubivirus*属に属する風疹ウイルスによる，発熱，発疹，リンパ節腫脹を特徴とする発疹性感染症である．2012〜2013年に日本国内で17,000人を超える大流行がみられたが[1]，2018〜2019年にかけても大流行している．前回の流行同様，患者の大半は20〜40歳代の成人男性であるが，これは本邦での予防接種が1995年まで中学生女子のみが定期接種の対象となっていたことによる．

　発熱とリンパ節腫脹は発疹の出現よりも数日前から出現し，本症例のように**カタル症状**を伴うこともある[2]．リンパ節腫脹は特に後頸部にみられることが多い．発疹は典型的には顔面・頸部からはじまり体幹・四肢へと急速に広がって3日ほどで消退する．皮疹の性状や分布は麻疹と似るが，広がりが急速であり癒合傾向がないことが麻疹との鑑別ポイントであるとされる．実際には風疹でも本症例のように癒合傾向がみられることもあり，修飾麻疹では非典型的な皮疹となることもあるため，皮疹だけで風疹と鑑別することは特に成人では困難である．麻疹と風疹との一般的な違いを表にまとめた．

　風疹で最も問題となるのは，妊婦が風疹に罹患することによって胎児が風疹ウイルスに感染し，難聴，先天性心疾患，白内障，精神運動発達遅滞などを呈する**先天性風疹症候群**を発症しうることである．先天性風疹症候群を防ぐためには，個人だけでなく社会全体でのHerd Immunity（集団免疫）を高めることが重要である．

臨床写真のポイント

　眼脂を伴わない眼球結膜充血（図3）は風疹の特徴である（麻疹では眼脂を伴うことが多い）．皮疹についてはいわゆる紅斑であり，典型的には癒合しないことが多いとされる．

Take Home Message

- 20〜40歳代の男性の発熱，皮疹，気道症状では麻疹・風疹を疑う
- 風疹は眼脂を伴わない眼球結膜充血，後頸部リンパ節腫脹が特徴である．皮疹だけでは麻疹との鑑別は難しい
- 流行を抑えるには予防接種率を高めるしかない！！

文献

1) Centers for Disease Control and Prevention (CDC) ：MMWR Morb Mortal Wkly Rep, 62：457-462, 2013
2) Lambert N, et al：Lancet, 385：2297-2307, 2015
3) 「Infectious Diseases, 3rd edition」(Cohen J, et al, eds), pp1520-1527, Mosby, 2010

（忽那賢志）

表　風疹と麻疹の一般的な特徴

	風疹	麻疹
潜伏期間	14〜17日	8〜10日
感染経路	飛沫感染	空気感染
カタル症状	弱い	強い
発熱	微熱〜高熱	高熱
発疹	急速に広がる，癒合なし	癒合あり，色素沈着あり
その他の特徴	後頸部リンパ節腫脹	コプリック斑
合併症	脳炎，関節炎，血小板減少症紫斑病，先天性風疹症候群	肺炎，脳炎，心筋炎など

文献3より引用

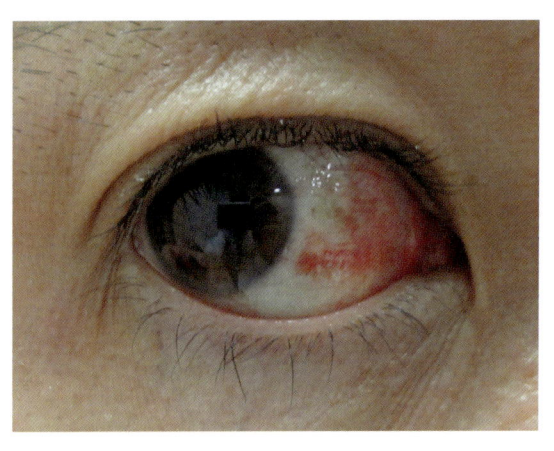

図3　眼脂を伴わない眼球結膜充血（図2再掲）

症例19. 20歳代，男性，腹膜炎疑い

A)

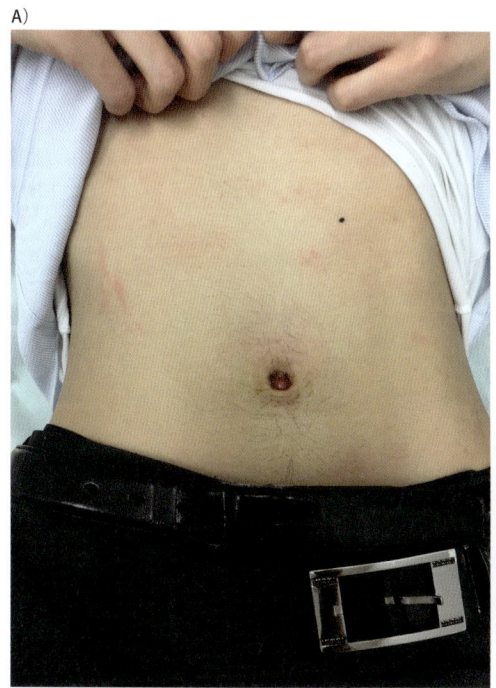

B)

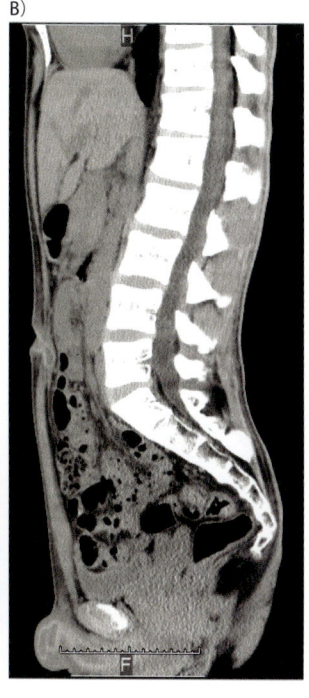

図1　来院時の腹部写真（A）と腹部CT（B）

A）腹部写真

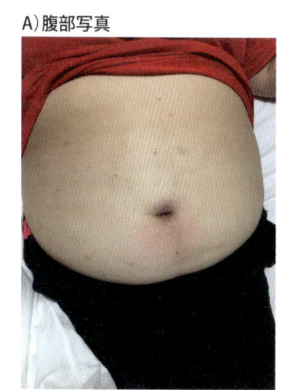

B）腹部CT

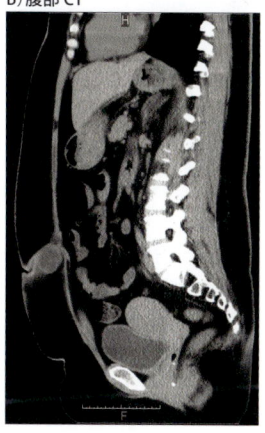

図2　類似症例

来院5日前，夕方より腹痛を自覚．3日前，臍のゴマが脱落し，汁が出る．腹痛増悪．前日，内科受診，クラビット®開始．来院当日，皮膚科受診，腹膜炎疑いで救急外来に紹介受診．
血圧111/67 mmHg，脈拍70回/分，体温37.1℃，呼吸数16回/分，SpO₂ 98 %（室内気），意識清明．来院時に腹部の写真（図1A）とCT（図1B）を撮影した．
また，類似した症例として図2を供覧する．

Q1 診断は何か？

A1 尿膜管遺残膿瘍

鑑別の難易度　低 **中** 高

その後の経過

　膿汁は悪臭を伴っており，グラム染色では多菌種を認めた．オーグメンチン®＋サワシリン®（オグサワ）で加療を行った．起因菌は多数の嫌気性菌と *Enterococcus avium* であった．感染がコントロールされた後に外科的切除を行った．

疾患の概要

　尿膜管は出生までに退縮し，出生後は臍部から膀胱前部に線維性索状物として残る．

　尿膜管開存を出生後も認めることは異常であるが，生後6カ月以内には時折認められる．ただし，自然治癒することが多く，成人まで残るのは稀である．

　尿膜管遺残は女性よりも男性の方が多く，最も多い遺残の型は**尿膜管嚢胞**である（**図3**）[1]．**多くは無症状であるが，感染を契機に発見されることが多い**．

　尿膜管遺残感染に伴う症状は腹痛のみの場合もあるため，虫垂炎や憩室炎などによる急性腹痛と間違われることもある．主な合併症は**敗血症，ろう孔形成，破裂に伴う腹膜炎**である．

　診断に有用なのは**超音波やCT，MRIなどの画像検査**である．超音波の感度は77％という報告[2]がある．CTは診断

　のみならず周囲臓器との関連性がはっきりする点で有効な検査だが，この疾患を疑って読影しないと腹腔内ばかりを見てしまい，皮膚周囲の所見を見逃してしまうことがあるため注意が必要である．

　画像で鑑別を要するのは**尿膜管癌**である．悪性腫瘍の場合，石灰化を伴うものが57％という報告もある[3]．また，尿膜管遺残のある人で，55歳以上および血尿の既往があれば，悪性腫瘍の可能性が上がることも報告されている．

　感染症合併時の典型的な臨床症状は，「**臍部から分泌物，疼痛，発赤，臍孔内腫瘤**」である．「**臍から足側正中の疼痛を伴う腫瘤，臍部から分泌物，敗血症**」を3徴としている記載もある．

　感染症合併時の原因微生物は *Staphylococcus. aureus, Escherichia coli, Enterococcus, Klebsiella pneumonia, Proteus, Streptococcus viridans, Fusobacterium* などである[4]．膿汁が出ていれば積極的にグラム染色・培養を行い菌体同定に努めたい．

　また，臍から排液を認めない場合でも微生物同定には血液培養が有用なこともある．自験例としては，虫垂炎が疑われ深夜に紹介となった40歳代女性の尿膜管遺残膿瘍患者（**図2**）は血液培養から *Streptococcus mitis* が陽性となった．**血液培養はいつでもわれわれの良き友人**である．

　尿膜管遺残に対する治療は外科的切除が原則であるが，感染病合併時は抗菌薬治療を先行した後に行うことも多い．

　抗菌薬は，内服であれば**オーグメンチン®＋サワシリン®やケフレックス®＋フラジール®，バクタ®＋フラジール®**など，点滴であれば**アンピシリンスルバクタム**などが初期選択薬となる．

　外科的治療については，慢性炎症に伴う**悪性腫瘍合併の可能性**が指摘されていることから，**完全に遺残を除去することが重要**であるとされている．

臨床写真のポイント

　「**臍孔部に腫瘤・くさい膿汁流出・臍周囲に感染徴候**」（**図1**）が特徴であるが，「**臍周囲に軽度の発赤があるだけ**」のこともある．ただし，知っていれば一瞥でsnap diagnosisできる疾患である．

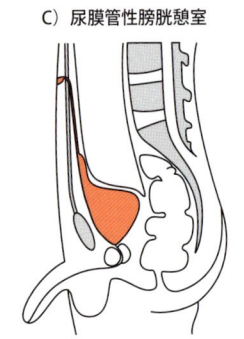
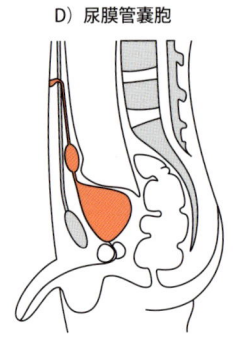

図3　尿膜管遺残の病型
文献1より引用

A）尿膜管開存　　B）尿膜管洞

臍部
腹膜腔
尿膜管
膀胱
恥骨結合
直腸

C）尿膜管性膀胱憩室　　D）尿膜管嚢胞

> ### Take Home Message
> - 臍から膿汁が出て痛いときは，尿膜管遺残を疑え
> - 臍から膿汁が出ていなくても，臍の下の発赤を探せ
> - 診断は画像検査だが，疑って読影しないと見逃すことあり

文献
1) Yu JS, et al：Radiographics, 21：451–461, 2001
2) Yoo KH, et al：Yonsei Med J, 47：423–427, 2006
3) Muśko N, et al：Cent European J Urol, 67：199–201, 2014
4) Ekwueme KC & Parr NJ：Cases J, 2：6422, 2009

（松尾裕央）

症例20. 15歳，女子，発熱を伴う腹痛

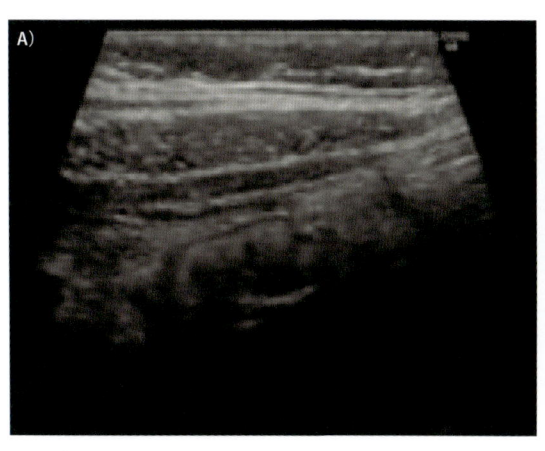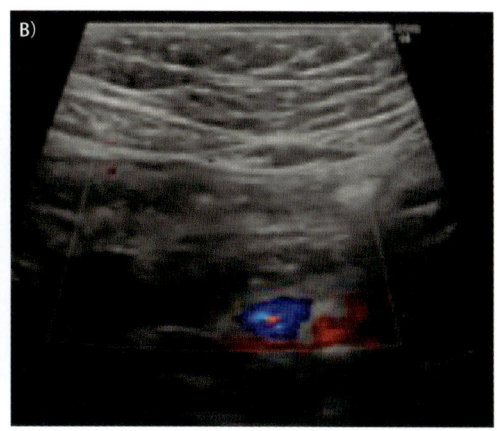

図1　回盲部腹部超音波所見
A）壁肥厚と腸間膜リンパ節腫大，B）血流シグナルあり

【身体所見】
身長152.5 cm，体重35 kg
体温38.3℃，心拍数116回 / 分，SpO₂ 98 ％（室内気）
眼球結膜黄染なし，眼瞼結膜貧血なし．
頸部リンパ節腫脹なし，咽頭発赤・腫脹なし．
項部硬直なし，Brudzinski's sign なし，Kernig's sign なし．
呼吸音清，心音整，腹部平坦・軟，臍上部を最強点とする圧痛あり，腸音亢進なし．
回盲部腹部超音波所見を上に示す（図1）．

【現病歴】
2日前：昼過ぎから頭痛，関節痛が出現，夕方から38℃を超える発熱あり．夜に臍上部を中心とした腹痛と下痢が出現．
1日前：近医を受診したところ，感冒に伴う胃腸炎と診断され，整腸剤の処方を受け自宅療養．
来院当日：解熱傾向にあったが，頭痛は改善なく，1日1〜2回ほど下痢が続き，今朝は血便を認めたために近医再受診となった．血液検査の結果は血清CRP 7.29 mg/mL，白血球数10,300/ μL，尿中HCG（－）で腹痛の原因がわからないため紹介受診となった．

【既往歴】特記事項なし．
【生活歴】中学生．学校での流行性疾患なし．
【家族歴】父親が軟便．
【喫食歴】生食なし．2日前に自宅で調理した牛肉の炒め物と，当日の朝食はバナナとヨーグルト．

Q1　追加で実施すべき検査は何か？

Q2　追加で聴取すべき事項は何か？

解答

A1 糞便のグラム染色所見を確認し，培養検査を実施する（図2参照）

A2 肉類，特に鶏肉の喫食歴

鑑別の難易度　低 **中** 高

最終診断：カンピロバクター腸炎

糞便グラム染色所見の確認

　図2：グラム染色所見では多核白血球（▶）と，その周囲にグラム陰性の小さな2〜4回転した細いらせん状桿菌（→）が多数確認されており，*Campylobacter*属が強く疑われる所見である．

　患者はクラリスロマイシンを処方され帰宅．後日培養検査で *C. jejuni* が分離された．

疾患の概要

1）疫学

　カンピロバクター感染症は人獣共通感染症の1つであり，主に食中毒を引き起こす．食中毒は年間2,315人に発生し，ノロウイルスに次いで発生数の多い食中毒の原因微生物である[2]．焼き鳥，とりわさ，レバー，鳥刺し，とりたたきなど，ほとんどが鶏肉などに関連しており，加熱不十分や生食が原因となっている[3]．

　本症例では聴取の結果，来院3日前に鶏肉のたたきを喫食したことがわかった．

2）主な症状と疾患

　汚染された食品を喫食後1〜7日（平均3日）の潜伏期間を経て，発熱，頭痛，腹痛，下痢，全身倦怠感などの症状が認められる．多くの症例で下痢を認め，水様便から血便（特に粘血便）を認めるが，通常は1〜3日程度で回復する．腸管外感染症も知られており，敗血症，髄膜炎，関節炎，胆管炎，ギランバレー症候群（GBS）を起こすことがある．GBSは *C. jejuni* との関連性が指摘されており，少なくとも約30％の患者で先行感染があるという報告がある[4]．

臨床写真のポイント

　カンピロバクターは，グラム染色をすると，グラム陰性

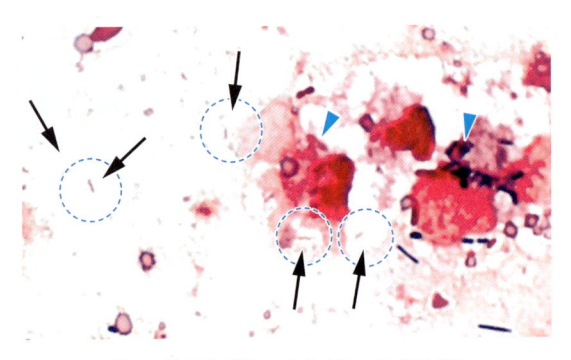

図2　糞便のグラム染色所見（1,000倍）

のらせん状桿菌として確認される．また便中の排泄量も多く，糞便グラム染色所見でも十分に確認が可能である．臨床症状からサルモネラ胃腸炎との鑑別が難しいことがあるが，*Salmonella* は直線状のグラム陰性桿菌のため，グラム染色所見では容易に見分けることができる．そのため，通常は行わないが糞便のグラム染色所見の確認は初期診断を行ううえで非常に有用である．また，糞便のグラム染色所見では多核白血球も多数確認されており，**鶏肉の喫食歴＋便中白血球多数確認＋グラム陰性らせん桿菌＝ MAX suspected カンピロバクター腸炎**と考えることができる（図3）．

> **Take Home Message**
> ● カンピロバクター腸炎は，問診時に鶏肉の喫食歴を聞くことが重要．「肉の生食」など中途半端に聞くのではなく，「鳥刺しやたたきなど加熱不十分な鶏肉」であるかどうかがポイント
> ● カンピロバクター腸炎が推定された場合は，糞便のグラム染色所見でグラム陰性らせん状桿菌を探す．細いため見逃さずに念入りに確認を行い，同時に多核白血球の存在も確認をする
> ● 下痢や腹痛に先行して発熱と頭痛を呈することも多く，症状出現の経過も含めてうまく考察する

文献

1) 「食品衛生検査指針 微生物編2015」（厚生労働省/監），日本食品衛生協会，2015
2) 厚生労働省：食中毒発生事例　平成12年〜平成28年　https://www.mhlw.go.jp/stf/seisakunitsuite/bunya/kenkou_iryou/shokuhin/syokuchu/04.html
3) 内閣府食品安全委員会：食品健康影響評価のためのリスクプロファイル：鶏肉等における *Campylobacter jejuni/coli*, 2018　http://www.fsc.go.jp/risk_profile/index.data/180508CampylobacterRiskprofile.pdf
4) Allos BM：Infect Dis Clin North Am, 12：173-184, 1998

（山本　剛）

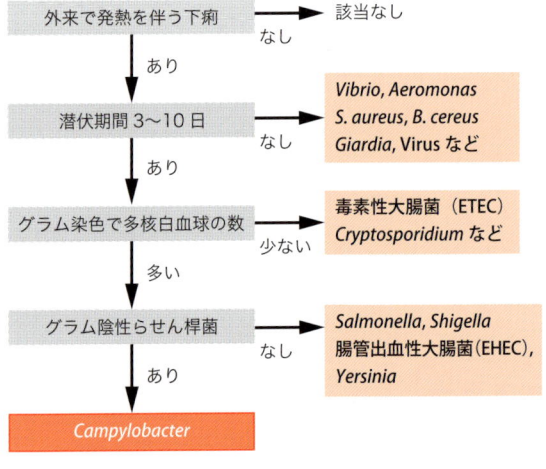

図3　グラム染色所見を利用したカンピロバクター腸炎診断のアルゴリズム（筆者案）
特に鶏肉の喫食歴は重要

症例21. 30歳代，男性，全身そう痒感，呼吸苦

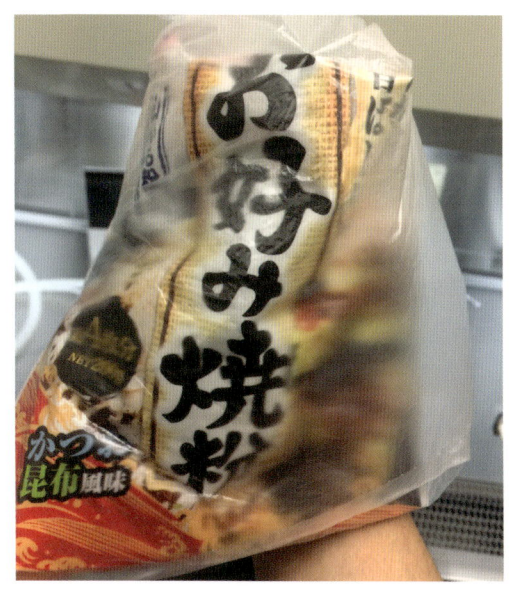

図1　持参されたお好み焼き粉

自宅で家族とともに調理したお好み焼きを食べた直後より，全身そう痒感と呼吸苦が出現し救急搬送された．来院時バイタルサインは血圧136/56 mmHg，脈拍110回/分 整，呼吸数24回/分，SpO$_2$ 88％（室内気）→92％（リザーバー10 L/分），体温36.5℃であった．全肺野でwheezeを聴取し，全身に膨疹が出現していた．

既往歴：小児喘息のほか，久しぶりに車のエアコンをつけたときに今回と同様の症状を経験したことがある．

アナフィラキシーと判断しアドレナリン（ボスミン®）0.3 mgを大腿外側に筋注したところ，症状は改善した．ただし，病歴を聴取したところ，過去に何度もお好み焼きを食べているが今回のような症状は初めてで，食物アレルギーの既往は認められなかった．家族も同じお好み焼きを食べているが，同様の症状の者はいなかった．自宅にある状態のまま持参されたお好み焼き粉を示す（図1）．

Q1 「もうお好み焼きは食べない方がいいか？」と質問された．適切な回答は何か？

Q2 診断のために行うべきことは何か？

解答

A1 「食べていい」ただしお好み焼き粉の保存方法について指導する

A2 調理に用いたお好み焼き粉の検鏡，患者のダニ特異的IgEの測定

鑑別の難易度 **低** 中 高

最終診断：経口ダニアレルギー（oral mite anaphylaxis, パンケーキ症候群）

疾患の概要

患者が食べたお好み焼き粉の残りを翌日持ってきてもらい検鏡したところ，ダニ（**図2**）が大量に繁殖していることが確認された．また，患者の**ダニ特異的IgE**が高値であった．以上より本症例は，小麦粉によるアレルギーではなく，お好み焼き粉の袋内で大量に繁殖したダニやその糞を摂取したことで発症する経口ダニアレルギー（oral mite anaphylaxis 通称，パンケーキ症候群）と診断した．

本疾患は1993年アメリカではじめて報告された．熱帯および亜熱帯地域からの報告が多く，これらの地域の高温多湿が食品中のダニの繁殖に適していると考えられている．日本は本疾患の報告が多い地域の1つで，2013年までにスペインの59例に次いで32例の報告がある[1]．

小麦粉単独よりも，エサとなる成分が添加されたものの方がダニの繁殖がしやすいと考えられており，日本では本疾患の報告のほとんど（84％）で，開封後のお好み焼き粉が原因食物[2]である．

開封後のお好み焼き粉を常温で保存するとダニが繁殖しやすいため，開封後は密封容器に移し冷蔵庫内で保存し，早急に使い切るように指導する．

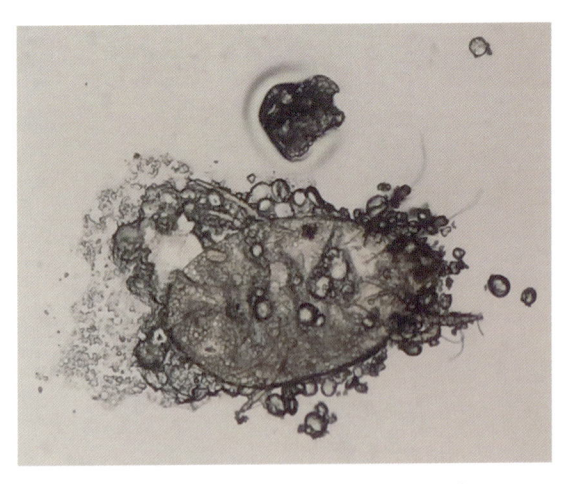

図2　お好み焼き粉から実際に出てきたダニ

臨床写真のポイント

粉の保存方法によっては美味しそうなお好み焼きの中にも数千～数万匹のダニが存在していることを知っておく．

Take Home Message

- 小麦粉アレルギーと思われるもののなかには，経口ダニアレルギーが潜んでいる
- 食べたものを翌日持ってきてもらい検鏡する，といった努力を惜しまないことで，臨床的に興味深い写真を撮り溜めることができるとともに，自身の臨床能力・診断スキルを上げることができる

文献

1) Sánchez-Borges M, et al：J Allergy Clin Immunol, 131：31-35, 2013
2) Takahashi K, et al：Allergol Int, 63：51-56, 2014

（徳田嘉仁，志水太郎）

症例22. 80歳代，女性，食思不振，認知機能低下

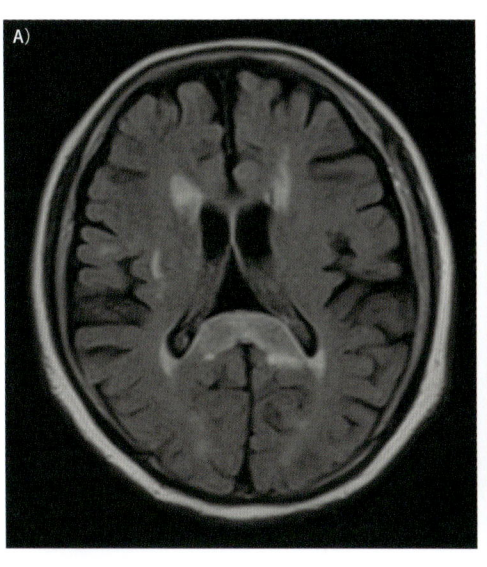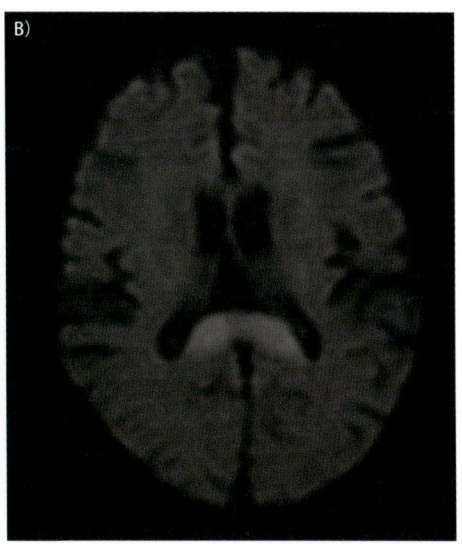

図1　頭部MRI
A）FLAIR画像　B）拡散強調画像（DWI）

患者はもともと活発な性格であったが，60年間勤め上げた仕事をやめた約1週間後から塞ぎがちになり，食思不振と味覚異常（煮物を「甘い」と言うなど）の症状が出現した．退職3週間後には日付や通い慣れた場所を間違えるようになってきたため近医を受診し，頭部MRI，髄液検査などの精査を受けたが，特記すべき異常はないと評価され「仕事をやめたことによる抑うつおよび認知症」と診断された．しかしその後も進行性に認知機能は低下していき「はい…」しか言わなくなっていったため，症状出現6週間後に精査目的で当院を紹介受診となった．前医で撮像されていたMRI画像を図1に示す．

Q1 頭部MRIで，診断に最も寄与する異常所見は何か？

Q2 同様の所見を呈する鑑別疾患をあげよ．

解答

A1 FLAIR，DWIともに脳梁膨大部をまたぐように高信号領域を認める

A2 下記表参照

鑑別の難易度　低　中　**高**

最終診断：中枢神経原性悪性リンパ腫

疾患の概要

　前医受診時点では髄液検査正常とのことであったが，脳梁膨大部でFLAIR/DWIともに高信号領域（図2）があり，脳梁膨大部をまたぐ疾患の鑑別（表）と再評価が必要と考えた．そこで当院入院初日に再度髄液検査を実施し細胞診

検査に提出したところ，分葉状や花弁状核，複数の核小体を有する異型リンパ球（図3）を認めた．以上より本症例は「中枢神経原性悪性リンパ腫」と診断した．

　中枢神経原性悪性リンパ腫は**原発性脳腫瘍**の約3％を占め，中高年以降（多くは50歳以上）に発症する．可逆性認知症（treatable dementia）の1つであるが髄液細胞診を含めて感度の高い検査はないため，死亡してから病理で診断されることも多く，診断は非常に難しい．ただし，感染症や薬剤による一過性の脳梁膨大部病変を伴う軽症脳炎（mild encephalopathy with a reversible splenial lesion：MERS）でなければ，脳梁をまたぐ病因はそれほど多くなく，本症例のように脳腫瘍の鑑別を目的として髄液検査をくり返すことや，可能であれば脳生検を行うこと，などが診断には重要である．少なくとも，一度の髄液検査が正常だったからといって容易に「認知症」と診断すべきではない．

臨床写真のポイント

　脳梁は2つの大脳半球を結ぶ密集した白質線維路から成り，両側大脳半球を分け隔てているため，間質性浮腫や腫瘍の広がりを大幅に遮断する．そのため，脳梁をまたぐ両側性病変の鑑別は多くなく，表を参考に鑑別していく．

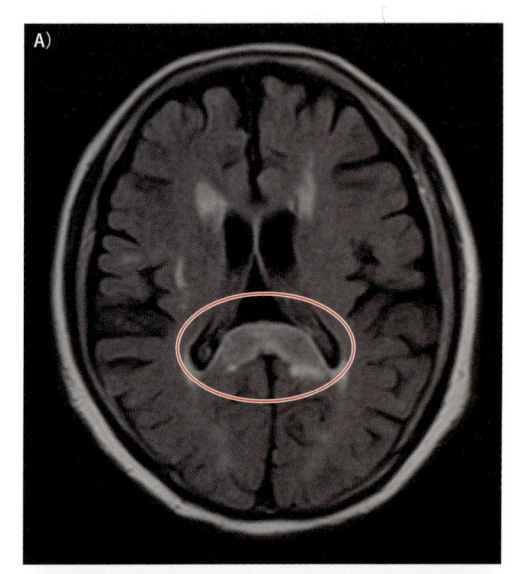

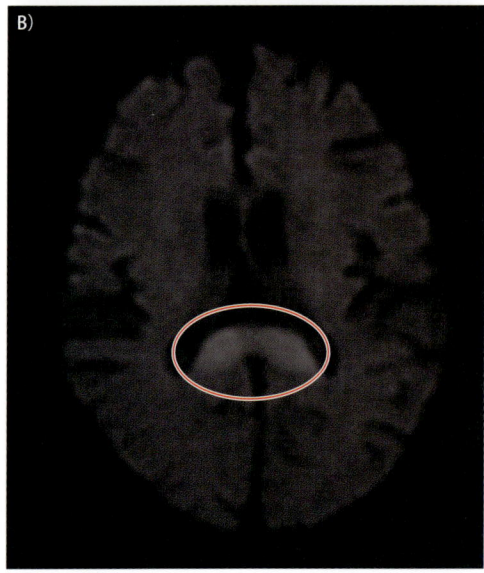

図2　脳梁膨大部をまたぐような高信号領域（○，図1再掲）
A）FLAIR画像　B）拡散強調画像（DWI）

> **Take Home Message**
> ● 脳梁をまたぐ疾患はそれほど多くない
> ● 安易に認知症やうつとは診断しない

文献

1）Ho ML, et al：AJR Am J Roentgenol, 200：W1-16, 2013

（徳田嘉仁，志水太郎）

表　脳梁部病変の鑑別

腫瘍（グリオーマ，リンパ腫，髄膜腫，脳転移）
神経ジストロフィー
脱髄性疾患（遺伝性白質脳症，Wallerian変性）
外傷など（外傷性脳挫傷，低酸素脳症，Marchiafava-Bignami病，脳脊髄液シャント）
先天性（脳梁奇形，脂肪腫）
血管病変（脳梗塞，動脈瘤，動静脈奇形，グリオーシス，脳室周囲白質軟化症）
感染症/炎症性疾患

文献1を元に作成

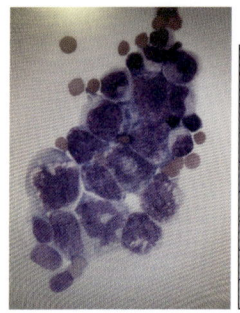

髄液検査所見（淡黄色，混濁なし）	
TP 167.3 mg/dL	
糖　40 mg/dL	
LDH 111 U/L	
細胞数53／μL	
	単核球83.5％
	多核球16.5％
赤血球	10〜19 個/HPF
白血球	＜1 個/HPF

図3　髄液細胞診結果

症例23. 60歳代，女性，ものが飲み込みづらい

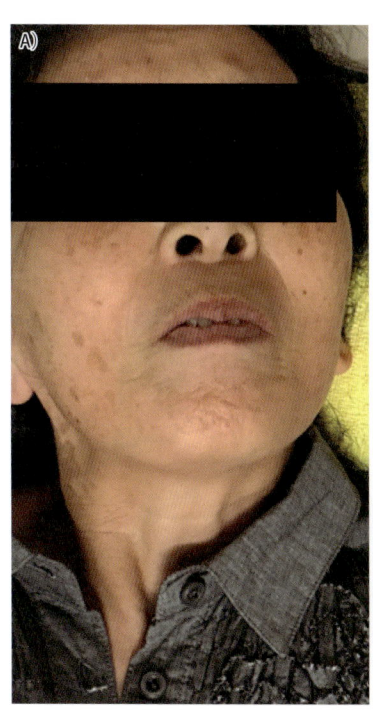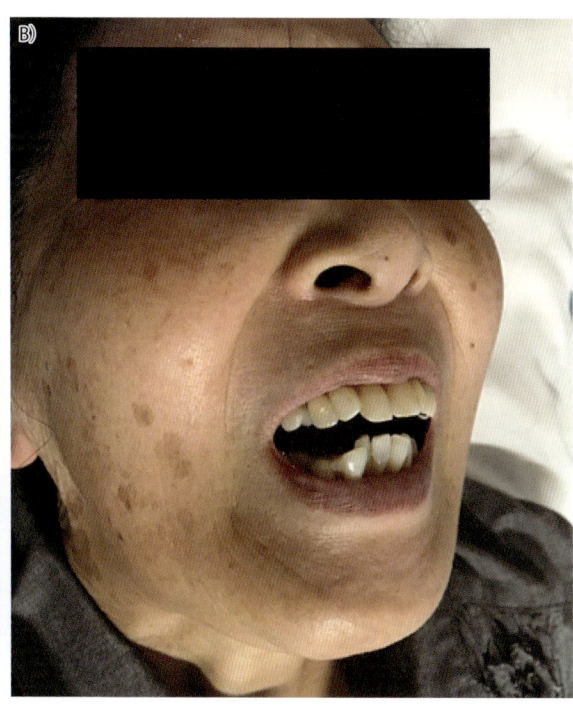

図1　顔面周囲の所見
A）安静時　B）最大開口時

ADL低下はなく畑仕事やゲートボールなど精力的に活動している60歳代女性．来院5日前より全身倦怠感を自覚しはじめた．来院3日前より「トマトの皮が飲み込めなくなった」と感じ耳鼻科外来を受診したが，明らかな器質的異常は指摘されず，帰宅し経過観察となった．しかしその後も嚥下困難は増悪し，豆腐やゼリーのようなやわらかい物しか食べることができなくなっていったため精査目的で当院の救急外来を受診となった．
発熱，先行する感染徴候，呂律困難，片麻痺症状，感覚障害，外傷歴はいずれもない．
併存および既往歴なし．内服薬なし．

Q1 臨床写真（図1）から認められる異常所見を3つ述べよ．

Q2 診断は何か？

解答

A1 ①胸鎖乳突筋の過緊張 ②痙笑 ③開口障害

A2 破傷風

鑑別の難易度 低 中 高

疾患の概要

破傷風は破傷風菌（*Clostridium tetani*）が産生する神経毒素（破傷風毒素）によって全身骨格筋の痙性麻痺をきたす毒素性感染症であり，日本では5類感染症に定められている．

破傷風毒素に対する特異的治療薬である**テタノグロブリン**は，組織に結合していない血中の遊離毒素を特異的に中和することができるが，すでに組織に結合した毒素を中和することはできないと考えられており，その投与は可能な限り早期に実施することが望ましい．

診断には破傷風菌の同定，外傷歴の有無の確認などがあるが，破傷風菌の同定は時間を要するうえに，その同定率はかなり低い．また破傷風を発症した患者の約25％には明確な外傷歴を認めない[1]と報告されており，本疾患は臨床症状から疑って診断する必要がある．

しかし一方で，破傷風の第1期（前駆期）では，全身倦怠感や顎の疲労感，寝汗，歯ぎしり，そして本症例のように嚥下困難感といった，破傷風を想起しづらい初期症状を主訴として来院する患者もいる．

外傷歴がなく，また非特異的な訴えであったとしても，破傷風を鑑別にあげ筋緊張を示唆する所見がないか探し，早期診断につなげることが重要となる．

臨床写真のポイント

図2：安静にしていても胸鎖乳突筋が緊張し浮き出ている（胸鎖乳突筋の過緊張）．また最大開口しても2横指程度しか開口できず（開口障害），口角が挙上しまるで笑っているかのような表情となっている（痙笑）．

Take Home Message
- 破傷風は早期診断が重要だが，発症早期は非特異的な症状を訴える
- 嚥下困難の鑑別疾患に破傷風をいれておく

文献
1) Centers for Disease Control and Prevention (CDC)：Morb Mortal Wkly Rep, 60：365-369, 2011

（徳田嘉仁，志水太郎）

A）安静時

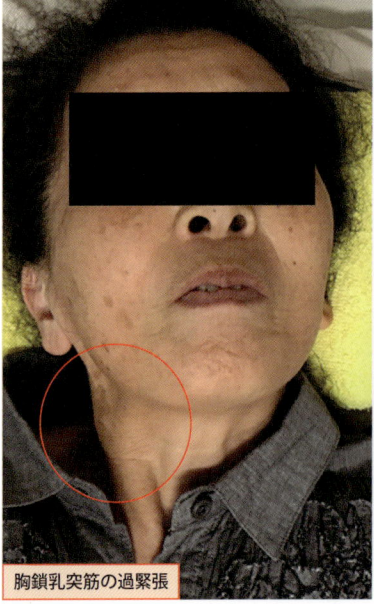

胸鎖乳突筋の過緊張

B）最大開口時

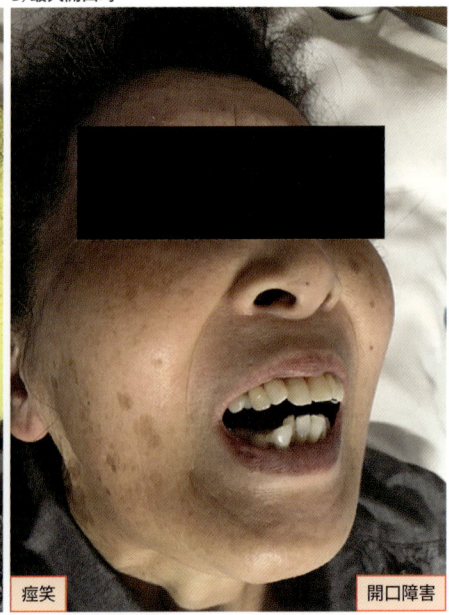

痙笑　　　開口障害

図2　破傷風にみられる異常所見

症例24. 70歳代，男性，涎が増えて上手に喋れない

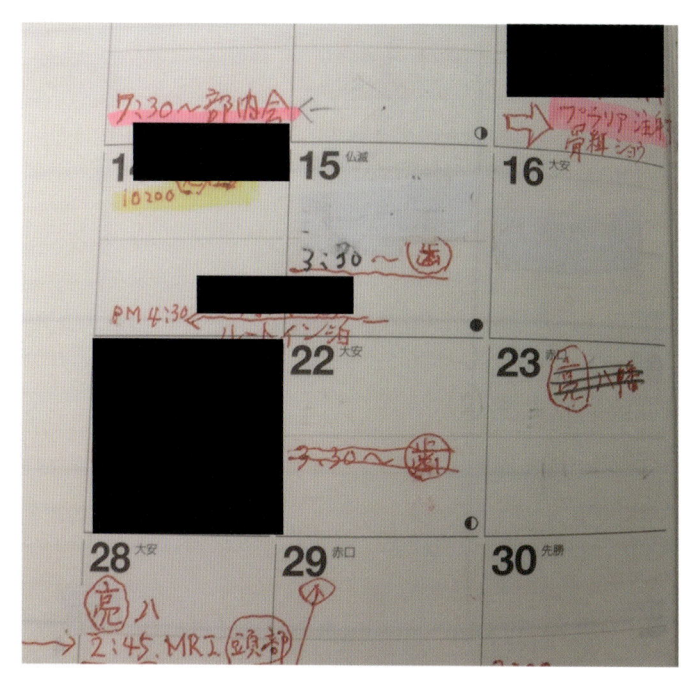

図1　本人の手帳

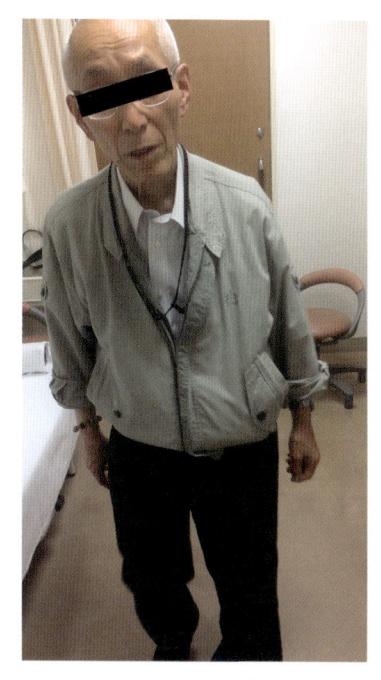

図2　歩行時の姿勢

お寺の住職をしている70歳代男性．1年前より，涎が増えて口から溢れてしまい，舌がうまく回らないため読経が上手にできなくなった．また「毛筆での書字が下手になった」と感じ，住職としての仕事が満足にできなくなった．近医で頭部CT/MRIを撮像されたが「特記すべき異常はない．歳のせいでは」と説明された．しかし納得がいかず，当院総合内科外来を受診した．「毛筆での書字が下手になった」と言っていたため本人の手帳を見せてもらった（図1）．また，歩行時の姿勢を図2に示す．

Q1 図1，2のなかで診断に寄与しうる所見は何か？

Q2 診断は何か？

解答

A1　図1：直線や◯の基線が揺れており（手指振戦を示唆），小字症となっている
　　図2：仮面様顔貌．前傾・前屈で，身体が右に傾いている（Pisa徴候）

A2　パーキンソン病

鑑別の難易度　**低** 中 高

疾患の概要

　身体所見では右上肢に歯車様固縮があり，軽微な小刻み歩行を認めた．パーキンソニズムをきたす内服はなく，抗パーキンソン薬を投与したところ症状が改善したことから，本症例は**パーキンソン病**（parkinson disease：PD）と診断した．

　PDは「①**安静時振戦** ②**筋固縮** ③**無動・寡動** ④**姿勢反射障害**」を4大徴候とする神経変性疾患である．この4大徴候が明らかに揃えば診断は容易だが，PDはきわめて緩徐に進行する慢性疾患であり，4大徴候出現前よりさまざまな症状を呈するうえに，運動障害のみならず非運動性障害（精神症状や自律神経失調症状など）が起こることも知られている（表）．

　初期のPD患者，特に振戦が目立たない固縮・無動型PDの訴えとしては「腰が重い，歩くのが手間になってきた」などがある．運動症状自体も非典型的で，抑うつや自律神経失調の症状から訴えが掴みづらいことがあるが，高齢の患者であっても安易に「歳のせい」などとは言わず，注意深く患者の所見を拾いあげる必要がある．

臨床写真のポイント

　解答**A1**に記載の通りである．図3，4に注目すべき所見を示す．

Take Home Message

- 患者の持ち物は，診断にとって重要なお宝となることがあるため，積極的に見せてもらおう
- 高齢の患者であっても安易に「歳のせい」とは言わない
- パーキンソン病の症状は「疑って診ないと見えてこない」ことがある

文献

1) Chou KL et al：Clinical manifestations of Parkinson disease. UpToDate, 2019

（徳田嘉仁，志水太郎）

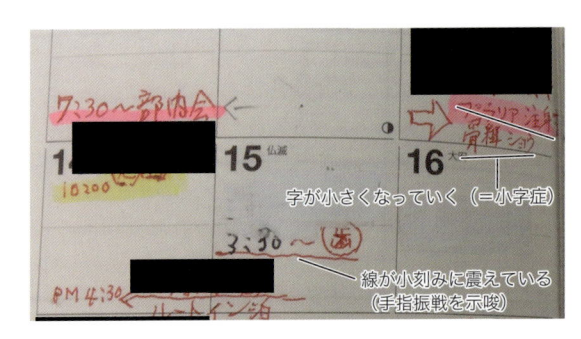

字が小さくなっていく（＝小字症）

線が小刻みに震えている（手指振戦を示唆）

図3　手帳にみられる所見

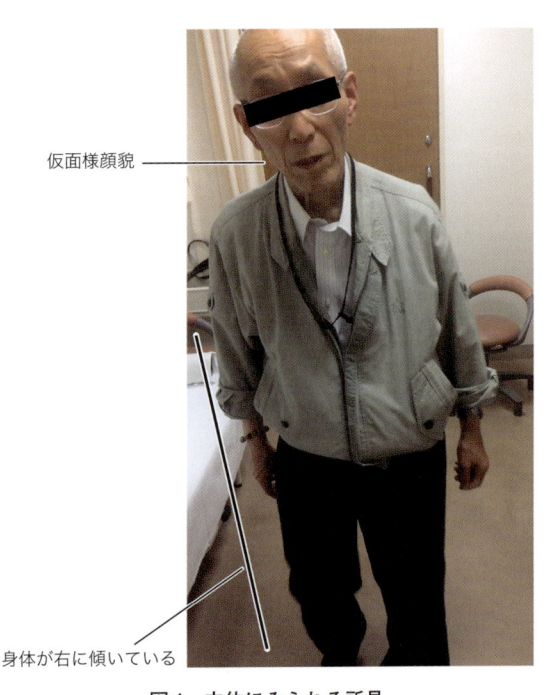

仮面様顔貌

身体が右に傾いている

図4　立位にみられる所見

表　PDの4大徴候以外の症状

運動性障害	非運動性障害
仮面様顔貌	脂漏性顔貌
姿勢異常〔前傾・前屈・斜め徴候（Pisa徴候）〕	性格変容AAA Apathy：興味関心の喪失 Anxiety：不安 Anhedonia：快感・喜びの消失
小刻み歩行	便秘
すくみ足	発汗過多
加速度歩行	レム睡眠期行動異常
奇異性歩行	唾液の分泌異常
小字症	
ぼそぼそと抑揚がない小さな声（構音障害）	
手指の協調運動障害	

文献1を元に作成

症例25. 60歳代後半，男性，意識障害，左片麻痺

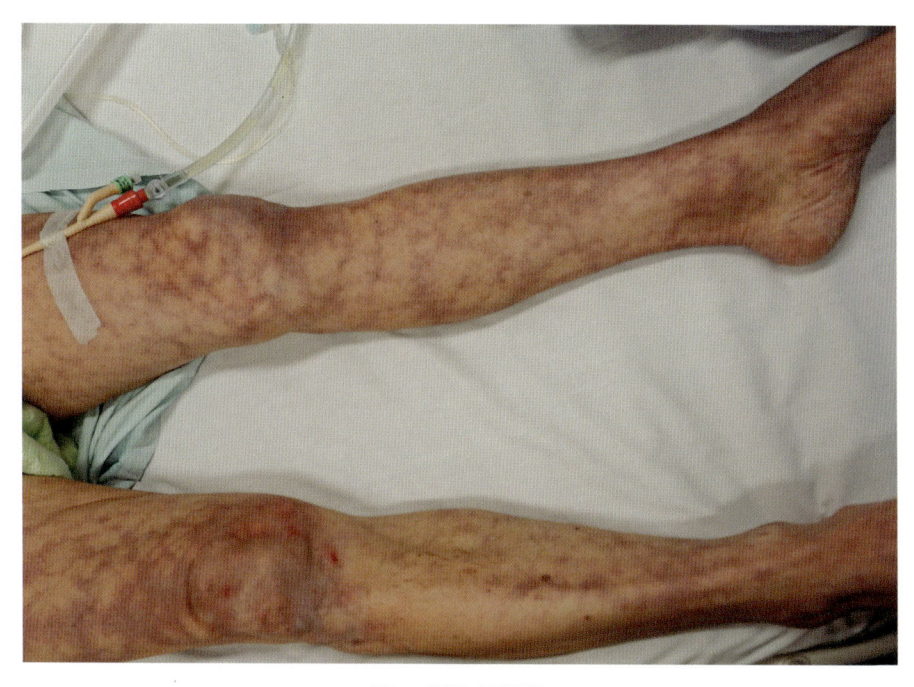

図1　搬送時両下肢

受診当日，自宅内で腹臥位で倒れているところを近隣住民に発見され，救急要請となった．

意識障害，右共同偏視と左上下肢の片麻痺を認めたため脳外科が対応したが，MRIで脳梗塞を示唆する所見がなく，血糖520 mg/dL，動脈血液ガスでpH 7.46，CO_2 35 Torr，HCO_3 24 meq/L，AG（anion gap）25であり，糖尿病性ケトアシドーシス（DKA）/高浸透圧高血糖症候群（HHS）が疑われたため内科へ転科となった．

入院後の診察時，両下肢に**網目状の皮疹**を認めた（図1）．この際，血圧**217/161** mmHg，心拍数**130**回/分，不整，呼吸数28回/分，SpO_2 100 %（4 L/分で酸素投与下），体温37.4℃だった．意識障害と麻痺はDKA/HHSによるものと判断した．

Q1 この所見は何か？

解答

A1 網状皮斑 （livedo reticularis）

鑑別の難易度 **低** 中 高

疾患の概要

主に下肢に網目状に広がる潮紅を**網状皮斑** （livedo reticularis） と呼ぶ． livedo は青っぽい病変，reticularis が網目という意味である．時に，mottling や mottled skin などと呼ばれることもあり，用語の厳密な統一はできていない印象もあるが，ここでは所見名を網状皮斑に統一しておく．厳密には，広義の網状皮斑は livedo reticularis と livedo racemosa に分けられる． livedo reticularis は一過性で網目が規則的，**環は閉じている**．一方 livedo racemosa は持続性で網目が不規則，**環は開いている**．

網状皮斑の病態は，**小静脈の拡張**である[1]．低酸素による血管収縮や血管炎などで動脈血流量が低下した結果，代償反応として静脈が拡張し，網目状の病変となると考えられている． livedo reticularis には生理的，原発性，特発性があり，寒冷刺激によって引き起こされたり，ショックや低酸素血症などと関連しているとされている．一方，livedo racemosa は，必ず原疾患がある二次性の病態であり，抗リン脂質抗体症候群や各種血管炎と関連する[1]．

本症例では寒冷刺激やショックなどとの関連はみられず，

血管炎などの二次性の疾患は否定的であった．来院時著明な血圧上昇とともに網状皮斑が認められ，血圧正常化後に自然に改善したため，**交感神経亢進状態による末梢の動脈収縮**が原因だったと考えられた．褐色細胞腫での報告[2]や，CS1 の心不全で認めた自験例もあり，「末梢循環不全すなわちショック」ではないということを確認したい．

臨床写真のポイント

網目状で環が閉じた潮紅が膝周囲から下腿に広がっており，livedo reticularis に矛盾しない （図2）．

> **Take Home Message**
> ● 網目状の皮疹をみたら網状皮斑を考える
> ● 網状皮斑をみたら環が閉じているかどうか確認し，原疾患を検討しよう
> ●「網状皮斑＝末梢循環不全」だが「末梢循環不全すなわちショック」ではない

文献
1) Dean SM：Curr Treat Options Cardiovasc Med, 13：179-191, 2011
2) Shrikrishnapalasuriyar N, et al：Endocrinol Diabetes Metab Case Rep, 2018：doi：10.1530/EDM-17-0170, 2018

（城田祥吾，矢吹 拓）

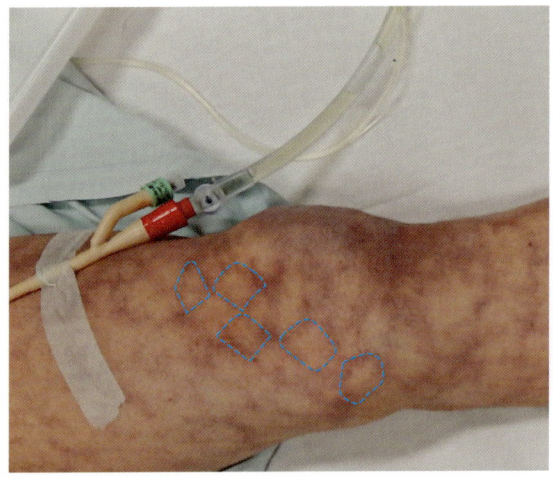
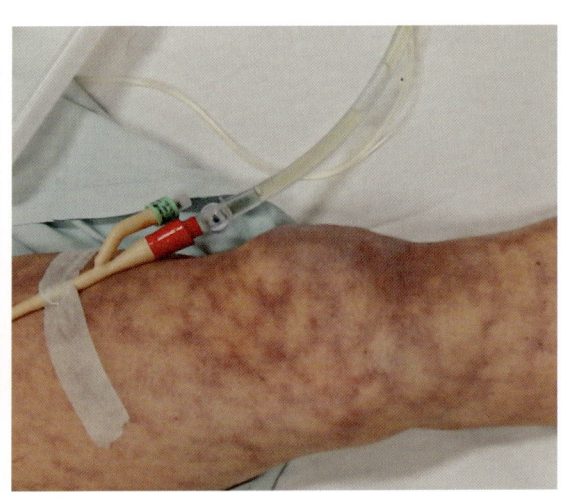

図2 網状皮斑 （livedo reticularis） （図1再掲）
網目が規則的であり，環が閉じている（ ）

症例26. 50歳代，男性，吐血

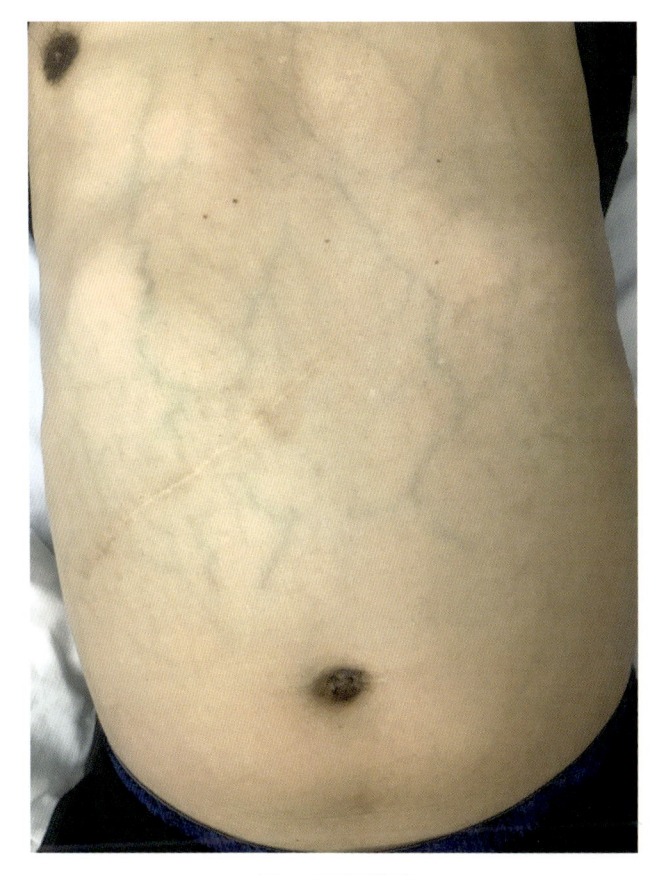

図1　来院時腹部

50歳代男性．来院前日から断続的に続く吐血を主訴に救急外来を受診した．特記すべき既往疾患はなく，内服薬剤やサプリメントもなかった．血圧100/50 mmHg，脈拍数110回/分，呼吸数20回/分，体温36.5℃で，意識は清明だが顔面蒼白だった．腹部診察では，腹壁静脈の拡張を認め（図1），軽度の膨満がみられたが圧痛はなかった．拡張静脈を指を用いて圧排すると，血流は臍部から胸部へ流れる上行性の血流であることがわかった．背部や両下肢には血管拡張は認めず，両下腿から足背にかけて圧痕性浮腫がみられた．

Q1 拡張腹壁静脈の原因として最も考えられるものは次のうちどれか？
　　①下大静脈閉塞　　②門脈圧亢進症
　　③慢性心不全　　④肺高血圧症
　　⑤上大静脈閉塞

A1 ②門脈圧亢進症

鑑別の難易度　低　**中**　高

疾患の概要

　バイタルサインからショックと判断し，細胞外液を急速に点滴静注したところバイタルは安定化したため，緊急上部消化管内視鏡を施行した．その結果，下部食道に食道静脈瘤を認め，同部位から湧出性の出血があったことから，食道静脈瘤の破裂と診断した．そのまま緊急止血処置を行い，同日入院となった．入院後に改めて病歴を聴取すると，以前はかなりの大酒家だったことがわかった．腹部超音波検査では肝右葉萎縮と脾腫，ならびに中等量の腹水を認め，アルコール性肝硬変が疑われた．

　拡張腹壁静脈は，左門脈から臍傍静脈を介し，腹壁の臍帯周囲の静脈へ血流が逆行する**門脈圧亢進症**の所見の1つである[1]．本症例では肝硬変によって肝内門脈が閉塞することで引き起こされる門脈圧亢進症が主病態と考えられた．

臨床写真のポイント

　拡張腹壁静脈の鑑別診断には，下大静脈閉塞がある．門脈圧亢進症による拡張腹壁静脈は，「メデューサの頭」と例えられる臍から放射状に広がる血管走行が特徴的だが，下大静脈閉塞では鼠径部から胸部へ上行性の血管走行となる（図2）．また，下大静脈閉塞ではしばしば背部や両下肢にも血管拡張を認めるが，門脈圧亢進症では腹部に限局している点が鑑別のポイントとなる[2]．

　腹壁静脈は仰臥位では見えにくい場合，患者の状態が許せば起立させることでより観察しやすくなる．

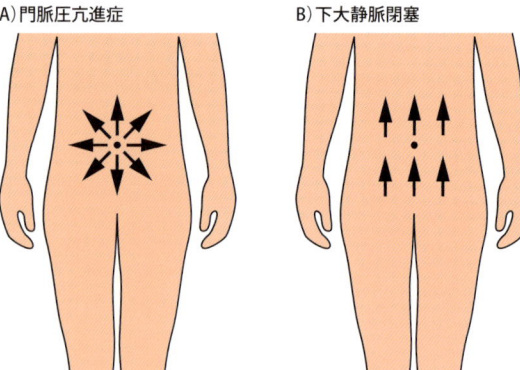

A) 門脈圧亢進症　　　B) 下大静脈閉塞

図2　拡張した腹壁静脈の血流方向
文献3を元に作成

Take Home Message
- 拡張した腹壁静脈をみたら指で圧排し，血管の走行を確認しよう
- 臍を中心に放射状に遠ざかるような血流方向なら，門脈圧亢進症を考えよう
- 仰臥位で見えにくい場合は，可能であれば起立させて観察しよう

文献
1) Yang PM & Chen DS：N Engl J Med, 353：e19, 2005
2) 「Dr.ウィリス ベッドサイド診断」（Willis GC/著, 松村理司/監訳）, 医学書院, 2008
3) Stanford Medicine：Ascites & Venous Patterns. Stanford Medicine 25
　　https://stanfordmedicine25.stanford.edu/the25/avp.html

（小澤　労，矢吹　拓）

症例27. 80歳代，男性，結膜充血

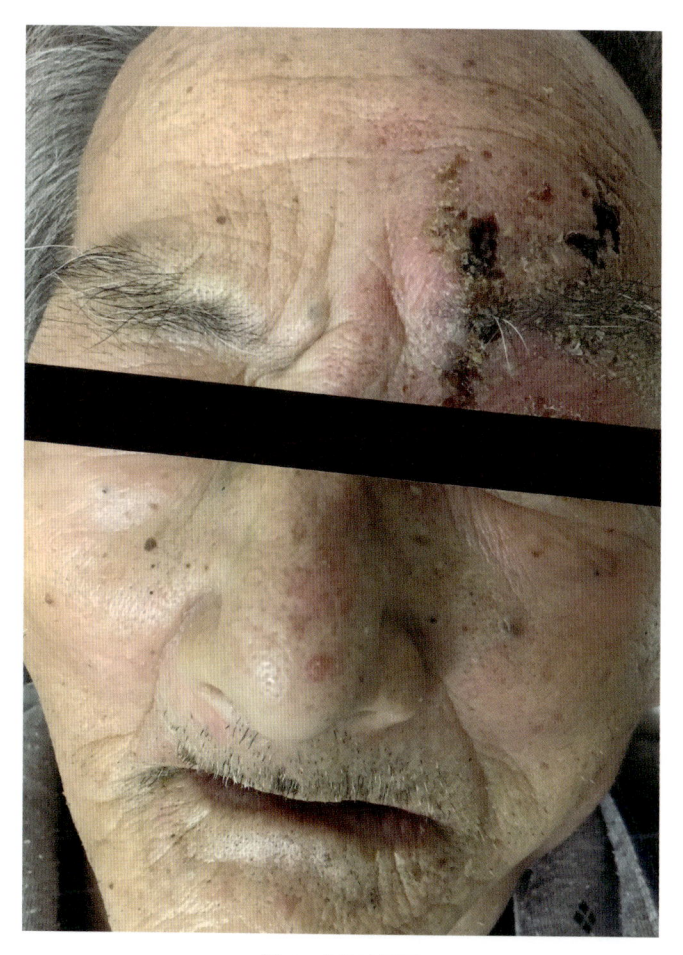

図1　来院時顔面

受診4日前に左眼の結膜充血を指摘された．受診3日前に左眼瞼に皮疹が出現したが，痒みなどの自覚症状はなかった．受診当日に左前額部に紅斑，水疱が出現したため，当院を受診した．既往歴に高血圧と閉塞性動脈硬化症があり，アンジオテンシン受容体拮抗薬とアスピリンを内服している．

体温 37.0℃，脈拍数 89回/分（整），血圧 122/60 mmHg．意識は清明で，脳神経所見に異常はなく，項部硬直はない．左眼球結膜充血を認める．左前額部，上眼瞼にかけて紅斑と痂皮がみられるが，受診前に訴えのあった水疱が，受診時には明らかには認められなくなっていた（図1）．同部位のアロディニアはない．

Q1 本症例において，眼合併症の存在を示唆する臨床徴候を次の中から3つ選べ．
① 結膜充血　　② 上眼瞼の皮疹
③ 前頭部皮疹　　④ 発熱
⑤ 鼻尖部の皮疹

疾患の概要

本症例は眼神経（三叉神経第1枝）領域の帯状疱疹で，眼部帯状疱疹（herpes zoster ophthalmicus：HZO）と言われる．HZOでは眼合併症リスクがあり，合併症としては結膜炎，円板状角膜炎，**ぶどう膜炎**が多く，特に見逃してはならない合併症としてぶどう膜炎と**急性網膜壊死**（acute retinal necrosis）がある．

眼合併症を疑う臨床症状として，ぶどう膜炎では眼痛，霧視，羞明，また急性網膜壊死では眼痛，視力低下，飛蚊症がある．さらに，皮疹を伴わない帯状疱疹（zoster sine herpete）もあるため，原因不明の上記眼症状をみた場合には，帯状疱疹を鑑別に入れてほしい．眼合併症が疑われた場合には，直ちに眼科へのコンサルトを行う．晩期の眼合併症予防のためには皮疹出現後72時間以内に抗ウイルス薬での治療を開始することが重要である．

臨床写真のポイント

本臨床写真では鼻先端部に紅斑と小水疱を認めており，Hutchinson徴候と呼ばれる（**図2**）．1865年にHutchinsonが鼻尖部の皮疹と眼合併症の関連を報告したことにはじまり，眼神経の分枝である**鼻毛様体神経**が鼻先端部を支配しているため，Hutchinson徴候は鼻毛様体神経の病変に伴う徴候と考えられている．鼻毛様体神経の枝である長毛様体神経が虹彩，毛様体，角膜を支配しており，鼻尖部と眼の支配神経が同じであることから，Hutchinson徴候陽性が眼合併症の発症に関与するとされている（**表**）．

HZO患者（848人）を対象とした研究では，眼合併症に対するHutchinson徴候の陽性的中率が71％である一方，感度は15％であった[1]．三叉神経第1枝ないし第2枝の帯状疱疹患者（54人）を対象とした研究では，Hutchinson徴候陽性は臨床的に重要な眼合併症（角膜炎，ぶどう膜炎）の発症との相関は乏しいと報告されており[2]，HZOにおけるHutchinson徴候の眼合併症発症予測のエビデンスはやや乏しい．同研究では，**結膜充血**と滑車上神経領域の皮疹を認める場合，眼合併症発症における感度が高いと報告している．結膜充血がHZOで発症するメカニズムは，ウイルスによる神経節，眼神経の炎症とされる[3]．なお本症例では，Hutchinson徴候，結膜充血を認めていたが，眼合併症は発症せず治療を終了した．

また，鼻先端部は鼻毛様体神経と眼窩下神経（三叉神経第2枝）の二重支配であるため，三叉神経第2枝領域の帯状疱疹でも同徴候を認めうることに注意する．

> **Take Home Message**
> ● HZOをみたらHutchinson徴候を確認し，陽性の場合には緊急での眼科コンサルトを行う
> ● Hutchinson徴候を認めない場合でも，結膜充血や滑車上神経領域の皮疹を見逃さない
> ● 皮疹出現後72時間以内の抗ウイルス薬治療が晩期眼合併症の予防につながる

文献

1) Butsch F, et al：J Dtsch Dermatol Ges, 15：563-564, 2017
2) Adam RS, et al：Acad Emerg Med, 17：1183-1188, 2010
3) Marsh RJ：J R Soc Med, 90：670-674, 1997

（三戸 勉，矢吹 拓）

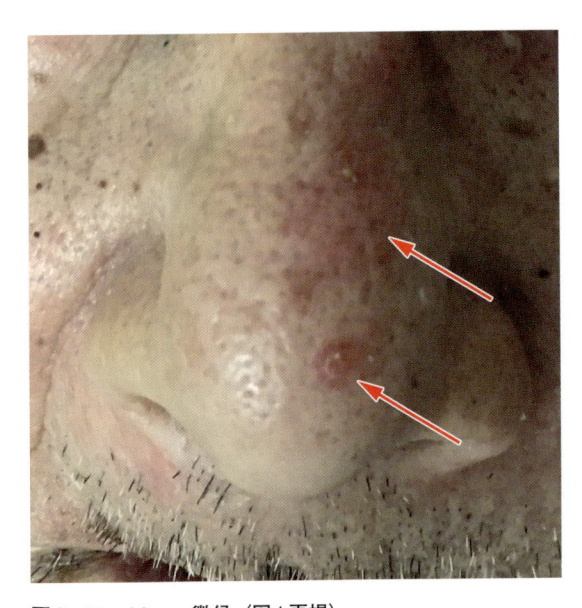

図2 Hutchinson徴候（図1再掲）
鼻先端部に紅斑と小水疱（➡）を認める

表 眼神経の分枝と支配領域

眼神経の枝	terminal branch	支配領域
鼻毛様体神経	長毛様体神経	虹彩，毛様体，強膜，角膜
	前篩骨神経	鼻背，鼻尖，鼻翼
	滑車下神経	上下眼瞼の内側部（内眼角周囲），鼻根部
前頭神経	滑車上神経	鼻背，上眼瞼内側部，結膜
	眼窩上神経	前頭部
涙腺神経		涙腺，結膜，上眼瞼外側部

症例28. 60歳代後半，男性，労作時の倦怠感，臍周囲の紫斑

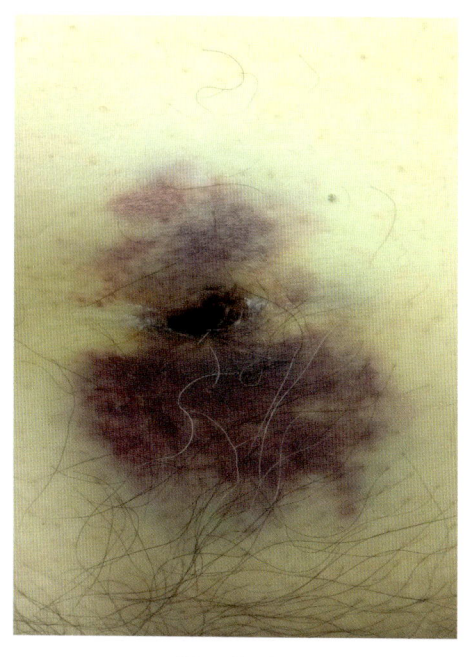

図1　臍周辺

来院3週間前から咳嗽があったため，近医を受診し感冒薬を処方されたが改善しなかった．1週間ほど前から疲れやすくなり，特に歩行時に倦怠感が強くなった．また，この頃から腹部膨満感および臍周囲に紫斑が出現した．症状が改善しないため，当院内科を受診した．

【既往歴】40歳代　自律神経失調症

60歳代半ば　心房細動

60歳代後半　前立腺癌

【内服薬】酸化マグネシウム990 mg/日，ジソピラミド300 mg/日，アテノロール50 mg/日，スルピリド150 mg/日，ロラゼパム1.5 mg/日．

【社会生活歴】飲酒：なし．喫煙：18歳から30歳まで20本/日．

【現症】血圧122/72 mmHg，脈拍69回/分，呼吸数16回/分，体温37.7℃，酸素飽和度97％（室内気）．来院時は意識清明．眼瞼結膜蒼白あり．頭痛なし．腹部は平坦，軟で自発痛なし．右側腹部および背部に圧痛あり，反跳痛や筋性防御はなし．臍周囲に紫斑あり（図1）．

【血液検査結果】白血球16,000/μL，Hb 8.5 g/dL，MCV 90.9 fL，血小板15.5万/μL，BUN 29.1 mg/dL，Cr 1.02 mg/dL，Na 132 mEq/L，K 4.8 mEq/L，Cl 97 mEq/L，AST 33 IU/L，ALT 29 IU/L，γGT 109 IU/L，ALP 268 IU/L，AMY 71 IU/L，リパーゼ19 U/L，LDH 445 IU/L，血糖104 mg/dL．

Q1 この所見は何か？

Q2 原因となる疾患は何か？

疾患の概要

　本症例の特徴的な部位の皮膚所見から**Cullen 徴候**を疑ったが，膵酵素の上昇や腹痛はなく急性膵炎は否定的だった．胸腹骨盤造影CT検査を施行したところ，両肺野の大小不同の不整結節，肺門部の内部壊死を伴う腫大リンパ節が認められ，両側肺動脈血栓を合併していた．また，右心室および肺動脈基部に不整形結節があり，両側の副腎腫大も認められた．右副腎の腫瘤は下大静脈へ浸潤しており，右後腹膜には播種を考える腫瘤性病変がみられた．

　CT所見から原発性肺癌による多臓器転移と肺血栓塞栓症が疑われ，抗凝固療法を開始した．気管支鏡下生検で低分化型腺癌が認められ，両側副腎転移，多発筋転移を伴う原発性肺癌（cT3NxM1b）と診断されたため，カルボプラチンおよびペメトレキセドによる化学療法が開始された．Cullen 徴候は，**腹腔内悪性腫瘍の浸潤に伴う血腫**によって起こった臍周囲の皮下出血と考えられた．

　Cullen 徴候は，臍の周りの皮下脂肪の内出血である．急性膵炎でCullen 徴候を認めた場合には，37％と高い死亡率を示しており，重篤な疾患の傍証と言われている[1]．

　Cullen 徴候は，急性膵炎の身体所見として有名であるが，もともとは1918年にカナダの産婦人科医であるThomas Stephen Cullen によって異所性妊娠破裂患者の臍周囲の皮下血腫として報告された所見である[2]．急性膵炎の他に，異所性妊娠破裂，腹直筋血腫，後腹膜出血，アメーバ性肝膿瘍，総胆管破裂および胆道腹膜炎，特発性腎周囲出血，脾破裂を伴う伝染性単核球症，転移性食道癌，転移性甲状腺がん，非ホジキンリンパ腫，門脈圧亢進症などでも報告されている[3]．

臨床写真のポイント

　臍周囲に限局した特徴的な紫斑がみられる（図1）.

文献
1) Mookadam F & Cikes M：N Engl J Med, 353：1386, 2005
2) Cullen TS：Am J Obstet Gynecol78：457-460, 1918
3) Wright WF：J Am Osteopath Assoc, 116：398-401, 2016

（佐藤友佳子，矢吹　拓）

症例29. 40歳代，男性，血小板増多（健康診断異常）

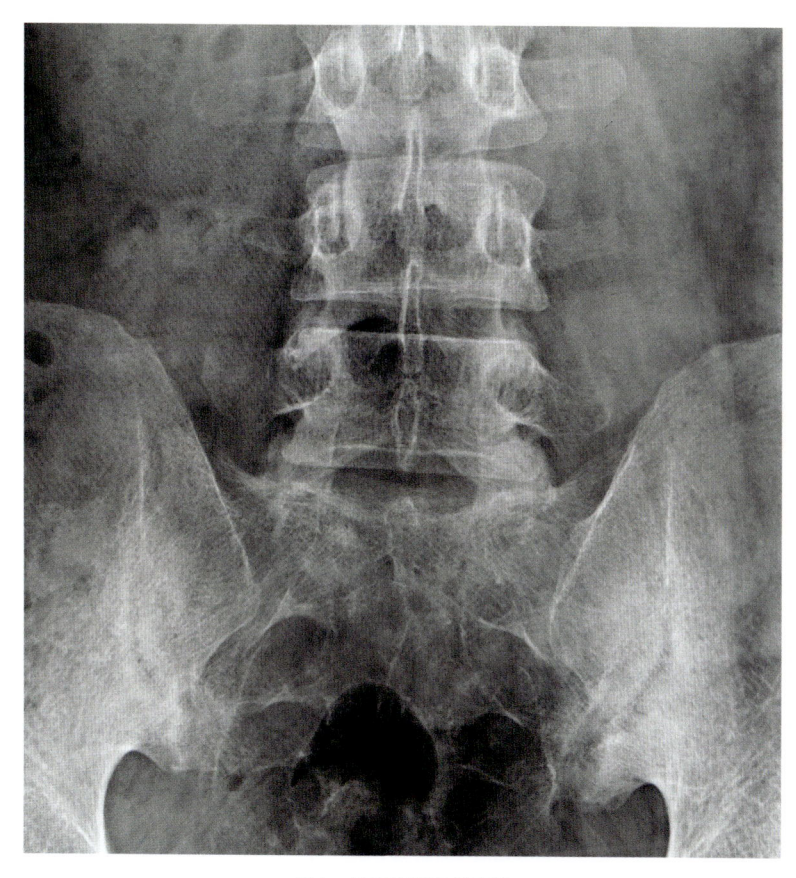

図1　骨盤正面X線画像

数年前から健康診断で血小板増多を指摘されている．直近の健康診断でも血小板増多を指摘されたため受診した．

20歳代から両手首痛があり，2年前から腰臀部痛と両膝・踵の疼痛のため近医整形外科に通院中である．両手首痛は痛風と診断され，フェブキソスタット（フェブリク®）を内服しているが症状に変化はない．また，腰痛は安静後が最も強く，運動で軽快する．来院時の骨盤正面X線画像を示す（図1）．身体所見に特記すべき異常はない．白血球数7,020/μL，Hb 13.7 g/dL，血小板数48万/μL，CRP 1.3 mg/dL.

Q1 本症例の血小板増多の原因として最も考えられる疾患は何か？

A1 強直性脊椎炎

鑑別の難易度 低 **中** 高

疾患の概要

慢性的な血小板増多の原因は，本態性血小板増多症や慢性骨髄性白血病などの造血器疾患による腫瘍性の他に，反応性（二次性）に血小板が増加する病態を考える必要がある．反応性の血小板増多をきたす疾患としては，鉄欠乏性貧血と**慢性炎症性疾患**が代表であり，それ以外に悪性腫瘍や脾摘後などでもみられる．慢性炎症性疾患とは，慢性的に炎症を生じる疾患全般を指し，感染症でも自己免疫・自己炎症性疾患でも血小板増多をきたしうる．慢性炎症性疾患を疑う第一歩は，患者に慢性炎症を示唆する症状がないか聴取することにはじまる．症状の程度が軽い，また慢性的な症状に慣れてしまっていると，健康診断異常として受診した外来で患者が自ら症状を訴えるとは限らない．疑うには積極的な聴取が重要であり，慢性的な腰臀部痛から脊椎関節炎に伴う仙腸関節炎を想起し，骨盤単純X線写真で仙腸関節や脊椎の所見を確認したい．

強直性脊椎炎は椎体と仙腸関節の慢性的な炎症を主な症状とする脊椎関節炎の1つの病型である．強直性脊椎炎に特徴的な病態に「**付着部炎**」があり，下肢，特にアキレス腱と足底筋膜を好発部位とする．本症例では慢性的な腰臀部痛に加えて踵や膝の疼痛があり，身体診察時は関節や腱付着部に圧痛は認めなかったが，自発痛の部位は両膝関節周囲とアキレス腱付着部であったことから，軽度の付着部炎が生じていると考えられた．強直性脊椎炎の治療の第一選択は非ステロイド性消炎鎮痛薬（NSAIDs）であり，症状（炎症）を抑え，長期的な合併症（関節の可動域制限など）を防ぐことを目標とする．NSAIDsでコントロール不良の場合には免疫抑制薬を用いた専門治療が必要となる．

また，20歳代の頃から認めていた両手関節痛も強直性脊椎炎の関節症状と考えられる．痛風は典型的には「7〜10日間持続し，自然寛解する発作性の単関節炎」であり，未治療のまま長年にわたり痛風発作をくり返すうちに多関節型となることはあるが，本症例での病歴は痛風だとすると非常に稀な経過である．uncommon presentation of a common diseaseの診断は臨床判断能力が問われる状況であり，自分が診断を下すときにも，また前医の診断にも慎重になるべきである．

本症例は健康診断を契機に診断した，強直性脊椎炎に伴う反応性血小板増多の1例であり，今回の受診を機に強直性脊椎炎の診断および病勢評価，治療介入につなげることができた症例であった．

臨床写真のポイント

両側仙腸関節に強直性変化（骨硬化像○）を認める（図2）．骨盤単純造影MRIでは両側仙腸関節周囲の腸骨および仙骨に骨浮腫変化を認める（図3 ➡）．

> ### Take Home Message
> - 反応性血小板増多をきたす疾患として鉄欠乏性貧血と慢性炎症性疾患を考える
> - 患者が自ら症状を語るとは限らない．疾患を想定した積極的な聴取が重要である
> - uncommon presentation of a common diseaseの診断は慎重に

文献

1) Schafer AI：N Engl J Med, 350：1211-1219, 2004
2) Taurog JD, et al：N Engl J Med, 374：2563-2574, 2016

（神田直樹，山本　祐）

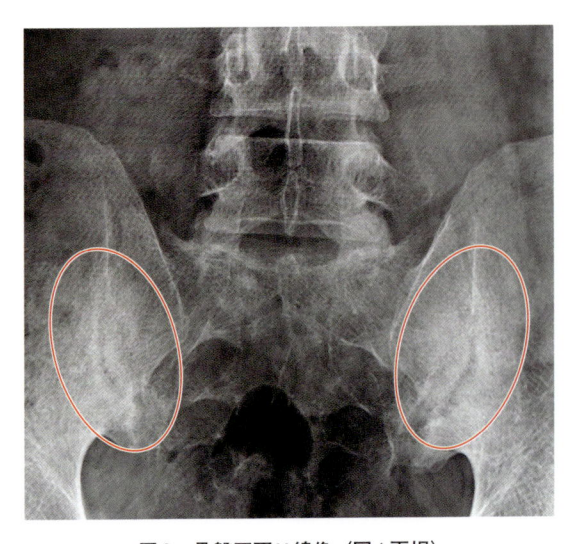

図2　骨盤正面X線像（図1再掲）

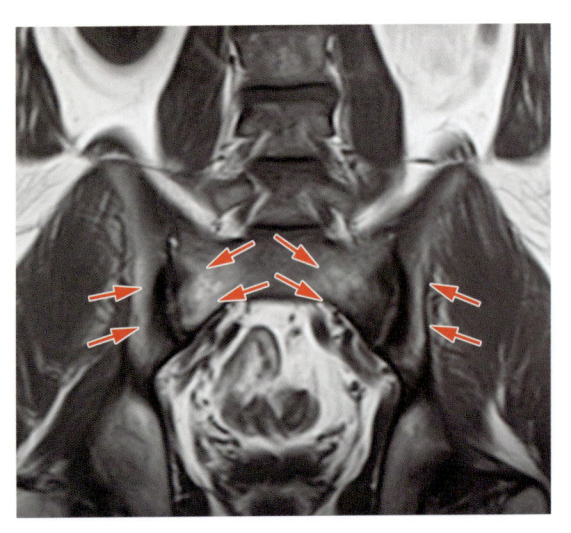

図3　本患者の骨盤単純造影MRI T1WI画像

症例30. 50歳代，女性，右手の脱力，しびれ

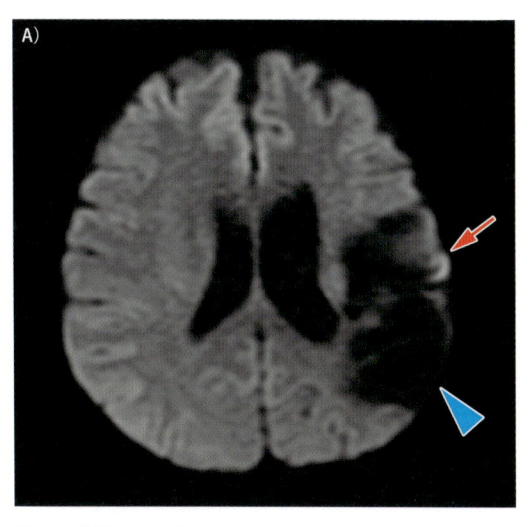 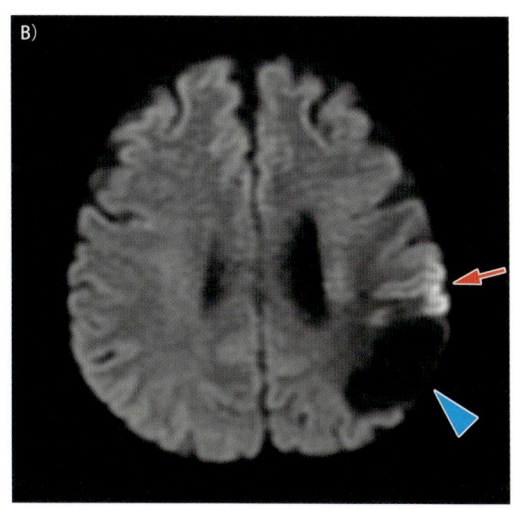

図1　頭部MRI画像
▶は陳旧性の，➡は新規の脳梗塞像を示す

来院の3日前から右手のしびれが生じ，ペンなどを落とすことが多くなったため受診．

40歳のときに脳梗塞を発症したが原因は不明であり，当初内服していたワルファリンも中止されていた．

出産2回，流産なし．内服なし，喫煙歴なし．体温36.8℃，血圧139/92 mmHg，脈拍71回/分，頸動脈雑音なし，心音整 雑音なし，皮疹なし．WBC 4,900/μL，Hb 13.5 g/dL，PLT 22万μL，APTT 27.7秒，CRP 0.22 mg/dL，レントゲン，ホルター心電図，頸部・経胸壁心エコー検査で異常なし．頭部MRIで陳旧性および新規の脳梗塞像を認めた（図1）．

Q1 この患者の脳梗塞の原因を探るうえで，追加すべき画像情報は何か？

A1 コントラスト心エコー検査
（右左シャント疾患の診断）

鑑別の難易度　低　中　**高**

最終診断：奇異性脳塞栓症（paradoxical brain embolism）

臨床写真のポイント

コントラスト経胸壁心エコー（心エコー検査時にジアゼパム少量を加えた生理食塩水を空気と撹拌し静注）を施行し，バルサルバ負荷（息こらえ）をかけたところ，微小気泡が右心系から左心系へ流入する様子が観察された（図2A）．右左シャント疾患の診断にはコントラスト経食道心エコーやコントラスト経頭蓋ドプラーが推奨されているが，当科においては諸般の事情から経胸壁心エコーを行うことが多い（図2Bはコントラストをかけていない通常の心エコー図）．

疾患の概要

年配の患者の脳梗塞では動脈硬化，心房細動が主な原因となるが，リスクに乏しい45歳以下の若年患者においては大動脈解離，抗リン脂質抗体症候群，もやもや病などの血管奇形が多いことが知られており，血管炎などの膠原病，凝固異常，悪性腫瘍，奇異性脳塞栓症なども原因として知られている．さらに多発性硬化症，身体表現性障害，片頭痛，てんかんなども鑑別疾患となり，それらに対する精査が必要となってくる．本症例においては初発が40歳であり，リスクに乏しく，原因が確定されていなかったことから，上記疾患のスクリーニングを行った．下肢静脈エコーにおいても大腿中部にまで至る下肢深部静脈血栓症（DVT）を認め，**奇異性脳塞栓症**と診断した．

奇異性脳塞栓症は急性期脳梗塞の5％を占めるとされ，重要度は決して低くない．右左シャントの原因は**卵円孔開存（patent foramen ovale：PFO）**，心房中隔欠損，肺動静脈瘻が知られているが，肺動静脈瘻を介した奇異性脳塞栓症は脳梗塞の0.5％と稀であり，PFOが大部分を占める．PFO

表　奇異性脳塞栓症の診断基準

①右左シャント疾患を有する
②画像上，脳塞栓を疑わせる所見がある
③DVTまたは肺塞栓症（PE）を合併する
④明らかな塞栓源となりえる他の基礎疾患を認めない
確実例：①～④すべてを満たす
疑診例：①を満たし，②～④のうち，2項目を満たす
可能性：①を満たし，②～④のうち，1項目を満たす

文献3より引用

は健常人では17～24％の頻度で，脳梗塞の患者においては50％と報告されている．そして表に示す奇異性脳塞栓症の診断基準が提唱されている．PFOを有する脳梗塞の再発予防においてワルファリンとアスピリンの有用性が比較されたPICSS試験では脳梗塞の再発率に有意差は認められなかった．この試験においてはDVTの検索が行われておらず，この結果を受けて「脳卒中ガイドライン2015」では奇異性脳塞栓症の予防として，DVT陽性の場合はワルファリンもしくはエドキサバンによる抗凝固療法が，DVT陰性の場合はアスピリンによる抗血小板療法が推奨されている[5]．またPFOカテーテル閉鎖術の有効性が報告されているが，本邦ではまだ適応が認められていない．

Take Home Message

- 若年者の脳梗塞では若年性脳梗塞に特有である原因疾患の鑑別をする
- PFOの診断にはコントラスト心エコーが重要である

文献

1) 伊藤義彰：Medical Practice, 33：403-408, 2016
2) 上野祐司：心エコー，20：192-196, 2019
3) 金丸拓也，他：Cardio-Coagulation, 5：243-247, 2018
4) 井口保之：神経治療，31：107-110, 2014
5) 「脳卒中治療ガイドライン2015（追補2017）」（日本脳卒中学会／著），協和企画，2015

（赤澤賢一郎）

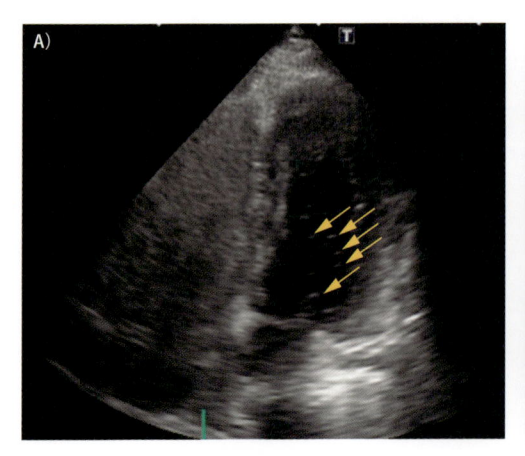
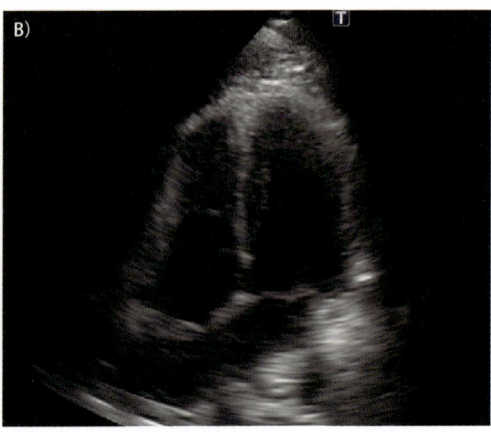

図2　コントラスト経胸壁心エコーで認められた微小気泡
A）バルサルバ負荷実施時，➡の微小気泡が右心系から左心系に流入する
B）通常時

症例31. 60歳代，男性，唇，右上肢のしびれ

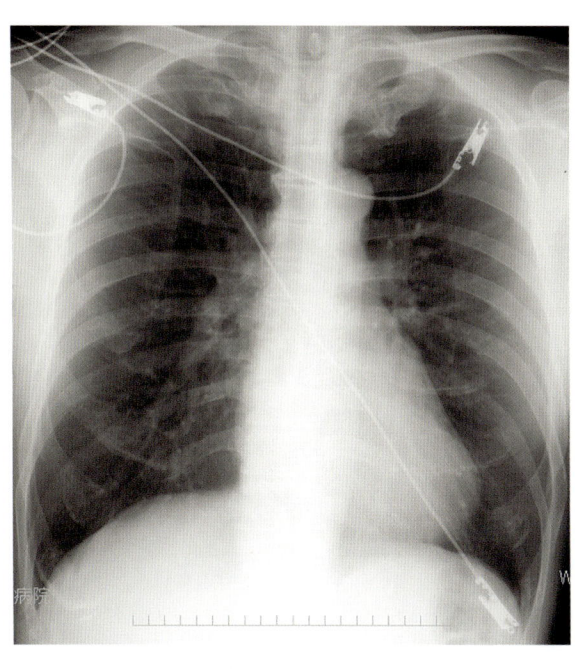

図1　胸部X線画像

図2　搬送時　心電図

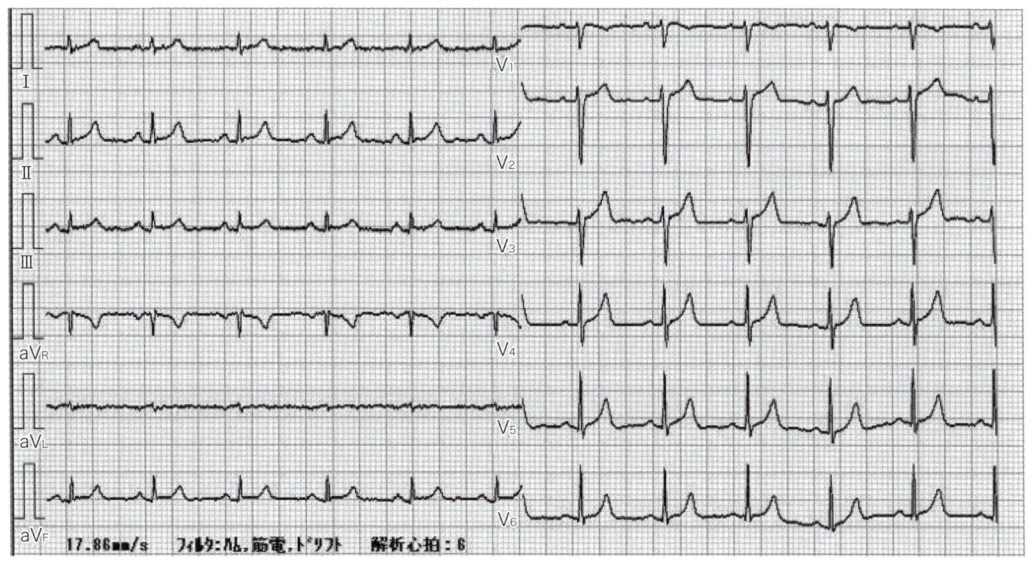

来院当日，話をしているときに急に口がしびれ，呂律が回らなくなった．右上肢が重たい気もして，救急要請をした．2〜3分で症状は改善．既往歴，内服なし，喫煙歴：40本/日を30歳まで．意識清明，体温36.9℃，血圧140/92 mmHg，脈拍数69回/分，心音整 雑音なし．Hb14.1 g/dL，CRP1.2 mg/dL，頭部MRIで異常を認めず．

Q1 現時点での診断は何か？

Q2 次に行うべき検査は何か？

解答

 A1 一過性脳虚血発作

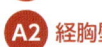 **A2** 経胸壁心エコー

鑑別の難易度　低 **中** 高
（※難易度は心エコーをした場合）

最終診断：左房粘液腫

臨床写真のポイント

図3は心エコーの長軸像で，心房中隔側に付着した可動性のある50×27 mmの辺縁不整，高輝度腫瘤を認める．CTでも左房内に腫瘤を認めた．

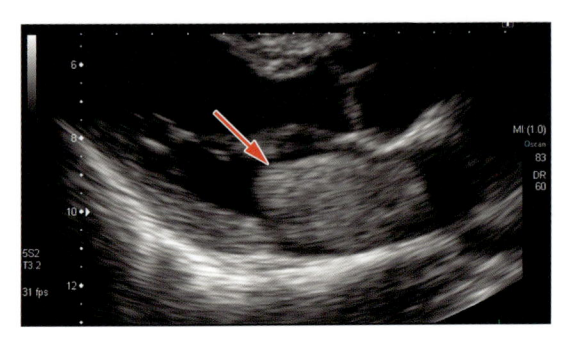

図3　心エコーで認められた腫瘤（➡）

経過，疾患の概要

脳卒中の鑑別は治療方針を決定するうえで重要である（表）．

本症例の症状は視床の後腹側核群の梗塞によって発症する手口感覚症候群（cheiro–oral syndrome）の症状が疑われる．すみやかに症状が改善しており，**一過性脳虚血発作**と診断された．診断心エコーをしていない時点でのABCD2スコアは4点であり，施設や担当医によっては対応が異なってくる可能性があった．本症例では心エコーで腫瘤を認めた後に心臓血管外科へ入院，すみやかに手術を施行し，経過良好にて退院となった．

心臓の腫瘍は稀な疾患であるが，70％が良性であり，その半分以上が**粘液腫**である．組織学的にはムコ多糖体に富む基質と粘液腫細胞から構成される．肉眼的には粘液腫は

表　若年者／リスクに乏しい患者にみられる脳卒中の原因

脳血管の異常	AVM（脳動静脈奇形），動脈解離，もやもや病，dolicoectasia
血液の異常	抗リン脂質抗体症候群，その他の凝固異常，静脈洞血栓症，多血症，白血病，DIC（播種性血管内凝固症候群）
リウマチ・膠原病	SLE（全身性エリテマトーデス），大動脈炎症候群，アレルギー性血管炎，特発性血小板減少性紫斑病
その他	Marfan症候群，片頭痛，妊娠，分娩，経口避妊薬，空気塞栓，医原性塞栓，左房粘液腫，奇異性脳塞栓症

有茎性であり，ゼラチン状で，表面は滑らかであるか，絨毛状で脆い場合がある．粘液腫による症状は腫瘍の位置により異なり，80％が左房内にあり，20％が右房内に位置する．また塞栓による症状，僧帽弁の閉塞に伴う症状に大きく分けることができ，腫瘍の径が小さい（4.5 cm以下）方が塞栓性の症状が出やすいことが知られている．身体所見では聴診上の異常が64％で認められ，拡張早期に聞こえる典型的なtumor plopは15％に認められる．全身症状として発熱，体重減少，血液検査で貧血や炎症反応高値が知られているが，30％程度でしかみられないとされている．また，心電図では左房肥大所見がみられることが知られており，本症例では手術前後に心電図P波の縮小（図4）を認めた．

> ### Take Home Message
> - 脳卒中はcommon diseaseであり，その鑑別は治療方針を決定するうえで重要である
> - 心エコーは簡便に救急外来で施行することができ，可能ならばスクリーニング程度の心エコーが施行できるように習熟されることが望ましい
> - 左房粘液腫は稀であるが，脳卒中の原因となりうる．十分大きい場合は経胸壁心エコーをあてることで除外できるかもしれない

文献

1) Gaasch WH & Vander Salm TJ：Cardiac tumors. UpToDate, 2019
2) 「脳卒中治療ガイドライン2015（追補2017）」（日本脳卒中学会／著），協和企画，2015
3) 「Handbook of Neurology Differential Diagnosis and Treatment 5th Ed」（Poolos NP），p127，Butterworth–Heinemann

（赤澤賢一郎）

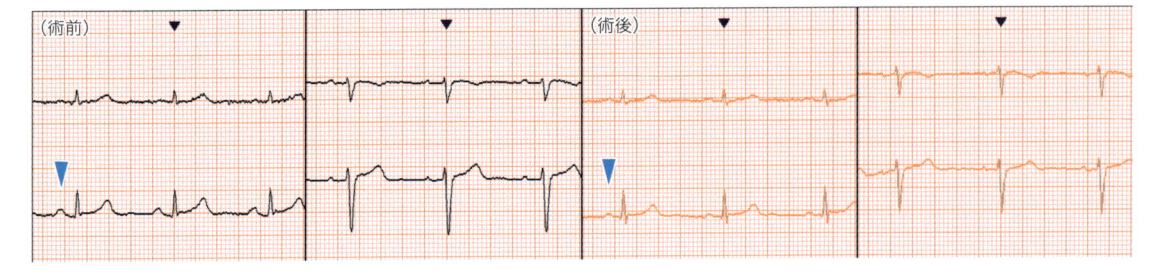

図4　術前・術後の心電図変化
手術後に心電図P波の縮小が見られる（▶）

症例32. 70歳代，男性，発熱と口腔内出血

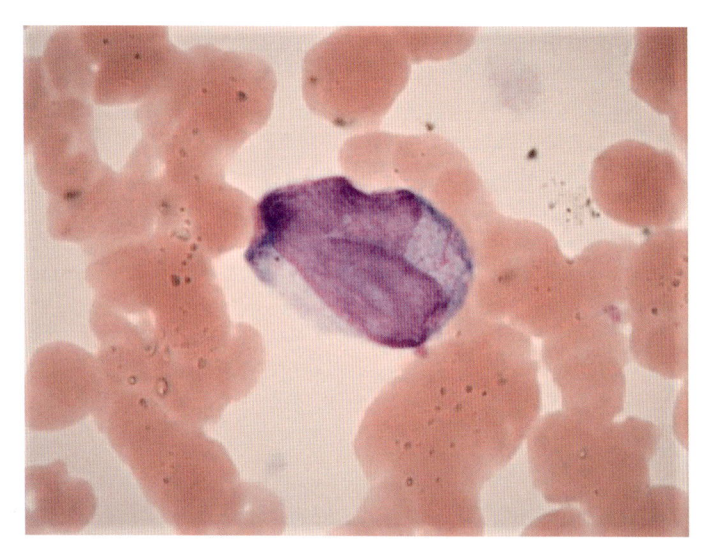

図1　末梢血

来院の1カ月前から倦怠感と38℃前後の発熱が出現し，2週間前から歯茎周囲から血が出始めた．3日前から膝と股関節周囲の痛みを自覚し，痛みが増悪してきたため救急外来を受診した．診察では，37.8℃の発熱と，両側前腕の出血斑，右膝の腫脹とその内側に出血斑を認め，血液検査でHb 12.4 g/dL，白血球2,500/μL（芽球46％，好中球30％，リンパ球11％，単球13％），血小板4.1万/μL，LDH 1,451 U/L，CRP 7.7 mg/dL，PT-INR 1.71（基準0.9〜1.1），APTT 37.5秒（標準対照32.2），FDP 211.7 μg/mL（基準10以下），D-dimer 75 μg/mL（基準1.0未満），フィブリノゲン120 mg/dL（基準200〜400），末梢血のギムザ染色にて図1のような細胞を認めた．

Q1 最も可能性の高い疾患は何か？

Q2 できるだけ早期に開始すべき治療は何か？

解答

A1 急性前骨髄球性白血病

A2 ATRA

鑑別の難易度 **低** 中 高

解答の解説

　出血傾向，汎血球減少，凝固異常（FDP/D-dimer高値），芽球に加えて末梢血（スメア）に**アウエル小体を含むファゴット細胞を認め**，**急性前骨髄球性白血病**（acute promyelocytic leukemia：APL）を強く疑う．APLは出血による死亡率が高い緊急疾患であるため，**すみやかに血液内科医につなぎATRA**（all-trans retinoic acid，トレチノイン）を**開始すべきである**．なおトラネキサム酸（トランサミン®）の投与は血栓症や突然死の報告があるため，APLでは禁忌である．

疾患の概要

　APLは急性骨髄性白血病の治癒率の高いサブタイプで，完全寛解率はおよそ80〜95％である．しかし，線溶活性化が高度なタイプのDIC（播種性血管内凝固症候群）により，頭蓋内出血，消化管出血，肺胞出血などの出血の合併率が高く，5〜11％は早期に死亡する．よって，治療は骨髄検体の**分子・細胞遺伝的検査の結果が戻る前の段階でATRAを開始**し，凝固系の異常を是正することが急務である．状況に応じて化学療法（アントラサイクリン）や亜ヒ酸を併用し，新鮮凍結血漿（FFP），血小板輸血などの支持療法を行う．特に**白血球が多いときは，治療後のAPL分化症候群のリスクがあるため化学療法を併用**する．本症例は，来院の当日血液内科を受診し，検査後すぐに治療を開始したが，翌日に片麻痺と構音障害が生じ，橋出血と診断された（**図2**）．

臨床写真のポイント

　前骨髄球の細胞質に，アズール顆粒が集合した針状の構造物であるアウエル小体を認める．**図3**のように多量のアウエル小体を中に認める前骨髄球をファゴット細胞と呼ぶ．ファゴット細胞はFAB分類のM3である急性前骨髄球性白血病に特徴的である．末梢血でファゴット細胞を認めることが多く，骨髄の方がより顕著である．

> **Take Home Message**
> - 出血傾向，汎血球減少と凝固異常（FDP/D-dimer高値）があればAPLを鑑別にあげる
> - ファゴット細胞はAPLに特異的でしばしば末梢血でも認める
> - APLはすみやかに血液内科医に相談すべき緊急疾患である
> - トラネキサム酸（トランサミン®）は禁忌である

※図1と3は，帝京大学ちば総合医療センター血液内科 長山人三 病院教授からご提供をいただきました

文献

1）Tallman MS & Altman JK：Blood, 114：5126-5135, 2009
2）Cicconi L & Lo-Coco F：Ann Oncol, 27：1474-1481, 2016

（竹之内盛志）

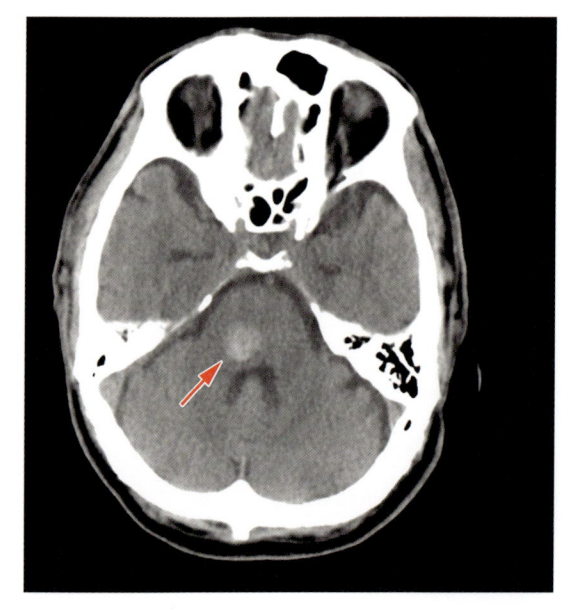

図2　来院翌日の頭部CT
前日のCTになかった脳出血（➡）が出現した

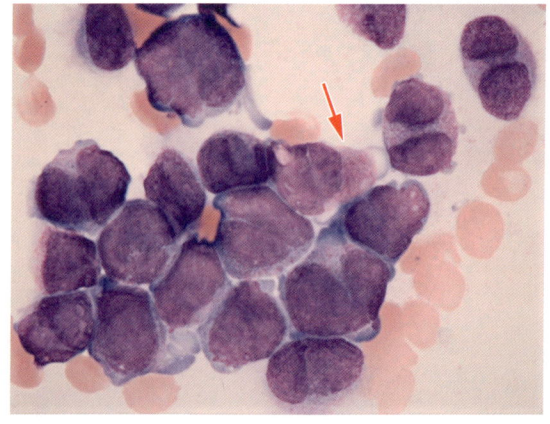

図3　骨髄メイ・ギムザ染色
前骨髄球の細胞質にアズール顆粒が目立ち，ファゴット細胞（➡）もみえる

症例33. 60歳代，男性，意識障害

A）転院当日

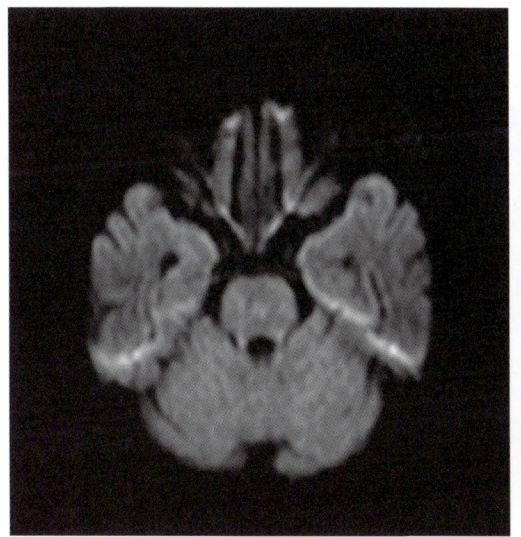

B）転院4日目

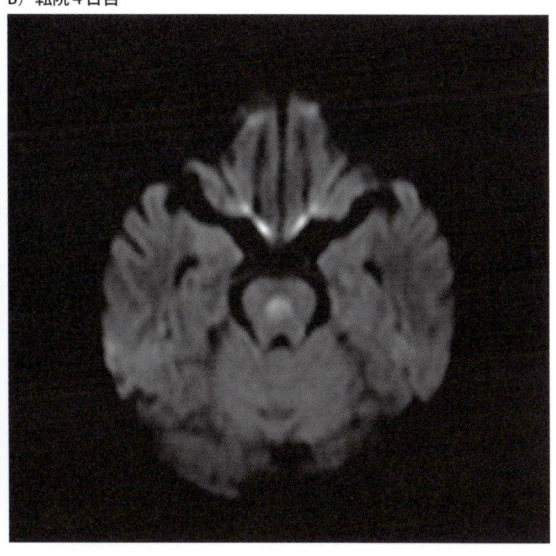

図1　頭部MRI　拡散強調画像

特記すべき既往のない60歳代の男性．末梢性めまい症と嘔吐で他院に入院し，1日2,000 mL
の維持輸液が開始された．第4病日に意識障害が出現し，血清ナトリウム 99 mEq/L と低ナト
リウム血症を認めた．補正が開始され，第5病日には血清ナトリウム 121 mEq/L まで上昇し，
意識状態は改善傾向だった．しかし第7病日から再度意識状態の悪化を認めたため，同日当院
へ転院となり頭部MRIを撮像した（図1）．

Q1 診断は何か？

解答

A1 低ナトリウム血症の過補正による浸透圧性脱髄症候群

鑑別の難易度 **低** 中 高

疾患の概要

浸透圧性脱髄症候群（osmotic demyelination syndrome：ODS）は，浸透圧物質の急速な補正の際に生じることで知られる．低ナトリウム血症の急速な過補正の際に生じることが有名だが，それ以外にもアルコール離脱，急性腎不全の尿素窒素の補正などの際にも生じうる．低ナトリウム血症が生じると，脳細胞内への水分の移動が起こり**脳細胞浮腫が生じる**．浸透圧物質のやりとりなどさまざまな機構により脳細胞はその状況に適応するが，脳細胞が適応した状態で急速な低ナトリウム血症の補正を行うと細胞内脱水が起こる．その結果，アストロサイトの障害などが起こり脱髄が生じると考えられている[1]．以前は橋中心髄鞘崩壊症（central pontine myelinolysis）と呼ばれていたが，橋以外の部位も脱髄を起こすため現在はODSと呼ばれることが多い（**図2**）．

橋の障害に伴う構音障害・嚥下障害・意識障害などが，低ナトリウム血症補正による意識障害改善後数日を経て出現する，という経過がODSに特徴的である．しかし，このような2峰性の経過を辿らない症例もあり，低ナトリウム血症が改善したにもかかわらず意識障害・神経症状が遷延している状況でもODSを鑑別にあげるべきである．ODSを疑う場合は頭部MRIでの評価が必要だが，本症例のように初期には異常所見がみられないことがあるため注意を要する[2]．

ODSの管理で最も重要なことは予防であり，低ナトリウム血症の急速な補正を避けることである．許容できる補正速度は文献によってさまざまだが，欧州のガイドラインでは最初の24時間は10 mEq/Lまでの上昇に，次の24時間は8 mEq/Lまでの上昇に留めることが推奨されている[3]．過剰な補正になってしまった場合は，自由水投与やデスモプレシン投与による「逆補正 relowering」を行うよう推奨されている[1, 3]．

ガイドライン[3]に記載されている3％食塩水の使用を考慮する際には，低ナトリウム血症の数値ではなく頭痛・嘔吐・意識障害などの脳浮腫症状の有無に基づいて適応を判断することが重要である．高度の低ナトリウム血症を認め

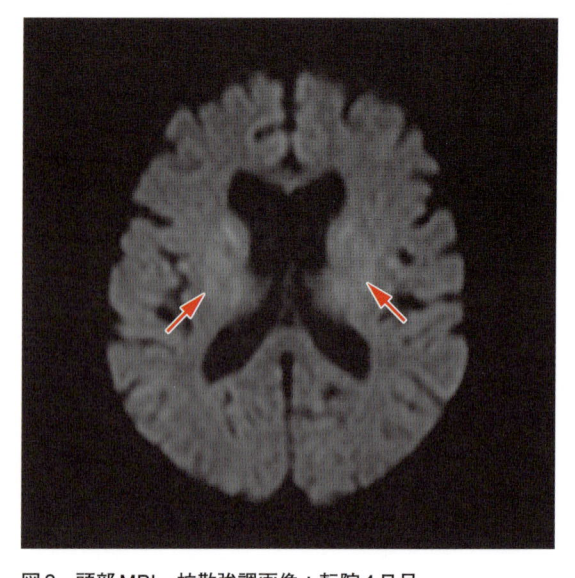

図2 頭部MRI 拡散強調画像：転院4日目
拡散強調画像で両側基底核に淡い高信号域（→）を認める．このように橋外にも脱髄病変を呈することはしばしばある

ても症状に乏しければ，急速な補正は必要ない．

臨床写真のポイント

転院当日の頭部MRIでは異常を指摘できない（**図1A**）．しかし転院4日目の頭部MRIでは，拡散強調画像で橋に左右対称性の高信号域が出現している（**図1B**）．病歴を踏まえると診断は容易と思われる．

> ### Take Home Message
> ● 低ナトリウム血症の過補正後に意識障害が遷延した場合は，ODSを疑い頭部MRIを撮像する
> ● ODSの管理で最も重要なことは，低ナトリウム血症の過補正を避け発症を予防することである
> ● 低ナトリウム血症の補正における3％食塩水の適応は，数字のインパクトではなく脳浮腫症状の有無で決めるべきである

文献
1) Gankam Kengne F & Decaux G：Kidney Int Rep, 3：24-35, 2018
2) Graff-Radford J, et al：Mayo Clin Proc, 86：1063-1067, 2011
3) Spasovski G, et al：Intensive Care Med, 40：320-331, 2014

（志水隼人）

症例34. 40歳代，男性，全身倦怠感

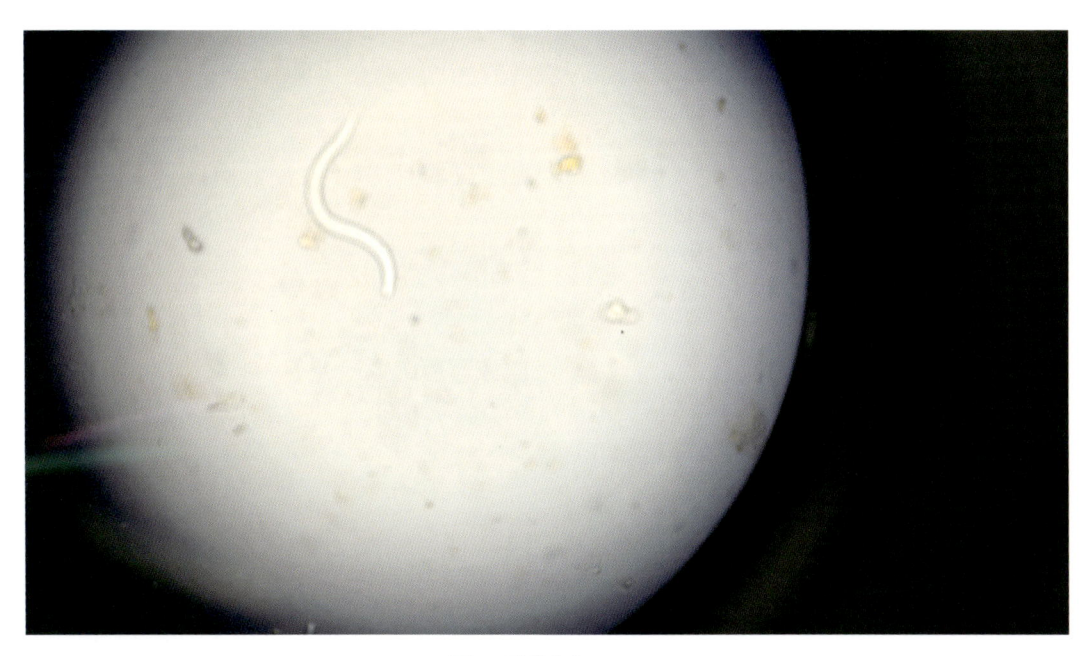

図1　喀痰の生スメア

特記すべき既往のない40歳代の男性．びまん性大細胞型B細胞性リンパ腫と診断され，当院への入院6カ月前にR-CHOP療法が開始された．その後完全寛解が得られたが，外来フォロー中に好酸球増多を認めていた．また，抗寄生虫抗体は陰性だった．入院1週間前からの発熱と著明な好酸球増多症（好酸球数9,180/μL）を認め，当院転院となった．転院後に肺胞出血，細菌性髄膜炎を発症したため，喀痰を採取し鏡検したところ，図1の所見を認めた．

Q1 診断に際して重要な聴取事項は何か？

Q2 診断は何か？

解答

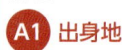
A1 出身地

A2 糞線虫過剰感染症候群

鑑別の難易度　低 中 **高**

疾患の概要

　糞線虫症は、蠕虫である糞線虫 *Strongyloides stercoralis* の感染により生じる寄生虫感染症である。糞線虫は熱帯や亜熱帯地域に生息し、日本では沖縄や奄美大島で認められる。糞線虫は経皮的に体内に侵入すると、まず経静脈的に肺へと移動する。その後に気管から喀出されて飲み込まれた糞線虫は食道を通じて小腸へと移動し、小腸内で成虫へと成長し卵を産む。孵化した糞線虫の多くは非感染性のタイプ（ラブジチス型）だが、一部は腸管内で感染性をもつタイプ（フィラリア型）へと成長する。この感染性をもつ糞線虫が腸管内や肛門周囲の皮膚から侵入することで、自家感染（autoinfection）が成立する（図2）[1]。このように自家感染することが糞線虫の特徴であり、これにより何年も感染状態が維持されうる。

　症状は軽微であることが多く、好酸球増多症が唯一の症状であることも少なくない。しかし感染宿主が免疫不全（特に細胞性免疫不全）状態になると、**過剰感染症候群**（hyperinfection syndrome）や播種性糞線虫症が生じうる。過剰感染症候群とは、自家感染が過剰に促進され、通常の生活環である肺や腸管内で糞線虫が過剰に増殖することをいう[2]。一方で播種性糞線虫症は、肺や腸管以外の臓器（例えば中枢神経など）への糞線虫の浸潤がある病態を指す。播種性糞線虫症では、糞線虫の浸潤に伴い腸管内のグラム陰性桿菌も同時に移動し、しばしばグラム陰性桿菌による菌血症や細菌性髄膜炎を併発する。

　診断のゴールドスタンダードは便鏡検による虫体の確認だが、虫体の排泄は間欠的であるため感度がよい検査ではない。過剰感染症候群が生じている場合は、本症例のように喀痰や胃液の生スメアで虫体を確認できることもある。

　治療の第一選択はイベルメクチン（ストロメクトール®）であり、0.2 mg/kgを空腹時に1回内服し、2週間後に同量を内服する[3]。添付文書に患者体重ごとの内服量が記載されているので、それを参照する。過剰感染症候群に対する確立した治療法はないが、イベルメクチン1回0.2 mg/kg 1日1回を、便や喀痰中の糞線虫が消失してから最低2週間は継続するという方法がある[2]。

　本症例では、当院転院後に病歴聴取を行ったところ沖縄県出身であることが判明した。糞線虫過剰感染症候群は発症すると致死的であるため、免疫不全状態の患者で原因不明の好酸球増多症を認めた場合には糞線虫症を疑い出身地や居住歴を念入りに聴取し、便や喀痰、胃液の生スメアを確認するべきである。

臨床写真のポイント

　喀痰の生スメアで、糞線虫の幼虫の動いている姿が確認できる（図1）。臨床経過から糞線虫症を疑い、この所見が確認できれば診断は確定である。

> **Take Home Message**
> ● 糞線虫は自家感染により無症状のまま持続感染を起こしうる
> ● 免疫抑制状態の患者に原因不明の好酸球増多症を認めたら、糞線虫症を疑い、熱帯／亜熱帯地方出身かどうかや、その居住歴を念入りに聴取する
> ● 糞線虫過剰感染症候群の診断には、便や喀痰、胃液の生スメアでの鏡検が重要である

文献
1) Greaves D, et al：BMJ, 347：f4610, 2013
2) Keiser PB & Nutman TB：Clin Microbiol Rev, 17：208-217, 2004
3) 「寄生虫症薬物治療の手引き−2017− 改訂第9.2版」熱帯病治療薬研究班, 2017

（志水隼人）

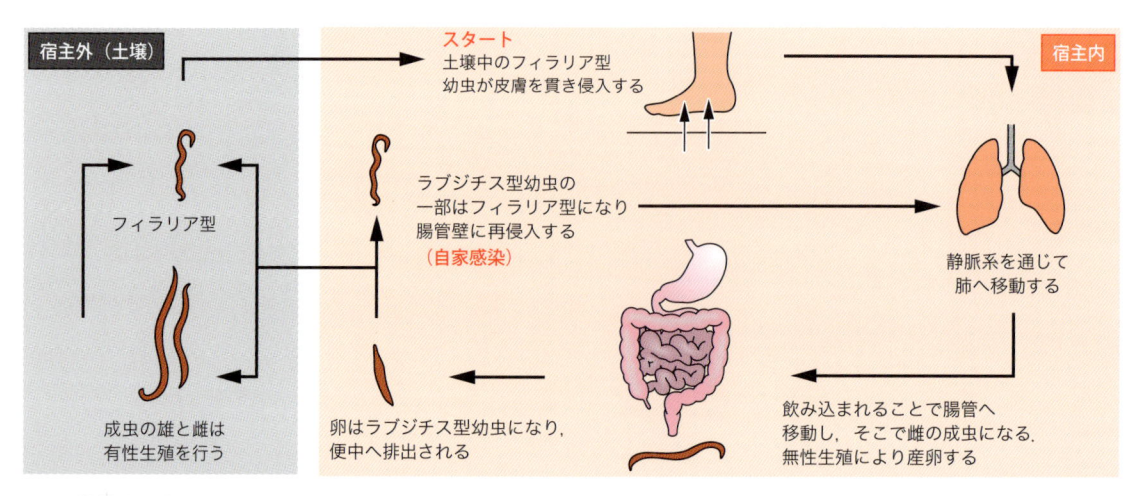

図2　糞線虫の生活環 文献1より引用

スタート
土壌中のフィラリア型幼虫が皮膚を貫き侵入する

宿主外（土壌）

宿主内

ラブジチス型幼虫の一部はフィラリア型になり腸管壁に再侵入する（自家感染）

フィラリア型

静脈系を通じて肺へ移動する

成虫の雄と雌は有性生殖を行う

卵はラブジチス型幼虫になり、便中へ排出される

飲み込まれることで腸管へ移動し、そこで雌の成虫になる。無性生殖により産卵する

症例35. 20歳代，女性，発熱，皮疹，頭痛

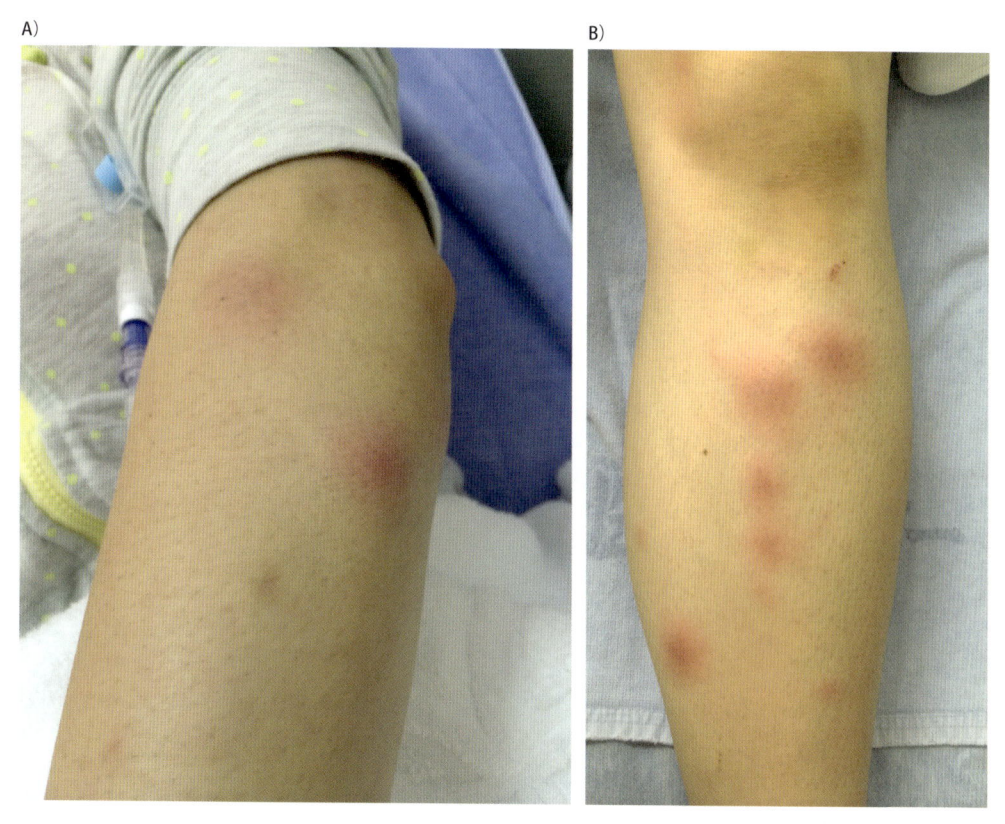

A)　　　B)

図1　左前腕（A）　右下腿（B）

生来健康ではあるが，数年前から口内炎ができやすかった．来院の数日前より陰部の痛みが出現し，同時に四肢に「赤くて痛いできもの」が多数出現した．その後，発熱・頭痛が出現したため，当院を受診した．直近で先行感染を疑うエピソードはなかった．また，髄液検査では単核球優位の細胞数増多がみられたが，微生物学的検査は陰性だった．

Q1 結節性紅斑をみたときに鑑別にあげるべき疾患は何か？

Q2 この患者の診断名は何か？

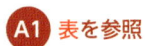

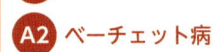

鑑別の難易度 **低** 中 高

疾患の概要

　結節性紅斑（erythema nodosum：EN）は，20〜30歳代の女性（男女比3〜6倍）に多い，典型的には「急性発症の」「1〜数cm大で」「疼痛を伴う」「円形の結節性」皮膚病変である．発熱（60％）・関節痛（60％）・関節炎（30％）・倦怠感を伴うことが多い．組織学的には，皮下脂肪組織の隔壁を中心に炎症細胞が浸潤した「隔壁性脂肪織炎」である．さまざまな疾患・病態が原因で起こりうる（表）が，特発性および溶連菌感染後が多いとされる．ENが反復する場合，潰瘍形成する場合，EN以外の症状が目立つ場合には，そのほかの原因疾患を考える必要がある．本邦では結核菌による硬結性紅斑が問題になることが多く，病歴で疑う場合や潰瘍形成を伴う場合には積極的に皮膚生検をおこなう（所見としては血管炎を伴う「小葉性脂肪織炎」や類上皮肉芽腫の存在がENとの鑑別点，そして抗酸菌染色・結核菌PCRも陽性になることがあるので検査に提出するのを忘れない）．

　特発性や**溶連菌感染後**であれば数週間で消退する予後良好な病態であり，患肢挙上での安静や非ステロイド性抗炎症薬の内服が治療になる．改善に乏しい場合はステロイドやコルヒチンの内服を試みることもある．背景疾患がある場合はそれに応じた治療をおこなう．

　本症例は，口内炎，陰部潰瘍や無菌性髄膜炎を疑う所見も合わせて，神経病変を合併した**ベーチェット病**（Behçet's disease：BD）と診断した．BDでは診断時に口内炎はほぼ100％，ENを含む皮膚病変は約90％の症例に伴うとされる（厳密に言うとBDのENは"EN-like lesion"と言われ，組織学的には血管炎を伴うのが特徴である）．ちなみにBDの口内炎は非常に痛いが，全身性エリテマトーデスの口内炎は痛くない．

臨床写真のポイント

　四肢に浸潤を触れる，やや境界不明瞭な紅斑がみられる．ENの発症部位としては図1Bのように下腿（重力がかかる）の伸側（物理的刺激を受けやすい）が典型的だが，図1Aのように上肢に起こることもある．また，痛みを伴うのも特徴で，関節近傍に出現した場合には関節炎と区別するのが難しいこともある．基本的には数cm大の結節性病変だが，紅斑局面を呈するような場合には**蜂窩織炎**などの皮膚軟部組織感染症との鑑別が困難なこともある．本症例の場合は神経病変と合併したBDとしてプレドニゾロン1 mg/kg/日で治療を開始し，ENは色素沈着を残しつつも比較的すみやかに改善した．

> ### Take Home Message
> - 下腿伸側に痛みを伴う紅斑を見たら，結節性紅斑を考える
> - 「すぐよくならない」結節性紅斑をみたら，何か背景疾患がないか考える
> - ベーチェット病に伴う皮膚粘膜症状は，痛い

文献
1)「Skin Manifestations in Rheumatic Disease」(Marco Matucci-Cerinic, et al, eds), Springer, 2014

（副島裕太郎）

表　結節性紅斑の原因疾患

突発性		もっとも多い（約半数）
細菌感染症	溶連菌	感染症ではもっとも多くEN全体の10％
	抗酸菌	結核菌，非結核性抗酸菌，らい菌
	消化管感染症	エルシニア，サルモネラ，赤痢，カンピロバクター
	肺炎	マイコプラズマ，クラミジア（*C. psittaci*），クレブシエラ
	性感染症	クラミジア（*C. trachomatis*によるLymphogranuloma venereum），梅毒
真菌感染症	渡航感染症（本邦であれば）	コクシジオイデス，ヒストプラズマ，ブラストミセス，アスペルギルス
ウイルス感染症		ヘルペスウイルス，B・C型肝炎ウイルス，ヒト免疫不全ウイルス，パルボウイルスB19
自己炎症/免疫疾患		サルコイドーシス（Löfgren syndrome：EN・肺門部リンパ節腫脹・発熱・関節炎），ベーチェット病（EN＋血管炎），炎症性腸疾患，成人発症スティル症，全身性エリテマトーデス，血管炎
悪性腫瘍	血液悪性腫瘍	ホジキンリンパ腫，非ホジキンリンパ腫，菌状息肉症，白血病
	固形癌	胃癌，膵癌，結腸癌，肺癌，子宮癌
薬剤	抗菌薬	サルファ剤，ペニシリン系，キノロン系，テトラサイクリン系
	免疫抑制薬	アザチオプリン，D-ペニシラミン，金製剤，非ステロイド性抗炎症薬，経口避妊薬，サリドマイド，ベラパミル，ニフェジピン

文献1を元に作成

症例36. 70歳代, 男性, 両手指の「こわばり」

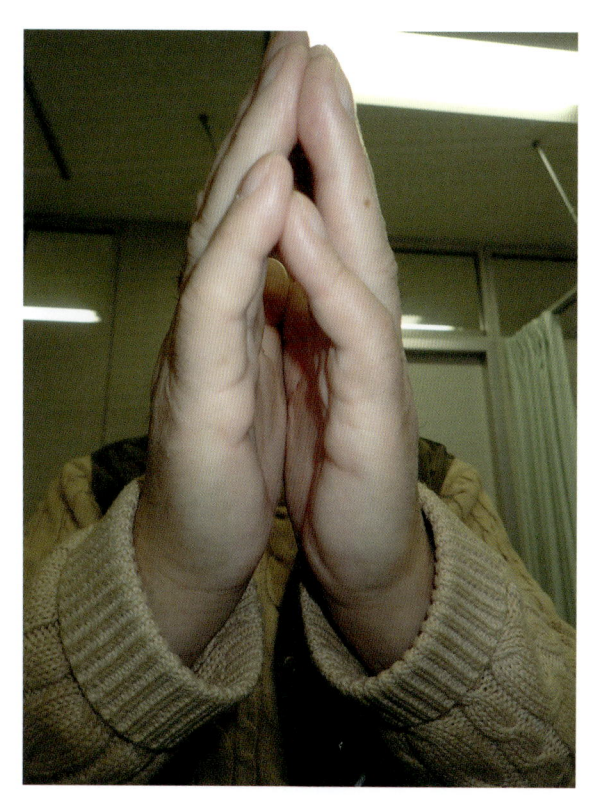

図1　両手指所見

近医に糖尿病（diabetes mellitus：DM）などでかかりつけ（直近のHbA1c 9.3 %）.
来院の半年前から両手指の「こわばり」があり，「関節リウマチ疑い」で当科を紹介受診となった. 両手指の所見を図1に示す.
血液検査：CRP 0.06 mg/dL，各種自己抗体は陰性.
手指X線：軽度の変形性関節症を示唆する所見のみ.

Q1 診断名は何か？

Q2 糖尿病に関連した筋骨格・皮膚軟部組織の症状としてはどのようなものがあるか？

疾患の概要

　DM患者は，血管障害や皮膚軟部組織への細胞外基質タンパク沈着などに起因して，さまざまな筋骨格・皮膚軟部組織症状を呈する（表1）．なかでも手・手指の痛みや機能障害を呈することは多く，「リウマチ・膠原病疾患」との鑑別が必要になることも多い．

　糖尿病性手関節症は，limited joint mobilityともいわれる状態である．1型・2型DMの両方で起こり，長期DM罹患・血糖コントロール不良患者で多い．**手指関節の屈曲拘縮・皮膚硬化**を伴い，屈筋腱腱鞘滑膜炎（これもDMに合併する）と合わせて「手指のこわばり」という訴えになることも多い．これらの筋骨格症状は，発症後に血糖コントロールがよくなっても改善しにくいことが多いと報告されており，ほかのDM合併症とともに，DM治療の必要性を患者に説明する根拠になると考える．

　ちなみにDM治療薬の一部は筋骨格系症状を引き起こすことにも注意する（表2）．

臨床写真のポイント

　手指屈曲で両手掌をぴったりと合わせることができない，いわゆる"prayer's sign"と称される状態で，糖尿病性手関節症に典型的な所見である．

　強皮症を疑う所見（爪郭部毛細血管異常など）や，関節リウマチなど関節炎疾患を示唆する所見（関節の腫脹・圧痛など）はみられず，検査所見と合わせてこれらの疾患は考えにくい．

文献
1) Cianna Leatherwood & Simon M：「Rheumatology 7th edition」（M.C.Hochberg, et al, eds），1735-1741, 2018

（副島裕太郎）

表1　糖尿病に関連した筋骨格・皮膚軟部組織の症状

疾患	特徴
癒着性関節包炎	片側の肩痛，ステロイド局所注射や理学療法で治療
limited joint mobility	無痛，握力低下，微小血管障害性疾患との関連
Dupuytren拘縮	第3・4指に好発，DM患者では無痛性が多い
狭窄性腱鞘炎	女性，両側性，第1・2指にはみられないことが多い
手根管症候群	両側性，手術による症状改善は非DM性より悪い
石灰性腱鞘炎	急性の激烈な痛み，ピロリン酸カルシウム結晶が腱・軟部組織に沈着
びまん性特発性骨増殖症（DISH）	椎体前面の骨化，末梢関節の石灰性付着部炎
Charcot関節	足（とくに中足部）に多い，重度の末梢神経障害に起因，骨破壊
糖尿病性筋梗塞	長期DM罹患と関連，大腿の疼痛・腫脹・硬化，MRIでT2高信号
糖尿病性浮腫性硬化	頸部・上背部・肩の非圧痕性皮膚硬化
stiff person症候群	背部の「こわばり」，驚愕反射（刺激に対する筋硬直），抗GAD抗体高力価と関連

文献1を元に作成

表2　糖尿病治療薬に関連した筋骨格系の症状

薬剤	筋骨格症状
αグルコシダーゼ阻害薬	該当なし
ビグアナイド系	脱力，筋痛
スルホニル尿素薬	該当なし
グリニド薬	背部痛，関節痛
チアゾリジン薬	骨折リスク増大（女性＞男性），関節痛，背部痛
DPP-4阻害薬	重度の関節痛
SGLT2阻害薬	骨折，骨塩減少，脱力
GLP-1受容体作動薬	脱力

文献1より引用

症例37. 50歳代，男性，発熱，下痢

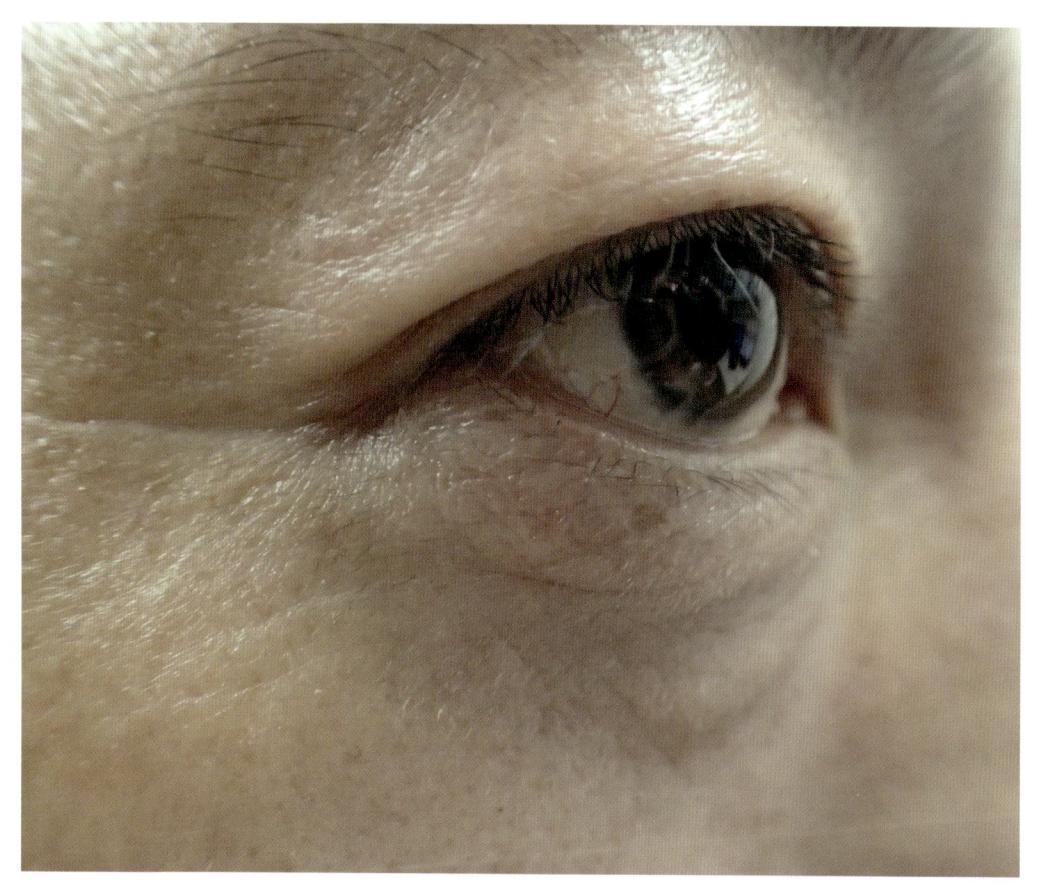

図1　眼球周囲

特記すべき既往のない50歳代の男性．来院1カ月前から特に誘因のない37℃後半〜38℃前半の発熱と1日3〜4行の軟便・下痢，3kg程度の体重減少を認めた．近医で2週間レボフロキサシン500mg/日を追加処方されたが軽快しないため，当院に紹介受診となった．焼肉・焼き鳥・生卵摂取歴はなく，海外渡航歴・動物曝露歴もなし．血圧123/70mmHg，脈拍数107回/分，呼吸数22回，体温38.1℃．身体所見にて図1を認めた．

Q1　診断は何か？

Q2　まず行うべき治療は何か？

疾患の概要

本症例は採血にて fT3 = 9.23 pg/mL, fT4 = 3.44 ng/dL, TSH 0.01 μ IU/mL 未満と甲状腺機能亢進状態であり, TSH受容体抗体（TSH receptor antibody：TRAb）5.6 IU/L と陽性だったことから**バセドウ病**と診断した.

甲状腺機能亢進症の有病率は米国の統計で1.2％程度とされており, バセドウ病はその6～9割程度とされている頻度の高い疾患である[1]. バセドウ病は甲状腺自己抗体による甲状腺濾胞の破壊から生じる慢性の甲状腺機能亢進症であり, 甲状腺ホルモン過剰に伴う種々の症状を呈する. 甲状腺ホルモン過剰状態が続くと, 感染や脱水などの全身状態悪化を契機に甲状腺クリーゼの状態に至り, 死亡率は10％と高率である[2].

健常者では, 眼瞼は虹彩に1 mm程度重なるように位置取られる[3]が, バセドウ病では交感神経亢進により開眼させる筋肉であるミュラー筋が過度に収縮し, 眼瞼と虹彩が重ならない状態（eyelid retraction）をつくる. さらに, それが, 急な下方視や上方視時に眼瞼が眼球運動について行けずに虹彩が見えてしまう lid-lag も生じさせる. これらの変化は軽症のバセドウ眼症に含まれる. さらにバセドウ眼症では, TSH receptor 抗体や活性化T細胞が, 眼窩後方の線維芽細胞や脂肪細胞を活性化させ, 容積を増大させるとともに外眼筋肥大も起こして眼球運動低下もきたし, これらは重症と判断される.

バセドウ眼症がバセドウ病診断時に存在する頻度は
・軽症（虹彩が眼瞼から離れている距離が2 mm未満）：20.2％
・中等度～重度の眼症（虹彩が眼瞼から離れている距離が2～3 mm）：5.8％
・視野障害を合併する眼症：0.3％
とされる[4]. eyelid retraction はバセドウ病診断における感度34％/特異度99％, 陽性尤度比33.2％/陰性尤度比0.7％と特異性の高い診察所見であることから, 甲状腺機能亢進を疑った際に eyelid retraction を把握することがとても重要である. ちなみに, 一般的には上眼瞼に起こりやすいとされているが, 筆者自身は下眼瞼での eyelid retraction しか経験したことがない. 筆者の経験が特異なのか, 日本人/アジア人特有の眼裂狭小から起きているのかについては不明確である.

クリーゼではないバセドウ病の治療はまず**β遮断薬**, 次に抗甲状腺薬（メチマゾール/プロピルチオウラシル）の投与が基本である. 抗体診断がなされていない状況における症状緩和の第一選択はβ遮断薬であり, 交感神経症状を抑

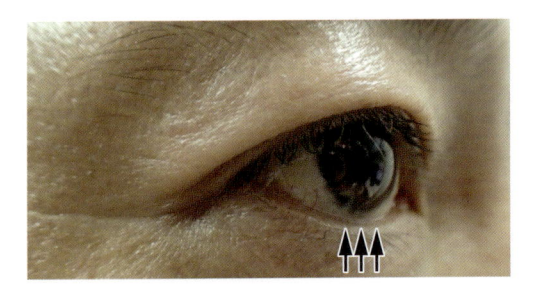

図2　診断時の眼の所見解説（図1再掲）
下眼瞼と虹彩（黒目の部分）が離れ, 下方の強膜が露出している

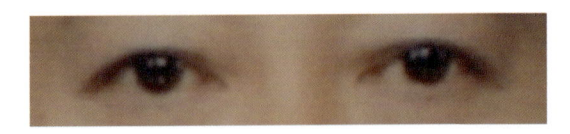

図3　Wallet biopsy

制することが重要である. その後, 抗体陽性と判断された時点で抗甲状腺薬を追加するのが一般的である. 抗甲状腺薬が効果を発揮し, 甲状腺症状が落ち着いてきた段階でβ遮断薬を漸減中止していく. 抗甲状腺薬にはメチマゾールとプロピルチオウラシルがあるが, 通常は寛解導入速度の速いメチマゾールを用いる. メチマゾール不耐患者や妊娠患者（特に第1トリメスター時）においてはプロピルチオウラシルを使用する. クリーゼにおいてもβ遮断薬が使われることはもちろんあるが, 急性心不全合併例では禁忌であることから注意が必要である. ちなみに本症例はプロプラノロール30 mg/日内服とメチマゾール30 mg/日の内服により, 症状はすみやかに改善した.

臨床写真のポイント

図2の写真がすべてである. ちなみに, 財布生検（wallet biopsy）にて免許証写真を確認したが（図3：診断の3年前の写真）, やはり下眼瞼は虹彩と重なっており, その時点ではバセドウ病はなかったものと思われる.

文献
1) Bahn Chair RS, et al：Thyroid, 21：593-646, 2011
2) Akamizu T, et al：Thyroid, 22：661-679, 2012
3) Gladstone GJ：Endocrinol Metab Clin North Am, 27：91-100, 1998
4) Tanda ML, et al：J Clin Endocrinol Metab, 98：1443-1449, 2013

（佐田竜一）

症例38. 70歳代，女性，微熱，食思不振，体重減少

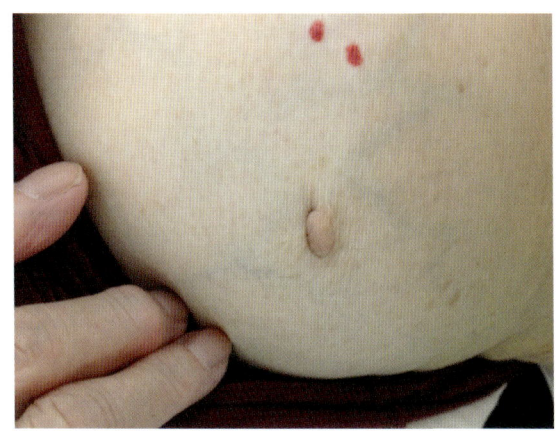

図1　右乳房

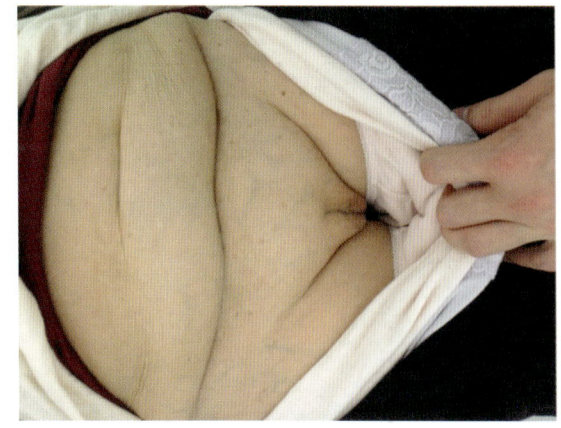

図2　陰部周辺

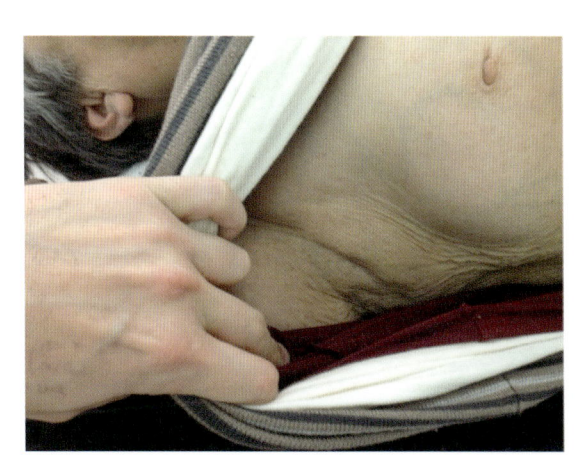

図3　右腋窩

70歳代の女性．来院1カ月前に自転車で転倒して右下腿を12針縫ったが，それ以来食思不振が出現し，ほとんど食べられなくなった．2週間前に近医を受診し，37℃台中盤の微熱と5kgの体重減少を指摘された．採血，胸部造影CT，上下部内視鏡を施行したが異常がないため終診となったが症状の改善がなかったため当院を受診した．特記すべき既往歴はなく，現在内服中の定期内服薬・サプリメント・健康食品はない．診察にて図1〜3の所見を認めた．

Q1 診断は何か？

Q2 この患者の病態に関与していた因子は何か？

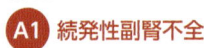 続発性副腎不全

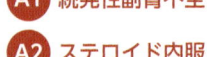 ステロイド内服（この患者においてはセレスタミン® 内服）

鑑別の難易度 低 **中** 高

疾患の概要

本症例は診察所見から**続発性副腎不全**の可能性を考え，頭蓋内外傷・手術歴と**ステロイド内服**の既往について追加で聴取した．頭蓋内の外傷や手術歴はなかったが，数年前から花粉症という診断で漫然とセレスタミン®を1日1〜2錠内服しており，症状が軽快したため2カ月前から中止したことが判明した．また，Rapid ACTH負荷試験では**表1**のような反応を示し，ACTH投与にてコルチゾールは無反応であった．腹部造影CTでは副腎そのものが萎縮しており検出できない状態であり，一方で頭部MRIやホルモン4者負荷試験ではコルチゾール反応性以外に異常を認めなかった．以上より，ステロイド長期内服の自己中断による続発性副腎不全と診断した．

副腎不全は副腎そのものの機能不全で生じる原発性と，下垂体機能不全による二次性，視床下部機能不全による三次性に大別される．症状は多岐にわたり（**表2**），発熱，体重減少，嘔気など不定愁訴的な症状を呈することが多い．しかし，狙いを定めた診察が重要な手がかりを与えてくれる．**皮膚色素の症状**はACTHの分泌過剰ないしは低下に関連することから，副腎不全を疑うだけでなく，その要因を推定するうえでも役立つ．また，女性に関しては**アンドロゲン低下に伴う恥毛・腋毛脱落**が生じることから，患者に許可を得たうえで陰部や腋窩を診察することは必須である．

本症例はヒドロコルチゾン15 mg/日補充により微熱，食思不振・体重減少はすみやかに改善した．

臨床写真のポイント

図1：乳輪の色素の脱失がみられる．
図2：恥毛が脱落している．
図3：腋毛が脱落している．

表1 Rapid ACTH負荷試験の結果

	投与前	投与後30分	投与後60分
ACTH（>7.2 pg/mL）	45.4	6.6 ↓	33.9
Cortisol（>10.4 μg/dL）	4.4 ↓	9.1 ↓	10.4

↓は，左の基準値（7.2 pg/mL，10.4 μg/dL）を下回ることを示す

表2 副腎不全の主な症状，機序，頻度

症状	理由	頻度
倦怠感，活力低下	糖質コルチコイド／副腎アンドロゲン不足	100 %
食思不振，体重減少	糖質コルチコイド不足	100 %
上腹部痛，嘔気嘔吐	糖質コルチコイド不足 糖質／鉱質コルチコイド不足	92 %
筋痛・関節痛	糖質／鉱質コルチコイド不足	6〜13 %
浮動性めまい	糖質／鉱質コルチコイド不足	12 %
食塩渇望（原発性副腎不全のみ）	鉱質コルチコイド不足	16 %
発熱	糖質コルチコイド不足	不明
血圧低下（原発性副腎不全の報告）	糖質／鉱質コルチコイド不足	88〜94 %
色素沈着（原発性副腎不全のみ）	ACTH分泌過剰に伴うプロオピオメラノコルチン関連ペプチドの増加	94 %
白色の淡い皮膚（続発性副腎不全のみ）	ACTH分泌低下に伴うプロオピオメラノコルチン関連ペプチドの減少	不明
腋窩・恥毛の脱落（主に女性）二次性徴の欠如（主に子ども）	副腎アンドロゲン不足	不明

文献1より引用

> **Take Home Message**
> ● 微熱，体重減少などの病態においても，CTや内視鏡など各種検査よりも先に行うべきは鑑別診断の推敲と狙いを定めた診察である
> ● 現在内服中の薬剤のみならず，中止した薬剤にも着目すると診断につながることがある
> ● 副腎不全を疑った際は皮膚の色と恥毛・腋毛の脱落に着目する

文献
1) Charmandari E, et al：Lancet, 383：2152-2167, 2014

（佐田竜一）

症例39. 30歳代，男性，つかえ感，胸やけ，逆流症状，体重減少

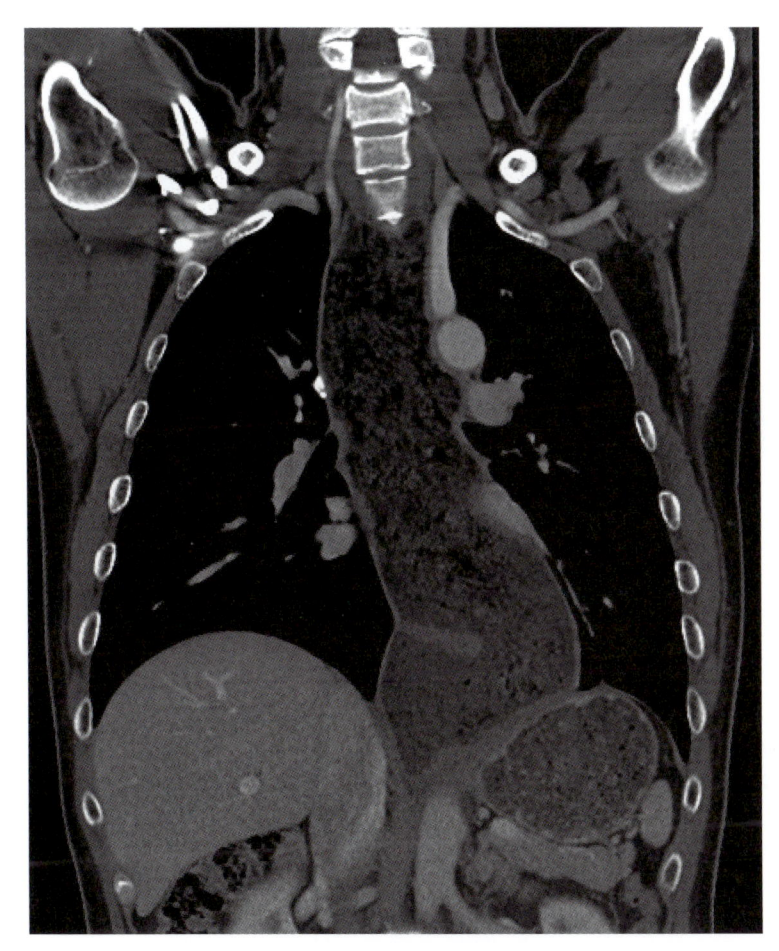

図1　胸部造影CT検査

6年程前から胸やけ，胃酸の逆流，食べ物のつかえ感を自覚していた．複数の医療機関を受診し上部消化管内視鏡検査を受けた結果，逆流性食道炎の診断で加療を受けていたが，最近では嘔吐や咳嗽も認めるようになり，症状が悪化してきたため当消化器内科受診となった．体重は最近1年間で6kg減少した．

心音・呼吸音に異常はなく，腹部は平坦，軟で，圧痛を認めない．

胸部造影CT検査を図1に示す．

Q1 診断は何か？

Q2 次に行うべきことは何か？

疾患の概要

食道アカラシアは，下部食道括約部（lower esophageal sphincter：LES）の弛緩不全と，食道体部の正常蠕動波の消失を特徴とする一次性食道運動障害である．慢性進行性の嚥下障害（つかえ感）が主症状であり，固形物，流動物のいずれでもみられ，進行例では食事摂取不良となり体重減少も認められる．発症頻度は年間人口10万人あたりに1例程度で，小児から高齢者まで幅広い年齢層で発症し，男女差はないとされる[1]．組織学的には，Auerbach神経叢に炎症性細胞浸潤や線維化が認められ，神経節細胞の消失や神経線維の変性も認められる．

食道内圧検査ではLESの弛緩不全と，食道体部の正常な一次蠕動波の消失が認められる．最近では，**高解像度食道内圧測定**（high-resolution manometry：HRM）により上部食道括約筋から下部食道括約筋まで連続的に食道運動機能を評価できるようになり，HRMを用いたシカゴ分類が汎用されている．食道アカラシアの鑑別のためには他の食道運動障害にみられる一次性，二次性食道運動障害を除外する必要がある．

食道アカラシアの特徴的な内視鏡所見としては，①**食道内腔の拡張**，②**食物残渣や液体貯留**，③**食道粘膜の白色化・肥厚**，④**食道・胃接合部の機能的狭窄（胃内反転での巻きつき，めくれこみ）**，⑤**食道の異常収縮波の出現**の5項目が取扱い規約に記載されている[2]．また，食道粘膜に縦走する細かな縦皺（pinstripe pattern）を認めることがある．

食道アカラシアには，現在のところ根治的治療法はなく，食道内圧を低下させる治療が行われる．薬物療法，内視鏡的バルーン拡張術，ボツリヌス毒素の内視鏡的局所注入療法，腹腔鏡下筋層切開術（Heller myotomy），経口内視鏡的食道筋層切開術（per-oral endoscopic myotomy：POEM）が行われている．POEMは2016年より保険収載されてから急速に普及しており，今後標準治療となる可能性がある．

食道アカラシアは食道癌発生の危険性（1〜5％程度）があり，定期的な内視鏡検査が必要である．

臨床写真のポイント

胸部CT検査では，食道下部での通過障害により口側食道の異常拡張と高度な食物残渣の貯留が認められる（**図1**）．**上部消化管内視鏡検査**では，上記の特徴的な内視鏡所見が認められ（**図2**），食道造影検査では食道下端での狭窄像がみられた（**図3**）．高解像度食道内圧測定により確定診断された．本症例では，内視鏡的バルーン拡張術により良好な効果が得られ，その後経過観察となった．

Take Home Message

- 詳細な病歴聴取：嚥下障害（つかえ感），夜間の逆流症状，嘔吐（胃酸を含まないため，苦い・酸っぱいなどの訴えはないことが多い），非心臓性胸痛，体重減少，咳嗽，反復する誤嚥性肺炎の有無を把握する
- 食道アカラシアを疑った場合は，上部消化管内視鏡検査を行いより嚥下障害をきたす器質的疾患を除外した後に，食道内圧検査を目的として専門医に紹介する

文献

1) Boeckxstaens GE, et al：Lancet, 383：83-93, 2014
2) 「食道アカラシア取扱い規約 第4版」（日本食道学会/編），金原出版，2012

（渕﨑宇一郎）

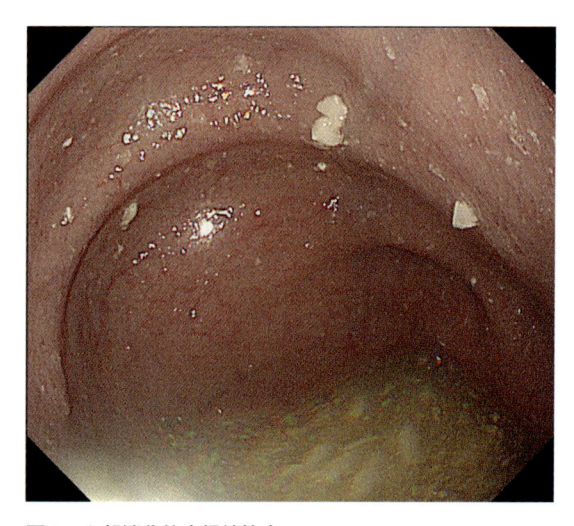

図2　上部消化管内視鏡検査
食道内腔は拡張し食物残渣や液体貯留および食道粘膜の肥厚がみられる

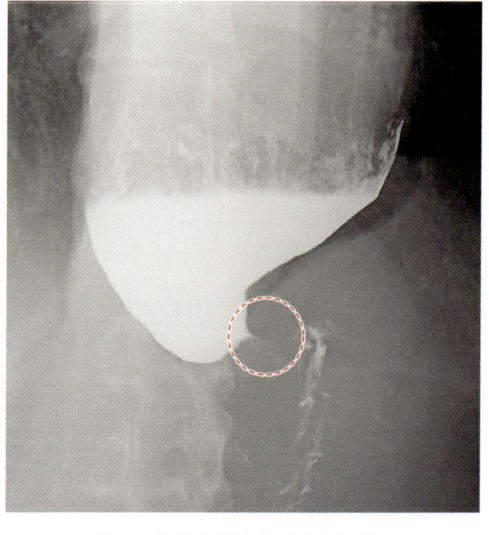

図3　食道造影検査（狭窄像 ⬭）

症例40. 40歳代，女性，下腹部痛，下痢，血便

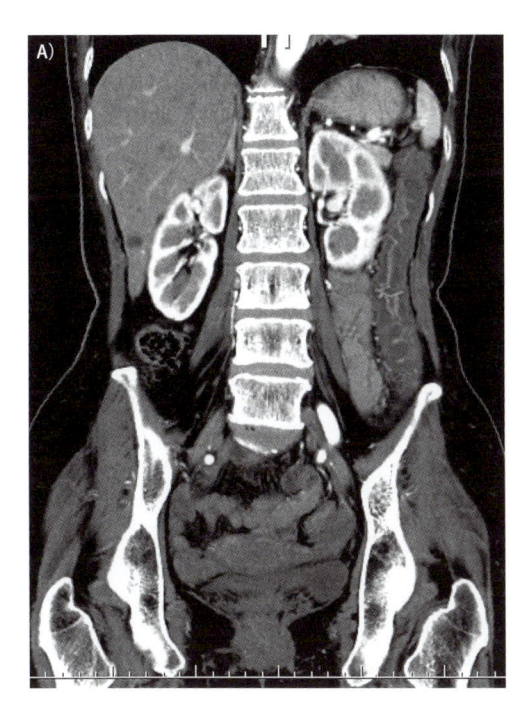

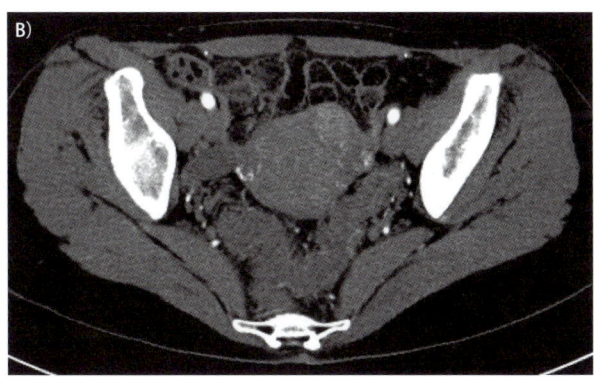

図1　腹部造影CT検査
A）冠状断面，B）体軸断面

来院当日の朝方，突然左下腹部の痛みを認めた．しだいに増強して嘔気，嘔吐症状も伴うようになった．その数時間後から，下痢となり，数回水様性下痢となった後に血便も認めるようになったとして当院受診に至った．

脈拍数72回/分，整，血圧140/80 mmHg．心音・呼吸音に異常はない．腹部は平坦，軟で，臍から左下腹部を中心に圧痛を認める．

血液生化学所見：WBC 18,140/μL，RBC 455万/μL，Hb 14.7 g/dL，PLT 22.8万/μL，LDH 145 IU/L，CK 56 U/L，BUN 6.6 mg/dL，Cre 0.49 mg dL，CRP 0.17 mg/dL．

腹部造影CT検査画像を図1に示す．

Q1 診断は何か？

A1 虚血性大腸炎

鑑別の難易度 **低** 中 高

疾患の概要

虚血性大腸炎は，大腸粘膜への血流低下（虚血）により生ずる粘膜障害である．動脈硬化，血圧低下や脱水などの血管側因子と，腸管内圧亢進などの腸管側因子が絡みあい，腸粘膜あるいは腸管壁の血流低下を引き起こして虚血状態をつくると推定されている．女性に多く，高齢者ほど多いとされるが，若年者でもみられる．突発する血便で受診し診断されるなかで最も多い病気であり，common disease と言える．

Marstonらにより一過性型，狭窄型，壊疽型に分類された後に，可逆性の循環障害という観点から壊疽型が除外されたが，従来からの分類が用いられることも多い．なお，虚血性腸病変のうち非可逆性病変は急性腸管不全と呼ばれ，血管閉塞がある塞栓症・血栓症と，血管閉塞のない非閉塞性腸管虚血症（NOMI）とに分けられる．

虚血性大腸炎は，突然に下腹部痛が出現し，その後下痢をきたし徐々に血性下痢となっていくというエピソードが典型的である．

好発部位は**左側結腸**で70〜80％を占める．これは，下腸間膜動脈からの左結腸動脈支配領域では末梢での吻合枝が少なく，阻血になりやすいためとされる．造影CT検査では，**粘膜下層の浮腫による壁肥厚**を認める．内視鏡検査で は急性期に，発赤，浮腫，出血，縦走潰瘍が区域性に認められる[1〜3]．

鑑別診断として，感染性腸炎，薬剤起因性腸炎，膠原線維性大腸炎，炎症性腸疾患，大腸癌，出血性大腸憩室，急性出血性直腸潰瘍などを除外する必要がある．

臨床写真のポイント

腹部造影CT検査で，S状結腸から下行結腸に高度な浮腫，大腸壁肥厚が認められた．緊急内視鏡検査では特徴的な発赤，浮腫，出血，縦走潰瘍がみられ（図2A），さらに粘膜内出血による発赤と浮腫により典型的なうろこ様粘膜が認められた（図2B）．本症例では，腸管の安静により軽快した．

> ### Take Home Message
> - 虚血性大腸炎は，最も頻度の高い下部消化管出血であり，急激な腹痛とそれに続く下痢，血便で受診した患者ではまず疑う
> - 高齢者では重症度のわりに腹部症状が乏しいこともあり注意を要する
> - 腹部造影CT検査で腹水，腹腔内遊離ガス像や門脈内ガス像を認めた場合は壊疽型を疑う必要がある

文献
1) 大島敏裕, 他：日本臨牀, 76：610-616, 2018
2) 宮崎亮佑, 猿田雅之：消化器内視鏡, 29：97-101, 2017
3) Brandt LJ, et al：Am J Gastroenterol, 110：18-44；quiz 45, 2015

（渕﨑宇一郎）

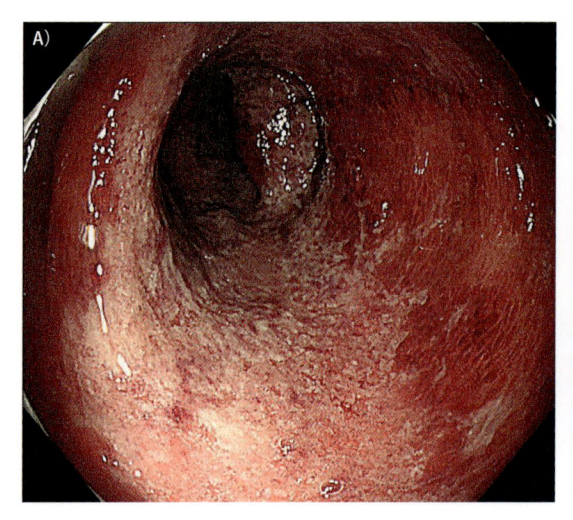
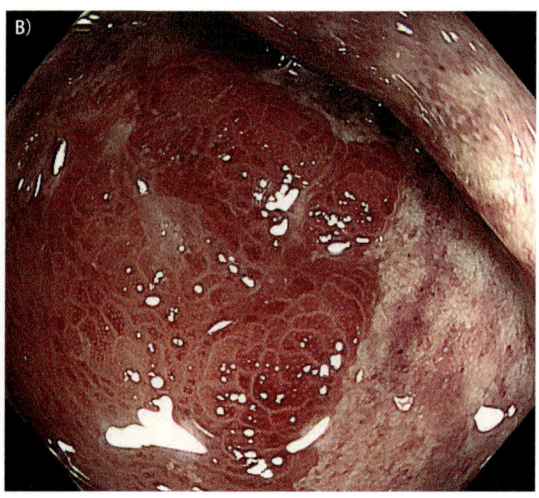

図2 大腸内視鏡検査
A）発赤，浮腫，出血，縦走潰瘍，B）粘膜内出血による発赤と浮腫による典型的なうろこ様粘膜

症例41. 30歳代，女性，腹痛

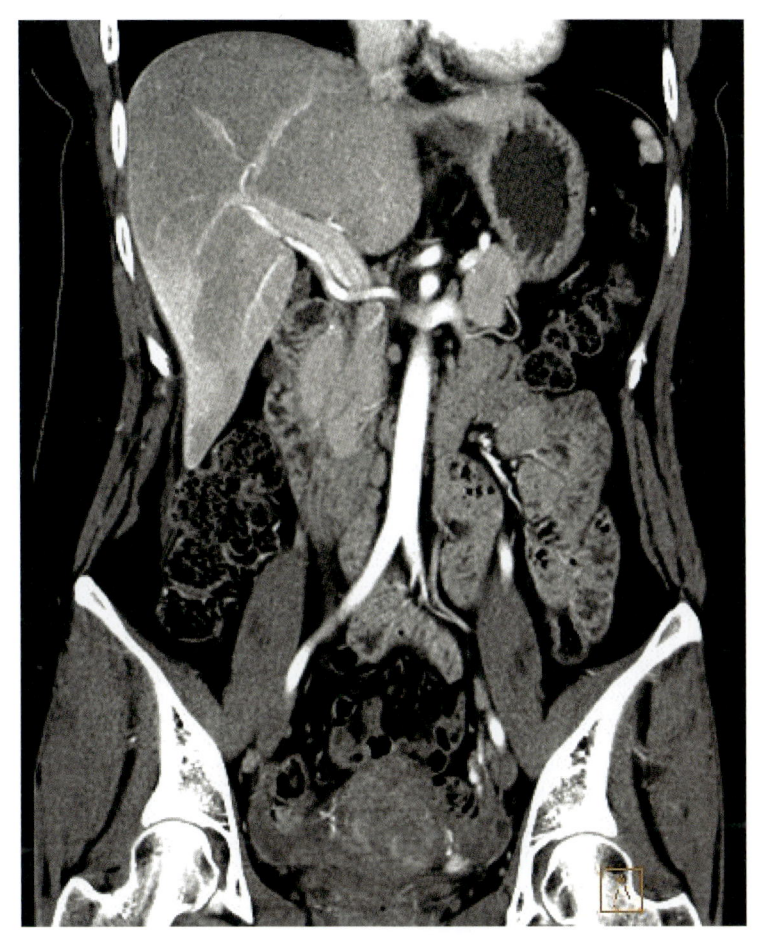

図1　腹部造影CT画像

来院5日前に徐々に心窩部痛が出現し，2日前から右側腹部に痛みが移動，増強したため，消化器内科に受診した．食欲はあり，排便も1日に1回普通便がある．最終月経は来院2週間前から5日間あり，不正性器出血や帯下の増加はない．既往歴は帝王切開術のみ．
腹部は軟，右側腹部に軽度の圧痛を認めるが反跳痛なし．白血球数9,980/μL，CRP 3.84 mg/dL．腹部造影CTを施行した（図1）.

Q1 診断は何か？

Q2 次に行うべきことは何か？

解答

A1 肝周囲炎（Fitz-Hugh − Curtis syndrome）

A2 産婦人科にコンサルト

鑑別の難易度　低 **中** 高

疾患の概要

　肝周囲炎（Fitz-Hugh − Curtis syndrome）は，骨盤内炎症性疾患（pelvic inflammatory disease：PID）に罹患した際，肝臓の被膜に炎症を起こす合併症である．右上腹部痛や右肩放散痛をきたす．

　当初は病歴，身体所見から虫垂炎を疑ったが，造影CTの所見から上記疾患の可能性が考えられた．そこで産婦人科へのコンサルトを行い，子宮頸管分泌物と尿の培養検査・クラミジア核酸増幅検査（PCR法）を施行した．PIDを示唆する内診および超音波所見は認められなかったが，PCR法でクラミジア陽性であり，Fitz-Hugh − Curtis syndromeの診断に至った．4年前の妊娠中に施行された同検査は陰性であり，この間の感染が疑われた．アジスロマイシン250mg 4錠1回の内服で症状は軽快し，1カ月後の再検査ではクラミジアPCR法の結果が陰性化した．

　Fitz-Hugh − Curtis syndromeはPIDの10％程度に合併する疾患であるが，本症例のように，内診や経腟超音波で異常所見がなく，骨盤内の炎症が明らかではない症例もあることが報告されている[1]．そのため，帯下異常や下腹部痛などの，産婦人科疾患を想起させる病歴がなくとも，女性の腹痛では性感染症の可能性を考えておかなくてはならない[2]．

臨床写真のポイント

　造影CTの動脈相で肝被膜周囲に濃染しており，肝周囲炎の所見に一致する[3]（図2）．本症例では造影CT画像以外に，

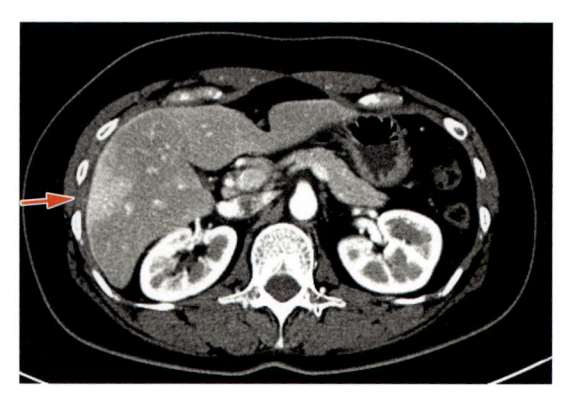

図2　造影CTの動脈相
肝被膜周囲の濃染（➡）

Fitz-Hugh − Curtis syndromeを疑う病歴や所見がなく，本疾患は腹部超音波でも異常を認めないことが多いことから[3]，造影CTは診断に有用である．

Take Home Message

- 産婦人科疾患を想起させる病歴がなくとも，女性の腹痛ではFitz-Hugh − Curtis syndromeを鑑別疾患にあげる
- 造影CTで肝被膜周囲の濃染像を認めた場合には産婦人科にコンサルトを

文献

1) Mitaka H, et al：BMJ Case Rep, 2016：doi：10.1136/bcr-2016-215711, 2016
2) Huang HH, et al：Gastroenterology, 140：e7-e8, 2011
3) Nishie A, et al：J Comput Assist Tomogr, 27：786-791, 2003

（二川真子）

症例42. 60歳代，男性，腹痛

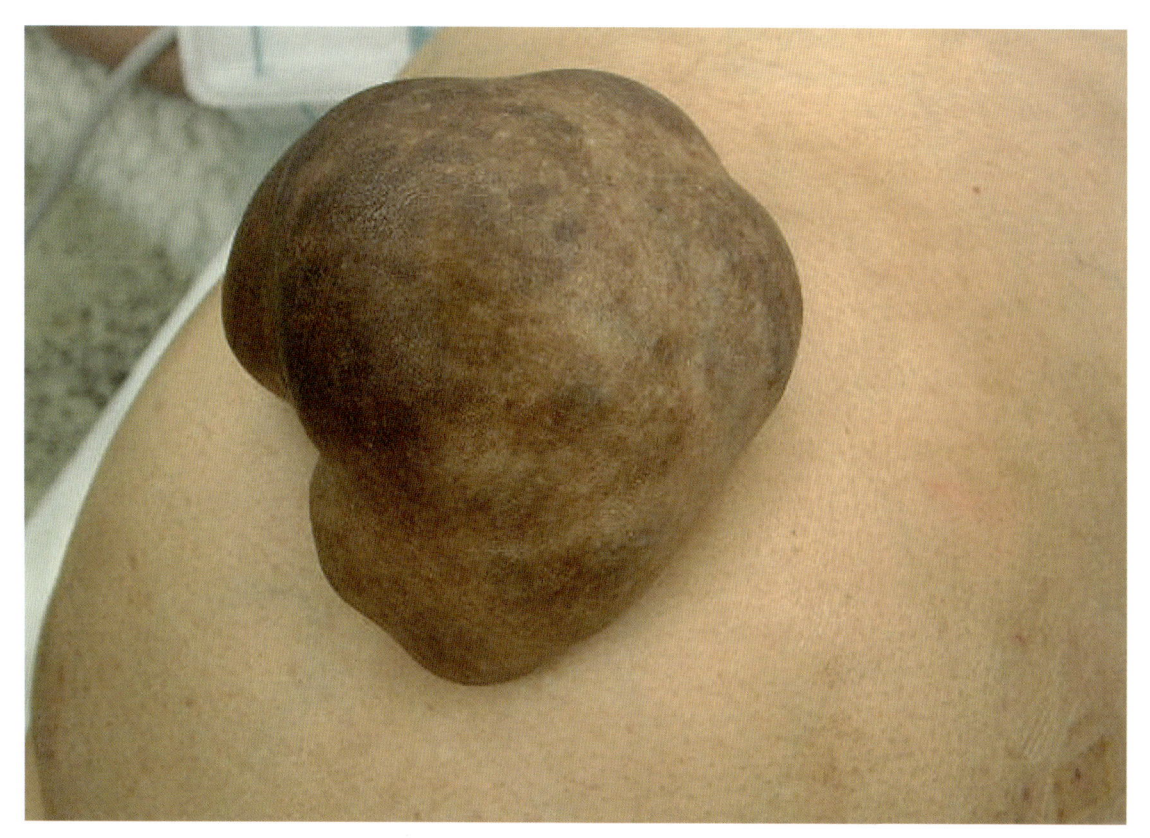

図1　腹部所見

アルコール性肝硬変による門脈圧亢進症，腹水のある患者．膨満感の強い腹水に対して，3年前から月2回の腹水穿刺排液を受けている．来院前日に通常通り，腹水穿刺で5L排液した．来院12時間前から腹痛が出現し徐々に増悪したため来院した．腹部診察で図1の所見を認めた．腫瘤は増大傾向で，皮膚の色は暗褐色となってきた．

Q1 診断は何か？

Q2 次に行うべき検査は何か？

解答

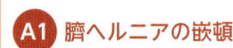 **A1** 臍ヘルニアの嵌頓

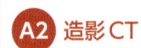 **A2** 造影CT

鑑別の難易度 **低** 中 高

疾患の概要

　臍ヘルニアは，腹圧がかかることにより臍に腸管が押し出される疾患である．**腹水を伴う肝硬変患者**においては，高い腹腔内圧と，低栄養による腹筋の衰えが関与して，約20％に臍ヘルニアが起きる．臍ヘルニアの合併症として，腹水漏出，潰瘍形成，破裂，**嵌頓**があり，本症例は臍ヘルニアの嵌頓であった（図2）．利尿薬治療，大量の腹水排液，腹腔静脈シャント術，経頸静脈的肝内門脈静脈短絡術の後に臍ヘルニアの嵌頓が起きやすいと報告されており，腹腔内圧の除圧によりヘルニア門の緊張がほぐれ，そこにヘルニア嚢の内容物が嵌頓する機序が推測されている[1]．臍ヘルニアが一気に大きくなることで皮膚の壊死や穿孔が起きることがあり，緊急手術が必要になることもある．本症例は緊急手術を行い，幸いなことに腸管を切除することなく救命できたが，腹水排液後に臍ヘルニアが生じやすいことを認識しておくべきであると教えてくれた1例であった．

　本症例では，以前は臍ヘルニアを認めず，今回一気に臍ヘルニアを生じ，嵌頓まで至った．

　合併症を伴わない臍ヘルニアの場合には，肝硬変患者の緊急手術は死亡率が高く，待機的に手術をした方が予後がよいとの報告があるが，手術の時期についてはまだ議論のあるところである[2]．

臨床写真のポイント

　臍から膨隆した大きな腫瘤（図3）を認める．肌色から暗褐色に変化してきており，急激に広がった皮膚が虚血により壊死に至りつつあることが示唆される．早急に嵌頓の解除が必要である．

Take Home Message

● 腹水を伴う肝硬変患者には，臍ヘルニアが約20％で起きる
● 臍ヘルニアの合併症には嵌頓，皮膚の壊死，潰瘍形成などがある
● 特に腹腔内圧が除圧された後に多く，腹水マネジメントの際には注意が必要である

文献

1) Lemmer JH, et al：Am J Gastroenterol, 78：295-296, 1983
2) Andraus W, et al：BMC Surg, 15：65, 2015

（二川真子）

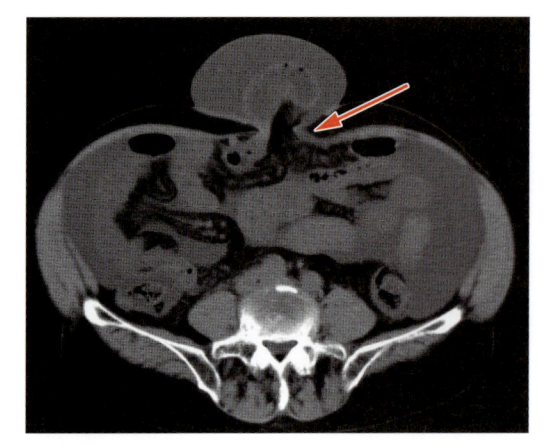

図2　腹部CT画像
臍ヘルニアの嵌頓がみられる（➡）

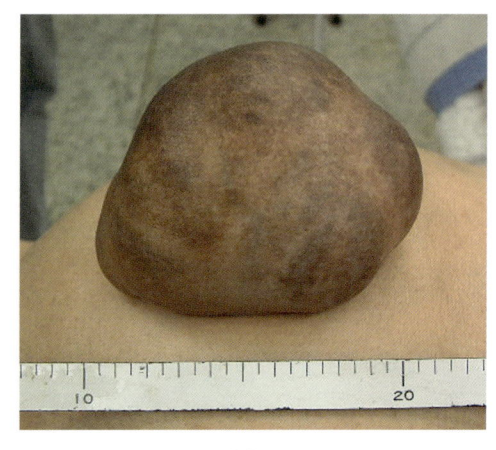

図3　腫瘤の大きさ

症例43. 80歳代，男性，上腹部痛

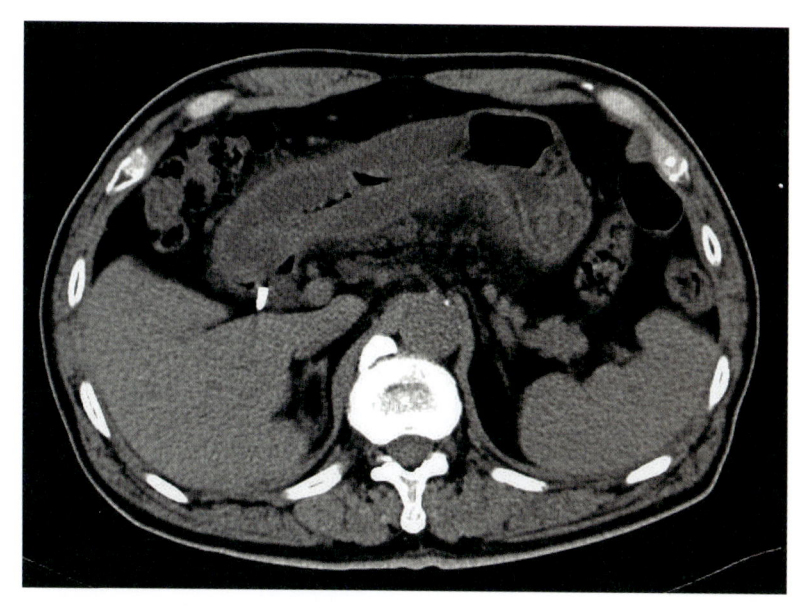

図1　腹部単純CT

腰痛症などで近医かかりつけ，NSAIDsの常用があった．

朝4時ごろより前胸部が締め付けられるような疼痛を自覚し当院受診．

痛みの性状は以前の総胆管結石時と類似．昨夜，アジの刺身を食べたとのこと．

腹部：心窩部に圧痛あり．腹膜刺激症状は認めない．

【既往歴】

50歳代：胆のう炎にて胆嚢摘出術

60歳代：急性膵炎

70歳代：総胆管結石性胆管炎

【血液生化学データ】

WBC 6610×10⁶/L，RBC 451×10¹⁰/L（Neut 81.9％，Eo 0.2％，Ly 13.3％），Hb 13.6 g/dL，Plt 13.7×10¹⁰/L，AST 16 U/mL，ALT 13 U/mL，LDH 171 U/mL，ALP 213 U/L，γ-GTP 34 U/L，Amy 49 U/mL，T.Bil 1.0 mg/dL

Q1 鑑別疾患は何か？（複数解答可）
①急性膵炎　②総胆管結石　③AGML（急性胃粘膜障害）
④胃アニサキス症　⑤胃潰瘍

Q2 次に行う検査は何か？
①MRCP　②ERCP　③造影CT
④上部消化管内視鏡検査　⑤下部消化管内視鏡検査

疾患の概要

厚生労働省によると近年アニサキスによる食中毒の報告件数が急増している（**図2**）[1]．2018年は，478人の患者が報告されており，実数はさらに多いと想定される．わが国は生魚をさしみや寿司として食する文化があり，日常診療で接する機会も多い．

アニサキス症はアニサキス亜科に属する幼虫による消化管幼虫移行症の総称である．成虫は終宿主であるイルカ，クジラなどに寄生しており，その虫卵が糞便とともに海中へ排泄される．その幼虫が中間宿主であるオキアミに採取され，それを餌とする魚類であるサバやカツオ，イカなどを待機宿主として寄生し成長する．これらを摂取することによりヒトにおけるアニサキス症が発生する．ヒトに摂取されると成虫にはなれず，長くても2〜3週間で死滅する．

症状：前述の魚類を生食すると数時間で発症することが多く，症状は軽微な嘔気・嘔吐から激烈な腹痛をきたすものまで多様である．虫体が食道や食道胃接合部に刺入すると胸痛を訴えることもあり，虚血性心疾患との鑑別には注意が必要である．

診断：内視鏡検査で**虫体を確認**する．びらんや出血，潰瘍形成をきたすこともあり，AGML（急性胃粘膜障害）やvanishing tumor（一過性腫瘤状陰影）を呈する場合もある．その他，**アニサキス特異抗体**の測定も有用とされる．

治療：内視鏡的に虫体を摘出することで，**すみやかに症状は改善**する．感染臓器として胃が最も多いが，ときに口腔や食道，十二指腸，小腸，大腸にも寄生する例がある．また，複数の虫体が寄生していることもあり，注意深い観察が必要である[2]．

予後：基本的には放置しても自然に死滅し改善するが，肉芽腫などが残存することもある．なお60℃1分の加熱調理や−20℃24時間の冷凍処理により虫体は死滅する．

臨床写真のポイント

本症例は胃アニサキス症と診断された．

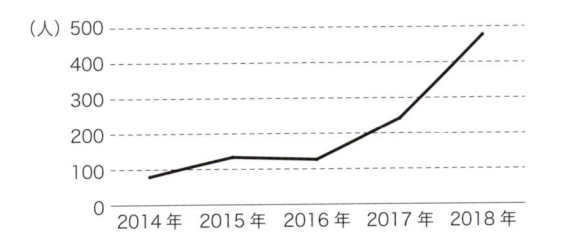

図2 **アニサキス発症患者数** 文献1を元に作成

胃の体下部から前庭部を主体として壁が浮腫状に肥厚し周囲脂肪組織の濃度上昇も認める（**図1**）．同部が炎症のfocusとして疑われ，CT画像からはAGMLや胃潰瘍なども鑑別にあがる．NSAIDsの常用歴やアジの刺身の摂取歴からこれらの疾患を疑い上部消化管内視鏡検査を行った．胃角部前壁に発赤を認め同部に頭を刺入した白色透明な虫体を認めた（**図3**）．鉗子で虫体を除去し症状の改善が得られた．血液生化学検査では肝胆道系酵素や膵酵素の上昇はなく膵炎や胆管炎は否定的である．

> **Take Home Message**
> - 近年，アニサキス症が急増している
> - 医療面接で該当する魚類の生食のエピソードがあればアニサキスを疑え
> - 内視鏡検査で診断と同時に治療が可能

文献

1) 厚生労働省HP　食中毒統計資料
   https://www.mhlw.go.jp/stf/seisakunitsuite/bunya/kenkou_iryou/shokuhin/syokuchu/04.html
2) 飯野治彦，他：臨床と研究，70：197-210, 1993

（佐伯一成）

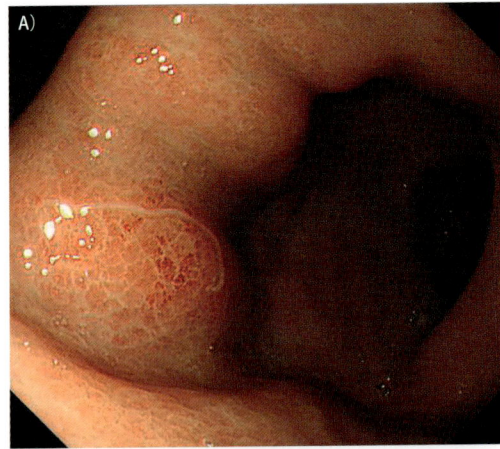
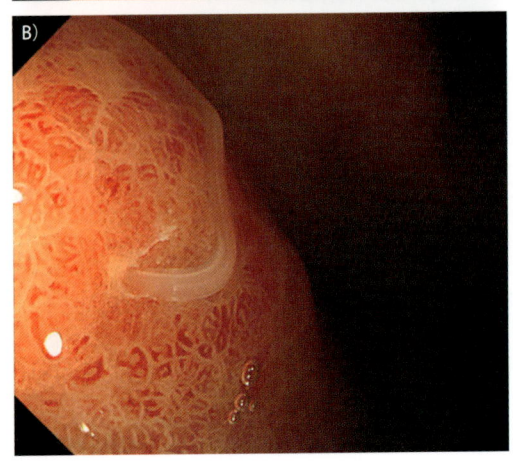

図3 **上部消化管内視鏡検査**

症例44. 80歳代，男性，急性腹症

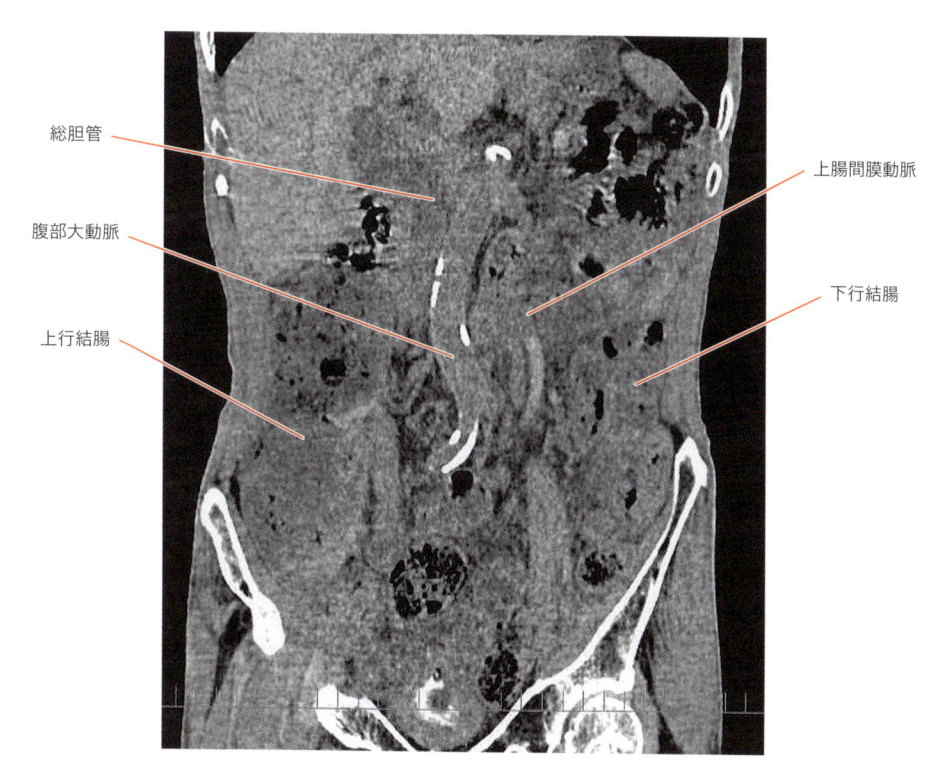

総胆管

腹部大動脈

上行結腸

上腸間膜動脈

下行結腸

図1　腹部単純CT

糖尿病・慢性腎不全で近医かかりつけの患者が胸痛を主訴に当院へ救急搬送となった．急性心筋梗塞と診断され，PCIが施行された．PCI終了8時間後より心窩部痛が出現し，徐々に増悪した．デクスメデトミジンにて鎮静中であり，詳細な聴取は行えないが，腹膜刺激症状も疑われたため腹部単純CT（図1）を撮像した．

血圧110/60 mmHg，脈拍数95 回/分 整，体温 38℃

腹部：心窩部に自発痛・圧痛あり．筋性防御あり？

【血液ガス分析】

pH 7.253，pO_2 76.9 mmHg，pCO_2 31.3 mmHg，BE −12.4 mmol/L，Lac 6.4 mmol/L

【血液生化学データ】

CPK 628 U/L，CK-MB 53.6IU/L，AST 66 U/L，ALT 62 U/L，BUN 32 mg/dL，Cre 1.47 mg/dL，Na 134 mmol/L，K 5.7 mmol/L，Cl 106 mmol/L

Q1 診断は次のうちどれか？
① 便秘　② 総胆管結石　③ 消化管穿孔
④ 上腸間膜動脈塞栓症　⑤ 非閉塞性腸管膜虚血症（NOMI）

解答

 A1 ④ **上腸間膜動脈塞栓症**

鑑別の難易度　低 **中** 高

疾患の概要

　上腸間膜動脈塞栓症を含め，腸間膜内の主幹血管に閉塞をきたし，その支配領域の腸管に循環障害を生じる疾患群は **腸間膜血管閉塞症**（mesenteric vascular occlusion）と総称される．これに，腸管に虚血を生じているにもかかわらず腸間膜主幹血管に器質的閉塞を伴わない病態である非閉塞性腸間膜虚血症（non-occlusive mesenteric ischemia：NOMI）を含めて腸間膜血行不全（mesenteric ischemia）と呼ばれている[1]．

　理論上は腹腔動脈・上腸間膜動脈・下腸間膜動脈のいずれにも起こりうるが，特に上腸間膜動脈は大動脈から鋭角に分枝しているため凝血塊などが流入しやすく，他血管との吻合も少なく重大な血流障害をきたしやすい．上腸間膜動脈閉塞症は不整脈や弁膜症などに起因した血栓による閉塞（**塞栓症**）と粥状硬化を主因とする狭窄部に形成された血栓による閉塞（**血栓症**）に分類される．血栓による閉塞が上腸間膜動脈起始部に多いのに対して，塞栓症は中結腸動脈分岐部から末梢に起こることが多いとされる．

　症状：突然発症する強い腹痛である．しかし，痛みの割には腹部所見が明確でないことが特徴的とされる．また，心血管疾患の合併が多い．

　診断：高齢者で心血管疾患の既往がある患者に突然の腹痛が生じた場合は同疾患を鑑別に入れて検査を行うことが必要である．炎症反応の上昇とともに，腸管虚血を反映して CPK・AST・LDH の上昇を認める．また，血液ガス分析で代謝性アシドーシスが進行する．画像検査では腹部 CT が有用である．造影 CT を撮像することにより，動脈の造影欠損から血栓の存在が確認できる．また，腸管の血流障害なども評価可能である．腸管壊死をきたした場合は，腸管壁内ガスや門脈ガスを伴うこともある．血管造影検査による直接所見も診断に有用であるが，診断のみのために行われることは少なく，非閉塞性腸間膜虚血症に対する薬剤動注療法や血栓症に対する血栓吸引など血管内治療を前提とし

て行われることが多い．

　治療：腸管虚血・壊死が疑われる場合は，開腹手術の適応であり，壊死した腸管の切除が必要である．発症から短時間での診断で腸管壊死をきたしていないと判断した場合には血管内治療として血栓吸引やウロキナーゼ動注療法が選択肢にあがる[2]．

　予後：不良であり，壊死が急速に進行して死の転帰をたどることも多い．死亡率についてはばらつきがあり 50～90％と報告されている．

臨床写真のポイント

　心筋梗塞後に急性腹症をきたした患者である．血液ガス分析で代謝性アシドーシスの進行を認める．慢性腎不全の合併と心筋梗塞に対する PCI 後であったためさらなる造影剤負荷への配慮がなされて単純 CT が撮像された．大動脈に硬化性変化を認めている．上腸間膜動脈内に 3 cm 程度にわたる高吸収域があり，同部での塞栓症が疑われる．大腸への便貯留を認めるが，腸管壁の出血や気腫状の変化は認めない．腹水や門脈ガスの所見も認めない．本症例は心筋梗塞後で全身状態も不良であり，外科的処置への耐術能はないと判断し腹部血管造影および血栓除去術を施行した．血管造影では中結腸動脈の末梢で血流欠損が生じており（図 2A），血栓吸引術を行い血流の再開を得た（図 2B）．しかしながら，本症例はその後，敗血症性ショックを起こし永眠された．

Take Home Message

● 50～60 歳代以上の高齢者で，血管疾患既往患者に突然の腹痛があれば本疾患を鑑別にあげる
● 治療は血管内治療と外科治療に大別される
● 腹膜炎や敗血症の所見があればすみやかに開腹手術を行う

文献

1) Stone JR & Wilkins LR：Tech Vasc Interv Radiol, 18：24-30, 2015
2) 山口敏夫，他：脈管学．43：211-214, 2003

（佐伯一成）

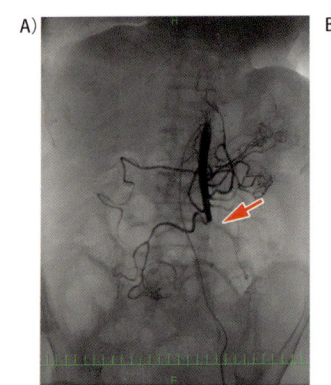 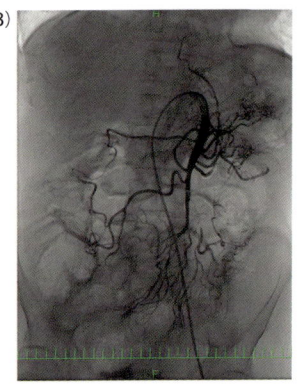

図2　腹部血管造影
➡：血流欠損部位

症例45. 40歳代, 男性, 鮮血便

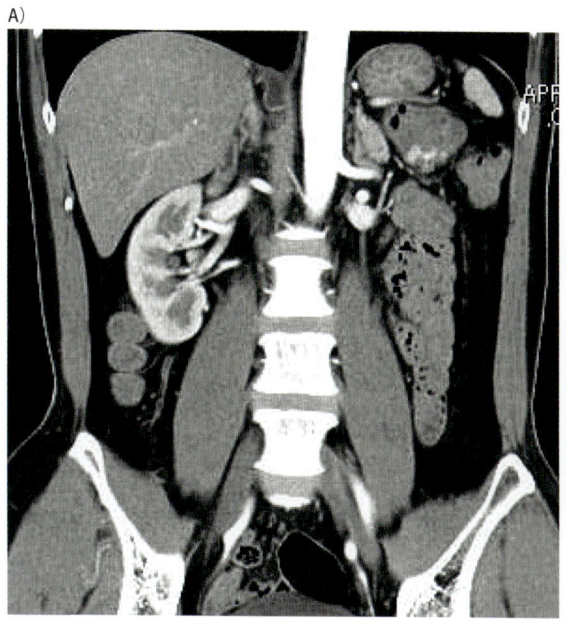 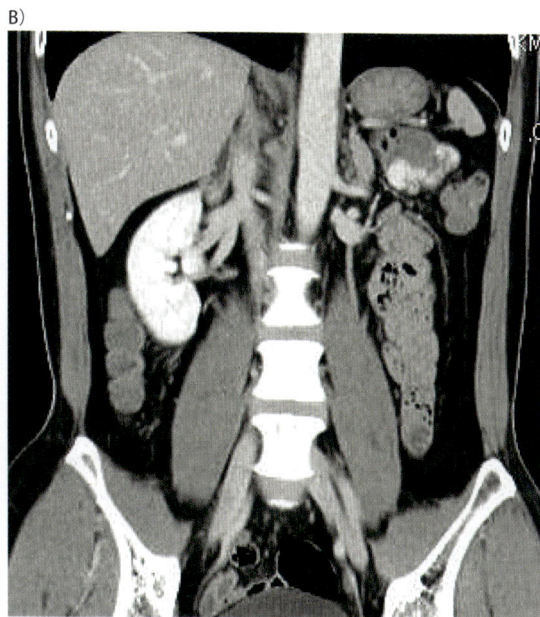

図1 腹部造影CT画像
A）動脈相, B）遅延相

生来健康である男性. 来院2, 3日前より頭痛が出現し市販の鎮痛剤（ロキソニン®）を頓服していた. 勤務中に突然大量の鮮血便を認め, 気分不良となり, 意識が遠のいたため, 救急車で搬送された. 受診時意識清明, 血圧100/56 mmHg, 心拍数92回/分・整. 腹部圧痛なし. 腫瘤触知しないため腹部造影CTを撮影したところ図1のような所見が得られた. WBC 9,200 /μL, Hb 10.2 g/dL, UN 16 mg/dL, 血清Cr 0.87 mg/dL.

Q1 考えられる診断は何か？

Q2 考慮すべき治療は何か？

A1 大腸憩室出血

A2 血管造影（動脈塞栓術）または大腸内視鏡検査による止血処置あるいは経過観察（輸血など）

鑑別の難易度　低　中　**高**

疾患の概要

　大腸憩室出血は本邦で増加しており，きわめて遭遇頻度の高い疾患の1つである．

　腹痛を伴わない突然の鮮血便で発症する．リスク因子として，**NSAIDs内服**が知られている[1]．抗血栓療法使用下では出血量が増え重症化しやすい．

　自然止血を得やすいので絶食・補液・必要時の輸血対応でもよいが，責任病変を同定し止血すれば，短期的な再出血を抑制し入院日数の短縮が可能となる．ただし，すみやかに大腸内視鏡を行い憩室内の露出血管や血餅の付着を発見できれば出血部位の特定→止血処置の対象となるが，特定できる確率は決して高くない．また動脈性出血が持続する場合には腹部造影CTで造影剤の**血管外漏出像**（extravasation）が認められるので，出血部位の同定や血管造影での動脈塞栓治療につながる．これらは止血できる確率を高くするとの報告があり[2]，マンパワー，設備が整っていれば行うことが勧められる．しかしながら，いずれかの形で止血を得られても長期的な予後に寄与しない場合が多く，1年で20〜40％が再出血する．臨床医を困らせ続けているいわゆる「影の難治疾患」である．なお，安静のみで改善した場合でも，悪性疾患除外のため大腸内視鏡検査を必ず勧めておく．

臨床写真のポイント

　救急外来受診時にすぐに撮影された腹部造影CT画像である．動脈相（図1A）で脾彎曲付近に造影剤の腸管内への流入があり，遅延相ではその量がより多く（図2◎），経時的に腸管内の造影剤が増加する＝血管外へ漏出している（extravasation）という所見，すなわち腸管内への動脈性出

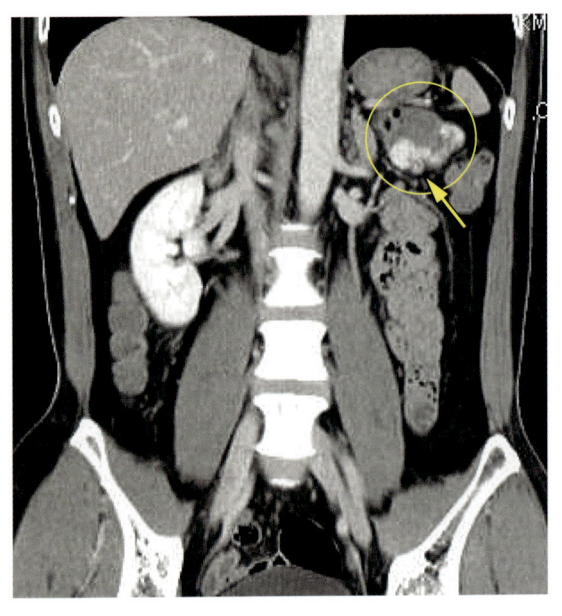

図2　腹部造影CT（遅延相，図1B再掲）

血の所見である．その近傍に大腸憩室（図2⇨）が認められ，大腸憩室出血であると診断される．なお本症例では，CT撮像の翌日に大腸内視鏡検査を施行し，腹部CTで指摘された部位に憩室と憩室内の露出血管を認めた．

Take Home Message
- 無痛性の鮮血便では憩室出血を疑う
- NSAIDs内服は出血の誘因となる
- 内視鏡的止血術および血管造影（動脈塞栓術）は止血に有用だが長期的な再出血予防に寄与しない

文献
1) Nagata N, et al：J Gastroenterol Hepatol, 29：1786-1793, 2014
2) Nagata N, et al：Digestion, 99 Suppl 1：1-26, 2019

（櫻井俊之）

症例46. 60歳代，女性，水様性下痢，発熱

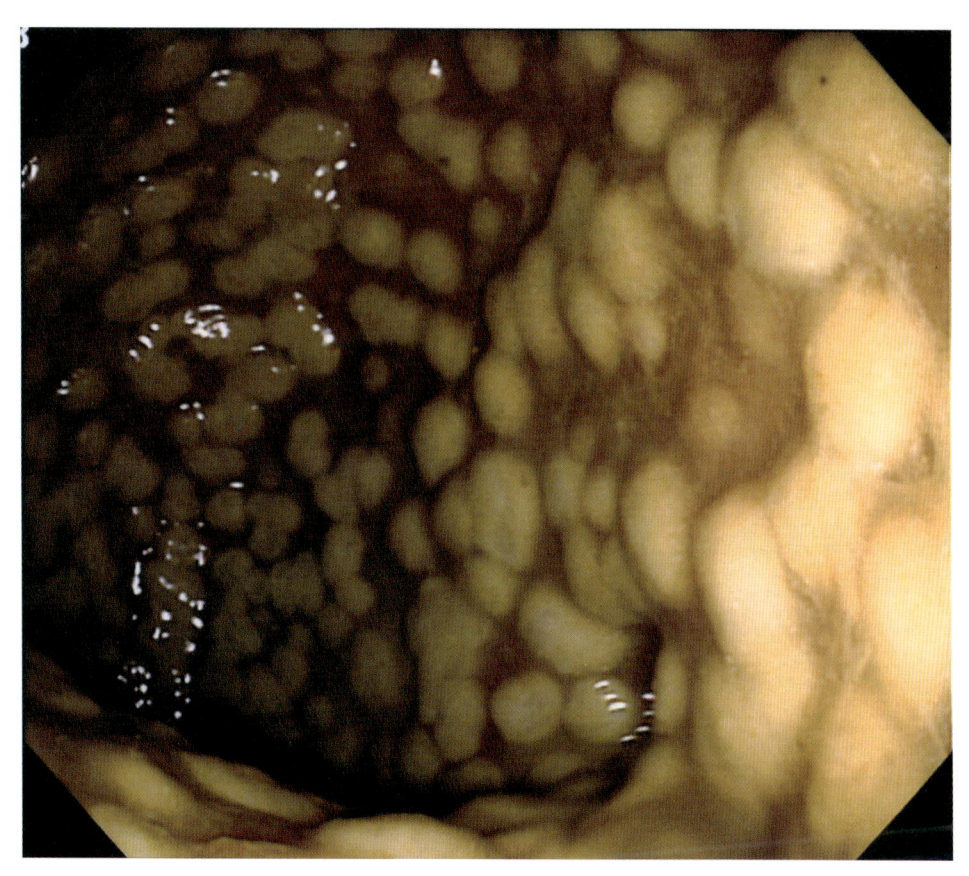

図1　大腸内視鏡所見

慢性腎不全，心房細動など多数の基礎疾患のある女性．3週間前に尿路感染症と診断され，第3世代セフェム系抗菌薬を7日間内服し改善した．5日前から38℃台の発熱が出現し，水様性下痢を1日5〜7回伴うようになった．下腹部の違和感あり．WBC 12,000/ μ L（好中球80.2％，リンパ球15.0％），CRP 5.63 mg/dL．当日施行した大腸内視鏡で図1の所見がみられた．

Q1 考えられる疾患は何か？

A1 偽膜性腸炎 (pseudomembranous colitis：PMC)

鑑別の難易度 **低** 中 高

疾患の概要

1) 疫学など

偽膜性腸炎は腸内細菌撹乱によって生じる腸炎である．近年増加傾向にあり，死亡率が7％と報告されている[1]．そのほとんどが*Clostridium difficile*菌感染症（CDI）であり，同菌の産生する毒素toxin Aまたはtoxin Bが原因となる．なお，同菌は現在*Clostridioides difficile*と呼称される．また，*Klebsiella Oxytoca*が原因で生じたケースもある[2]．基礎疾患を有する高齢者に多く，1〜8週間以内に使用した**抗菌薬**が原因で生じる．

2) 診断

症状は多彩で，水様性下痢が代表的な症状である．発熱，腹部膨満感，腹痛，軟便など，症状が明瞭でないケースもあるので，「下し気味になっているお腹の調子が悪い人」を診たらPMCを鑑別にあげる習慣をもちたい．

①診断方法その1：内視鏡検査

偽膜の有無を直接確認でき，あれば確定診断できる．前処置なしでスコープを挿入し直腸を観察するだけでよく，簡便，迅速，確実である．

②診断方法その2：糞便検体

便培養を提出し，CDIの可能性があることを検査科に伝える．毒素の迅速診断，グルタメートデヒドロゲナーゼ（GDH）の有無や分離培養からCDIを診断する．毒素の迅速診断は培養と比べて感度がやや劣るため，検出されなくてもPMCは否定できず，GDHは毒素の有無をみている検査ではない点に留意する．症状からPMCを疑う場合は内視鏡検査まで積極的に行いたい．

3) 治療

抗菌薬使用中の発症であれば，まず使用を中止する．使用後の発症であれば，多くはメトロニダゾールまたはバンコマイシン塩酸塩の内服が必要になる．すでに腸閉塞にまで進行した症例はバンコマイシン注腸やメトロニダゾール点滴などを使用せざるを得ないが，治療は困難で転帰は不良である．また再発することもしばしばある[3]．

> 【処方例】
> ・メトロニダゾール（フラジール®）1回250〜500 mg，1日3〜4回，1日総量1,000〜1,500 mg，10〜14日間
> ・バンコマイシン塩酸塩1回125 mg，1日4回，10〜14日間

4) 注意事項

CDは院内感染を起こす菌として知られており，PMC患者の診療では十分注意する．アルコール消毒では菌は死なず，石鹸と流水での十分な手洗いが必要である．

臨床写真のポイント

直腸粘膜に，**黄白色調で小円形の膜が無数に付着している**．洗浄してもとれず，残渣や粘液とは異なるため，一目で偽膜と判別できる．偽膜が平坦〜軽度隆起程度で散在性に見えるケースも多くあるので，PMCを疑っている場合には直腸をよく洗浄して観察する．

> ### Take Home Message
> - 下痢患者をみたら抗菌薬の使用歴を確認
> - 積極的に疑い検査することが肝要
> - 院内感染予防に注意すること

文献

1) Ong GK, et al：Am J Surg, 213：565-571, 2017
2) Sweetser S, et al：Am J Gastroenterol, 104：2366-2368, 2009
3) Kelly CR, et al：Ann Intern Med, 165：609-616, 2016

（櫻井俊之）

症例47. 40歳代，男性，心窩部痛

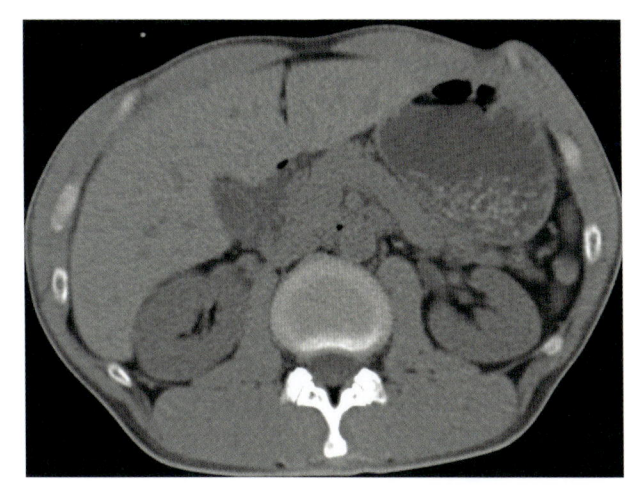

図1　腹部単純CT（膵臓レベル水平断面像）

受診1カ月前頃より空腹時の心窩部痛を認めていたため，当院内科外来を受診するために来院したところ，疼痛増強のため院内で動けなくなり救急室に搬送された．既往歴としては1年前に上部消化管内視鏡検査で潰瘍瘢痕を認めたため（部位は不明），しばらくファモチジンを内服していた．搬送時バイタルサインは安定しており，心窩部に強い圧痛を認めるものの明らかな腹膜刺激徴候は認めなかった．血液検査上，WBC：13,190/μLと上昇を認めた．腹部単純CT画像を提示する（図1）．

Q1 CT画像所見を述べよ．

Q2 治療方針は何か？

第4章

消化器内科

解答

A1 肝下面に腹腔内遊離ガスおよび腹水を認め，上部消化管穿孔が疑われる所見である

A2 緊急開腹術

鑑別の難易度　**低** 中 高

疾患の概要

　緊急開腹術の結果，十二指腸球部前壁に2〜3 mm程度のpin hole状の穿孔部位を認め，**十二指腸穿孔**と診断された症例である．穿孔部位は直接縫合閉鎖および大網被覆が施行された．**上部消化管穿孔**では，穿孔部位から腹腔内に流出した消化液そのものによる化学的炎症反応が主因であることが多い[1]．また，敗血症性ショックを伴うことの多い下部消化管穿孔と比較するとバイタルサインは安定していることが多い．

　一般に心窩部の激痛を訴えるが，鑑別疾患としては急性胆嚢炎，急性胆管炎，急性膵炎，急性心筋梗塞などがあがる．腹部CTにて腹腔内遊離ガスを認めれば診断可能となるが，**初期には腹腔内遊離ガスを認めないこともあるので注意が必要である**．また，**高齢者では比較的腹痛や腹部所見が軽度な場合もある**[1]．本症例のように，**胃潰瘍や十二指腸潰瘍の治療歴**があれば，診断のヒントとなる．基本的には手術療法が行われるが，腹膜炎が軽度の場合には，絶飲食とPPI（プロトンポンプ阻害薬）投与で保存的に経過観察することがある．ただし合併症が存在する場合や高齢者では，保存的治療はリスクが高いと考えられる[1]．

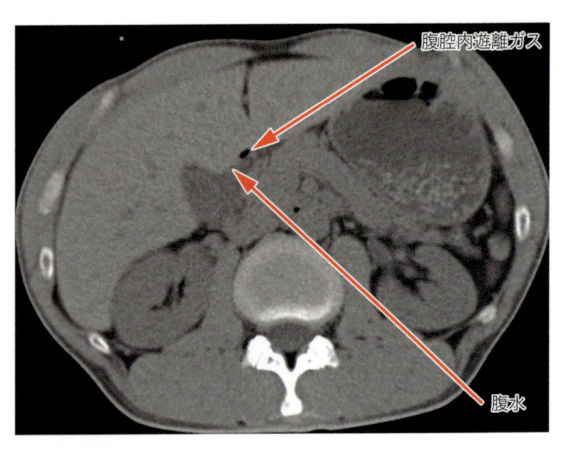

図2　腹部単純CT（膵臓レベル水平断面像）

臨床写真のポイント

　図2では，肝下面に腹腔内遊離ガスおよび腹水を認める．

Take Home Message

- 胃潰瘍や十二指腸潰瘍の既往歴があり，急激な心窩部痛を訴える場合は上部消化管穿孔を念頭に考える
- 虚血性心疾患の除外は必要
- バイタルサインが安定していればCTへ

文献

1) 「救急診療指針 改訂第5版」（日本救急医学会／監，日本救急医学会専門医認定委員会，他／編），へるす出版，2018

（山本隆裕）

症例48. 50歳代，男性，洗剤を服用

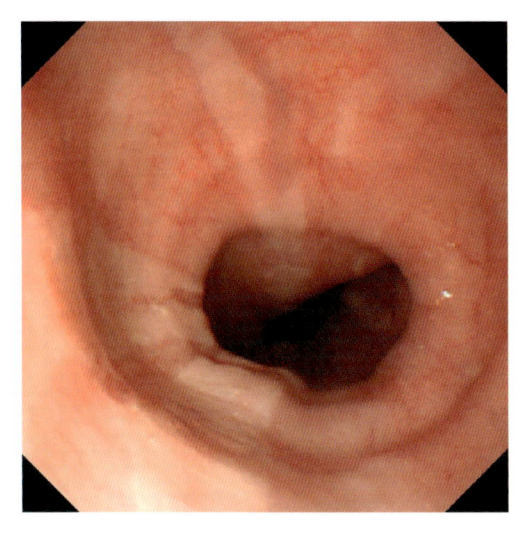

図1　上部消化管内視鏡検査

「アルカリ性洗剤であるキッチンハイター®とカビキラー®をワインに混ぜて飲んだ」とのことで当院救急搬送された．既往歴として，うつ病の診断で抗うつ薬を数年間内服していた．来院時，咽頭痛や嗄声は認めず，観察可能な範囲では口腔内に明らかな粘膜異常所見を認めなかった．上部消化管内視鏡検査の画像を提示する（図1）．

Q1 内視鏡画像所見を述べよ．

Q2 治療方針にはどのようなものがあるか？

疾患の概要[1]

市販のカビ取り剤や漂白剤といった**アルカリ性洗剤**服用による食道粘膜損傷をきたした症例である．家庭用品であるカビキラー®やキッチンハイター®には，次亜塩素酸ナトリウムの安定剤として水酸化ナトリウムが約1〜4％含有されている．

アルカリ性物質（pH＞11）は鹸化を伴う融解壊死をきたし，しだいに深層の組織に浸潤し傷害を広げるため，酸に比べて傷害が深達する傾向がある．アルカリは胃に入ると胃酸によって中和されるため，一般に胃よりも食道の粘膜傷害が強い．したがってアルカリ性物質の中毒患者においては，**来院当初の食道粘膜傷害が軽度であっても遅発性に増悪する可能性**が考えられるため，上部消化管内視鏡検査をくり返し施行し，慎重に食道粘膜損傷の経過観察を行うことが重要である．

表に内視鏡による腐食性食道・胃炎の重症度分類を示す[2]．Grade 0〜Ⅰであれば保存的経過観察で，ほとんどの症例では早期の退院が可能であるが，遅発性に粘膜傷害が進行する場合も考えられるため注意が必要である．Grade Ⅱ〜Ⅲでは，内視鏡で治癒が確認できれば退院とするが，食道または胃の狭窄が出現すれば，外科的治療，ブジー拡張術，バルーン拡張術などを施行する．一般にアルカリ性物質中毒患者に対する催吐および胃洗浄は禁忌である．また，活性炭の投与は無効とされる．

臨床写真のポイント

図2では，食道粘膜の長軸方向に沿った白色調変化を数条認める．

Take Home Message

- 病歴がはっきりしない場合でも，精神疾患の既往や現場の状況から，まずは中毒を疑うことが重要
- アルカリ性物質中毒患者においては内視鏡フォローを行い，腐食性食道炎の出現に留意する
- 受診時には粘膜傷害が軽度でも，遅発性に腐食性食道炎をきたす可能性があるため注意が必要

文献

1) 「臨床中毒学」（上條吉人 / 著，相馬一亥 / 編），医学書院，2009
2) Di Costanzo J, et al：Gut, 21：370-375, 1980

（山本隆裕）

表　内視鏡による腐食性食道・胃炎の重症度分類

重症度	内視鏡所見
Grade 0	正常
Grade Ⅰ	浮腫，発赤および / または滲出
Grade Ⅱ	中等度の潰瘍および / または出血
Grade Ⅲ	広範な潰瘍，出血および / または弛緩した内腔

文献2を元に作成

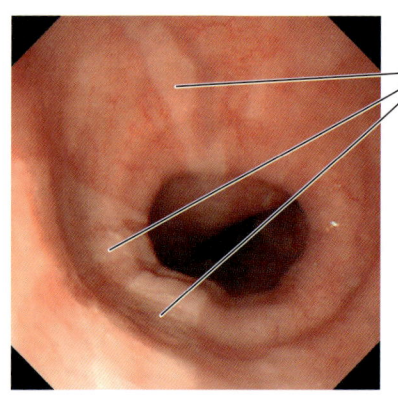

食道長軸方向に沿った白色調の粘膜性状変化

図2　食道粘膜の所見

症例49. 20歳代，女性，検診で胸部に異常陰影

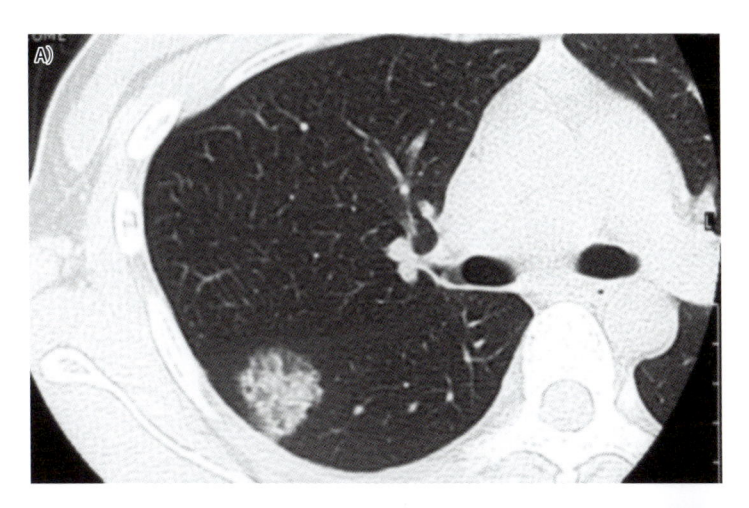

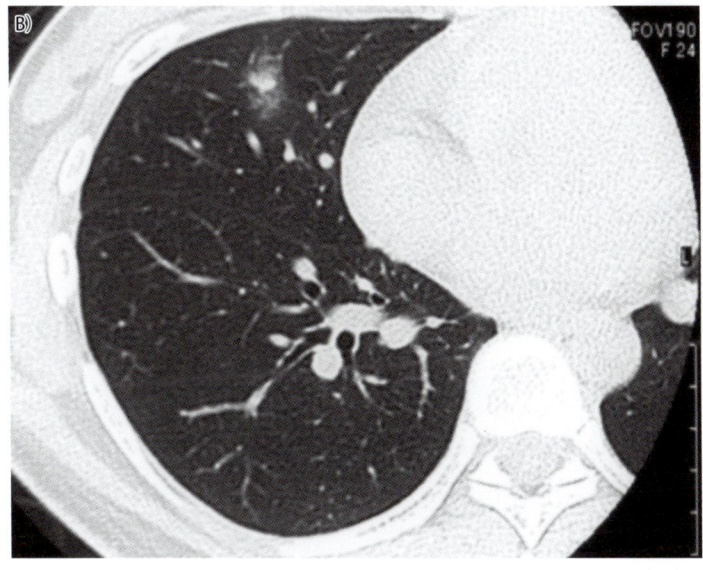

図1 胸部CT画像（肺野条件）
A）気管分岐部レベル，B）肺静脈レベル

生来健康な20歳代女性保育士が，4月の検診で肺野に多発する浸潤影を指摘されたため，5月に当院を紹介受診となった．

発熱，咳嗽はない．また喫煙歴，常用薬，最近の海外渡航はない．屋外で犬を飼育している．

WBC 9,600/μL（neu 32 %，lym 23 %，mono 4 %，eos 41 %，baso 2 %），TP 7.8 g/dL，Alb 4.6 g/dL，AST 18 U/L，ALT 16 U/L，LDH 135 U/L，BUN 8.5 mg/dL，Cre 0.49 mg/dL，CRP 0.08 mg/dL，IgE 168 IU/mL

Q1 鑑別診断は何か？

Q2 次に行うべきことは何か？

A1 好酸球性肺疾患

A2 肉の生食歴と海外渡航歴の確認，便の虫卵検査，抗寄生虫抗体スクリーニング

鑑別の難易度　低　**中**　高

疾患の概要

　症状が軽微（本症例ではほとんどなかった），多発浸潤影，末梢血好酸球増多の所見から，**好酸球性肺疾患**を想起することは簡単だろう．ただし，その先の鑑別は広く，絞り込むのは難しいこともある．

　好酸球性肺疾患の原因としては，薬剤性肺障害，アレルギー性気管支肺真菌症，好酸球性多発血管炎性肉芽腫症（eosinophilic granulomatosis with polyangiitis），特発性好酸球増加症（hypereosinophilic syndrome），急性好酸球性肺炎，慢性好酸球性肺炎などを鑑別疾患に含まなければ

ばならないが，頻度は低いものの**寄生虫感染症**は忘れてはならない鑑別疾患だろう．というのも，寄生虫以外のここにあげた疾患群と考えてステロイドなどの免疫を抑制する薬剤を用いて治療した場合，寄生虫感染症であれば増悪させてしまう恐れがあるからだ．

　本症例ではブタ回虫とイヌ回虫の両者に対する抗体が強陽性であったため，いずれかによる**肺幼虫移行症**と診断した．ブタ回虫というと豚肉，ブタのレバーから感染すると考えがちだが，それだけではなく豚糞を用いて栽培された有機野菜，それを飼料として与えられたウシなどの食肉を介して感染することもある．イヌ回虫は，ウシ，ニワトリなどの食肉，レバーなどの生食感染が多いが，ペットとして飼育しているイヌの糞や砂場などからの経口感染もあるとされ，生食歴がなくても感染しうることに注意が必要である（図2）．なお，血清抗体を用いた肉牛の調査で，トキソカラ（イヌ・ネコ回虫），ブタ回虫がそれぞれ4.2％，11.2％に感染していたとする報告もある[1]．

　海外渡航歴については，数年前にグアム渡航をしたのみで，明確な生食歴はなかった．ただし，生焼けの食肉から感染することもあり，食肉由来の感染は否定できない．また，飼い犬からの直接経口感染や，職業上，砂場から経口感染した可能性も残る．

　また，便虫卵は陰性だった．肺寄生虫症のなかでも，幼虫移行症の場合は，ヒトの体内では成虫にならない（産卵しない）ので虫卵検査は陰性となる．なお，幼虫移行症でなくても感染した寄生虫が雄のみの場合も，虫卵は検出されない．

【処方例】
アルベンダゾール（エスカゾール®）1回 5 mg/kg　1日2〜3回（保険適応外）4〜8週間．内服中は妊娠しないようにしなければならない．また，肝障害が高率に生じる．

臨床写真のポイント

　好酸球性肺疾患では，肺野にすりガラス陰影や浸潤影がみられる．そのなかでも肺幼虫移行症の場合は，結節影，特に，周囲にハローを伴う結節影（図3）が出現することが特徴的とされている．

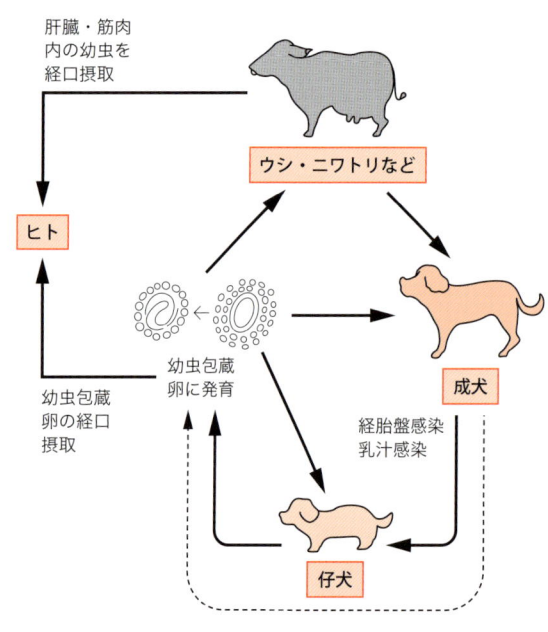

図2　イヌ回虫の生活環とヒトへの感染経路
文献2より引用
イヌ回虫は，ウシ，ニワトリなどの食肉以外に，イヌの糞からの経口感染もありえる．

Take Home Message

● 好酸球性肺疾患をみた場合，生食歴，職歴，海外渡航歴も聴取する
● 好酸球性肺疾患では，寄生虫感染症を念頭にハローを伴う結節影を探す
● ステロイドを使う前に，寄生虫などの感染症を除外する

文献
1) 前田智織，他：牛臨床寄生虫研究会誌，6：10-11, 2015
2) 中村ふくみ：チャイルドヘルス，20：837-840, 2017
3)「寄生虫症薬物治療の手引き−2014−改訂第8.2版」熱帯病治療薬研究班，2014

（村田研吾，髙森幹雄）

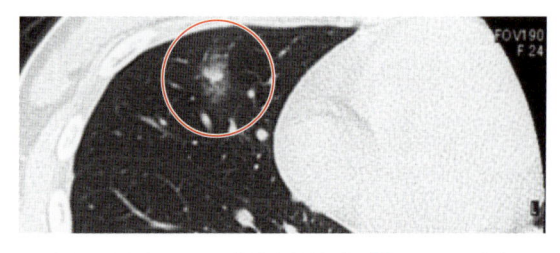

図3　周囲にハローを伴う結節影（○，図1B再掲）

症例50. 70歳代，男性，胸部の異常陰影

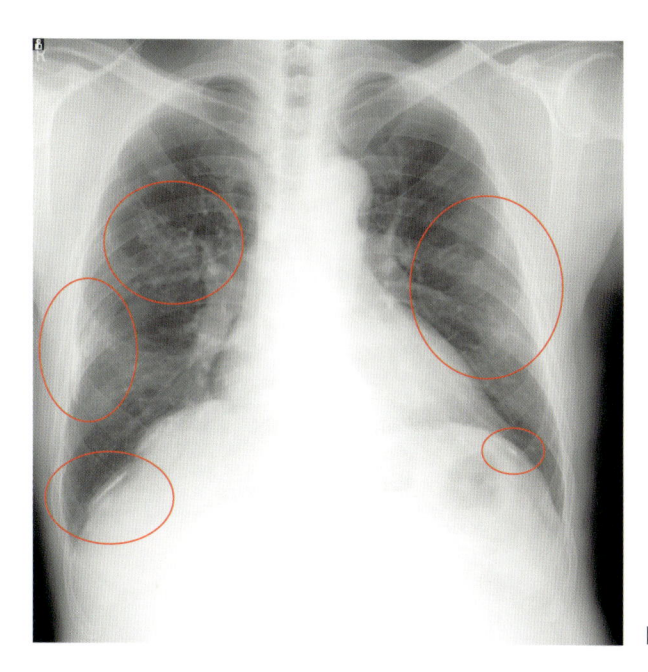

図1　胸部X線写真

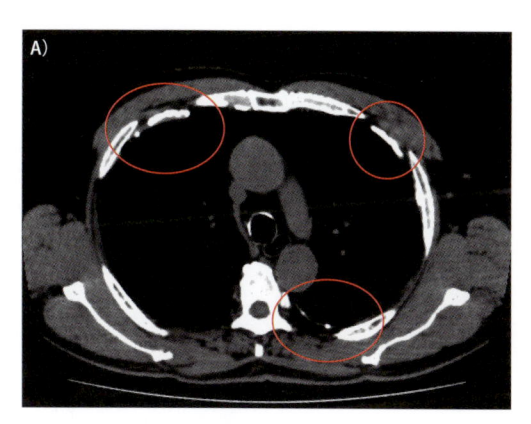
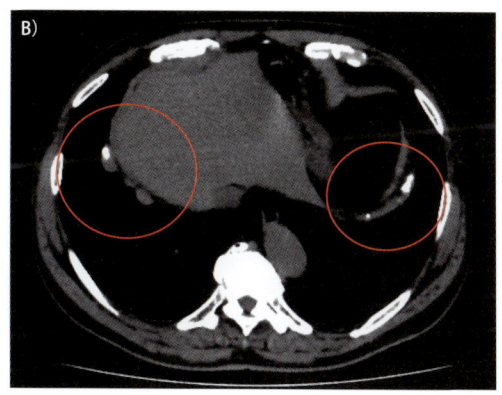

図2　胸部CT画像（縦隔条件）
A）奇静脈レベル，B）横隔膜直上レベル

10年ぶりに受けた検診で胸部の異常陰影を指摘された（図1, 2）．咳，痰，息切れ，発熱や体重減少はない．また，現役で植木職人をしており，タバコは吸わない．両側背部下部でかすかに late inspiratory fine crackles が聴取される．頸部リンパ節腫大，心雑音，ばち指や下腿浮腫はない．SpO$_2$ 95 %．図1, 2には病変（○）がみられている．

Q1 胸部X線で肺野にみられる病変（○）は何か？

Q2 追加で聴取する事項は何か？

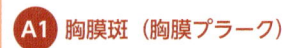

解答

A1 胸膜斑（胸膜プラーク）

A2 過去の職歴

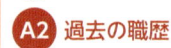

鑑別の難易度 **低** 中 高

疾患の概要

胸膜斑（胸膜プラーク，pleural plaque）は石綿によって生じる「壁側」胸膜の線維性肥厚である．石綿曝露後10年程度で出現し，20～30年以上経つと石灰化してくることが多い．これ自体は何の症状も生じず，悪性転化するわけでもないが，通常の環境中に存在する量を超える石綿を吸入したことを示す所見であり，これをみたら石綿関連疾患の発症に注意しなければならない．

石綿健康被害救済制度で指定される石綿関連疾患としては，悪性中皮腫，肺がん，間質性肺炎（石綿肺），びまん性胸膜肥厚がある．悪性中皮腫は胸膜に限らず，中皮が存在する部位であれば心膜や腹膜などにも発生し，悪性中皮腫と診断されれば石綿曝露歴が不明であっても同制度による救済の対象となる．その他の疾患は，肺組織や気管支肺胞洗浄液中の石綿繊維，胸膜斑，職歴などで石綿曝露を証明しなければならない．なお，びまん性胸膜肥厚は胸膜斑と全く異なる病態で，「臓側」胸膜の肥厚により拘束性換気障害を生じる．制度では規定されていないが，悪性腫瘍ではなくとも胸水が出現することがあり，良性石綿胸水と呼ばれる．ただし，経過が良性とは限らず，びまん性胸膜肥厚が続発することもある．これらの疾患は石綿の累積曝露量と関係するとされ，潜伏期間は非腫瘍性疾患では短く，腫瘍性疾患では長い（図3）．

本症例の肺病変は胸膜斑と考え，詳細に**過去の職歴を聴取**すると30歳代半ばまで17年間，金型の設計をしていたことがわかった．直接加工作業は行わず，石綿の使用は否定しているが，職場は鋳物工場群の中にあった．鋳物製造工場では耐火性を増すために，内装などに石綿が使われていた．また，耐熱防護服，耐熱手袋の素材としても石綿が使われていた．石綿の吹きつけ作業の禁止が1975年，石綿使用の全面禁止は2012年であり，それまでは大量の石綿に曝露していた可能性が高い．禁止以前から工場などに設置されているものは撤去の義務はないため，現在も少量の曝露は生じうる．

石綿は環境中に飛散することが知られ，石綿吹きつけ作業に従事していなくても石綿に曝露する可能性はあり，石綿関連工場の近隣住民に中皮腫が発生したこともある．石綿関連疾患のなかでも悪性中皮腫は，低濃度曝露でも生じる可能性があるが，一般環境のようなごく低濃度の曝露の影響は無視できるとされている．

【方針】
・石綿関連疾患の早期発見のための定期検診

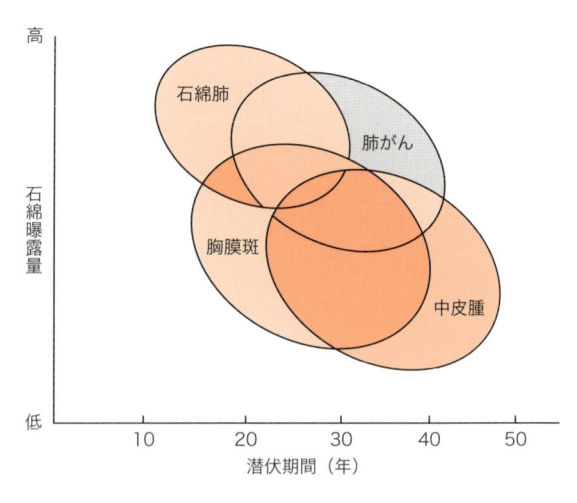

図3 石綿粉塵曝露量と潜伏期間
文献1より引用
石綿関連疾患のなかでも，非悪性腫瘍は潜伏期間が短い．胸膜斑（胸膜プラーク）や中皮腫は累積石綿曝露量が少なくても生じる可能性があり，石綿を扱う作業に直接従事していなくても出現することがある．胸膜斑や中皮腫をみたら，石綿曝露を疑って，現在だけでなく過去の症歴，職場や居住地の周辺環境も聴取すべきである．また胸膜斑がある患者の診療ではその他の石綿関連疾患の出現にそなえるべきである

臨床写真のポイント

胸膜斑では胸膜肥厚が，両側性にみられていることが鑑別点である．また，横隔膜中央，心膜などに病変が分布し，肺尖部や肋骨横隔膜角が保たれている点も胸膜斑に特徴的である．

慢性胸膜炎（結核の人工気胸術後，慢性膿胸，血胸治療後など）や，悪性腫瘍（悪性中皮腫，胸膜播種，骨髄腫，悪性リンパ腫）でも胸膜肥厚が生じるが，これらは一般に片側性で，肋骨横隔膜角にも病変が及ぶことが多く，横隔膜中央付近に病変が偏ることは少ない．

Take Home Message
● 胸膜肥厚をみたら，片側性かどうか，胸腔内での分布はどうかを確認する
● 職業関連疾患を考えた場合，現在の職業だけでなく過去の職業や，具体的に行っていた作業も聴取する
● 職業だけではなく，職場や住居の周辺環境にも注目する

文献
1) 寺園 淳：保健医療科学，67：268-281, 2018
2) Wolff H, et al：Scand J Work Environ Health, 41：5-15, 2015
3) 「Pleural disease, 5th Edition」（Light RW, eds），pp362-374, Lippincott Williams & Wlilkins, 2007

（村田研吾）

症例51. 70歳代，女性，数日前からの咳嗽と呼吸困難

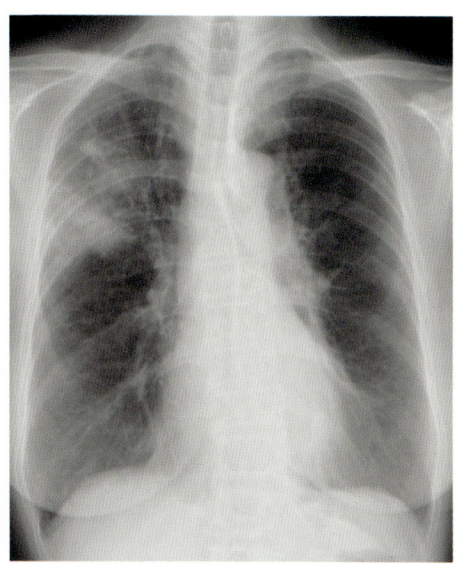

図1 初診時胸部単純X線

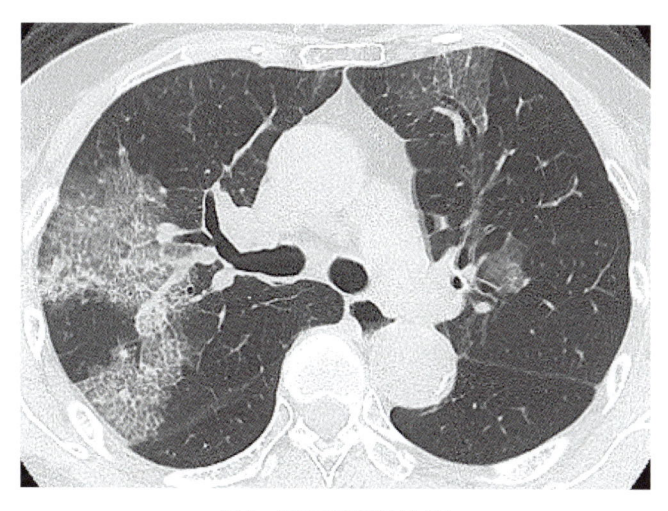

図2 初診時胸部単純CT

当院受診の3年前より気管支喘息の診断でステロイド／長時間作用型β刺激薬の吸入治療が行われていた．1カ月前に咳嗽が出現し前医を受診．胸部単純CTでびまん性汎細気管支炎が疑われ，クラリスロマイシンとカルボシステインが処方された．数日前から咳嗽と呼吸困難が増悪したため当院受診となった．受診時に発熱はなかったが，低酸素血症（SpO₂88％：室内気）を認めた．上に，前医初診時の胸部単純X線画像（図1）と胸部単純CT画像（図2）を示す．

Q1 この疾患の診断名は何か？

Q2 診断のために追加するべき検査は何か？

疾患の概要

薬剤性好酸球性肺炎の原因として頻度の高いものはアミオダロン，ブレオマイシン，カプトプリル，金製剤，メトトレキサート，フェニトインなどがある[1]．また，クラリスロマイシンやミノサイクリンなどの抗菌薬も報告がある[2]．薬剤性であれば薬剤中止のみで改善する場合もあるが，急速進行例や重症例ではステロイド投与を行う．

好酸球性肺炎は肺組織の好酸球浸潤を認める疾患群の総称である．原因は喫煙，粉塵吸入，薬剤性，蠕虫感染，真菌感染，特発性などさまざまである．好酸球性肺炎には急性経過を示す**急性好酸球性肺炎型**と亜急性・慢性の経過を示す**慢性好酸球性肺炎型**とがある．確定診断には**気管支鏡検査**が有用である．また，診断基準としては気管支肺胞洗浄液の好酸球分画増多（25％以上）が含まれる．急性好酸球性肺炎では末梢血好酸球数は発症後10～14日間で上昇する場合が多く，症例の半数で上昇しないため注意が必要である[3]．

本症例では，入院時の血液検査で好酸球数が4,690/μLと上昇していた．また，気管支肺胞洗浄液で著明な好酸球増多（93.7％）を認めた（図3）．1カ月前の胸部CTと比較して急性に陰影が出現していることやその後の経過から，クラリスロマイシンによる薬剤性好酸球性肺炎と診断した．クラリスロマイシンの休薬から3日後でも呼吸不全は遷延したため，経口ステロイド治療を開始したところ，すみやかに解熱し，画像所見や末梢血の好酸球数も正常化した．

臨床写真のポイント

胸部単純X線で右上中肺野概則にすりガラス陰影，左上肺野縦郭側，両下肺野にもすりガラス陰影を認める（図4）．胸部CTでは両上葉優位に小葉間隔壁の肥厚を伴う非区域性のすりガラス陰影を認める．急性好酸球性肺炎の胸部単純X線ではKerley A，Bラインが見えることもある．胸部CTでは小葉間隔壁の肥厚を伴うびまん性のすりガラス陰影や気管支壁肥厚，胸水貯留がみられる．慢性好酸球性肺炎は胸部単純CTでは末梢優位のコンソリデーションがみられ，陰影が移動することもある．

> **Take Home Message**
> - 好酸球性肺炎の急性期は末梢血の好酸球数は上昇していないことも多い
> - 薬剤性好酸球性肺炎を疑った場合は薬剤，健康食品，サプリメント，坐薬に至るまで病歴聴取が大事である
> - 気管支鏡検査は非感染性疾患では好酸球性肺炎の診断精度が高い

文献
1) 「薬剤性肺障害の診断と手引き 第2版」（日本呼吸器学会薬剤性肺障害の診断・治療の手引き作成委員会／編）メディカルレビュー社，2018
2) Ohnishi H, et al：Intern Med 43：231–235, 2004
3) Saraya T, et al：BMJ Case Rep, 2016：doi：10.1136/bcr-2016-217065, 2016

（小田未来）

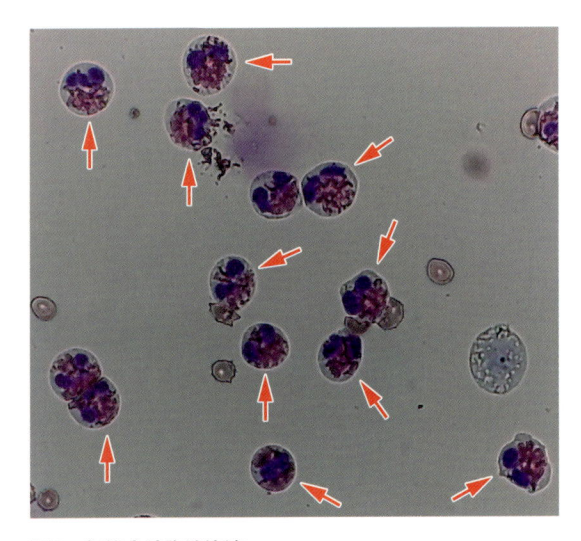

図3　気管支肺胞洗浄液
細胞質にヘマトキシリン・エオジン染色でピンク色に染まる顆粒をもつ好酸球（➡）が多数みられる

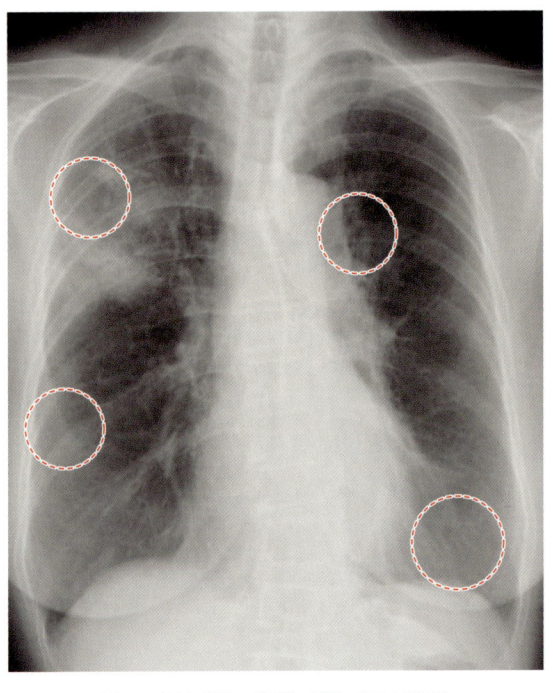

図4　すりガラス陰影（⬭）（図1再掲）

症例52. 60歳代，男性，発熱および右下肢疼痛

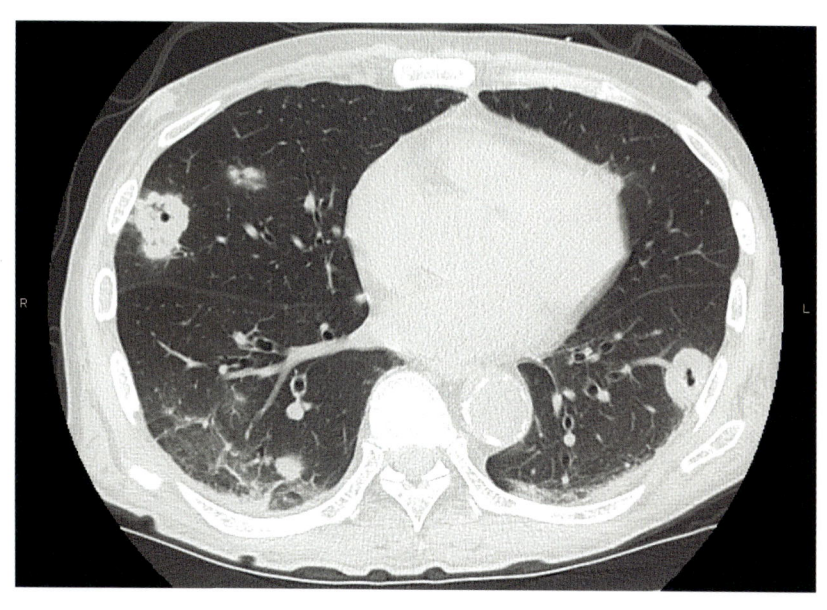

図1　胸部CT画像

糖尿病および慢性腎不全にて通院中．来院3週間前に家具の角で右下腿を打撲し受傷．自身で創部処置を行っていたが，改善が乏しいため1週間後に形成外科を受診した．その後，通院で創部処置を行っていた．同時期より37〜38℃台の発熱を認めていたが，特に抗菌薬加療は行われていなかった．2日前より食事摂取不良となり，形成外科受診時と変わらない38℃台の発熱と，同時に胸部X線にて両肺野に異常陰影を認め，当院呼吸器内科へ紹介受診となった．来院時に胸部CTを施行した（図1）．

既往歴：高血圧症，脂質異常症，2型糖尿病

喫煙歴：20歳〜10本/日

飲酒歴：焼酎2合/日

身体所見：体温38.1℃，脈拍96回/分，呼吸数18回/分，SpO₂ 94％，血圧142/68 mmHg，胸部聴診上副雑音なし，心雑音なし，両側下腿浮腫なし

血液検査：WBC 14,200/μL（Band 14.0％，Neu 75.5％，Eo 0.0％，Lymph 3.0％），CRP 18.17 mg/dL，D-dimer 0.05 μg/mL，プロカルシトニン 8.99 ng/dL

Q1 胸部CTの所見を述べよ．

Q2 その所見から考えられる鑑別疾患は何か？

その後の経過

右下腿創部の感染に併発した**敗血症性肺塞栓症**と診断し，メロペネム＋バンコマイシンの抗菌薬投与を開始．**血液培養2セット**（4本中4本）および創部培養より*Klebsiella pneumoniae*が分離され，セフトリアキソン＋メトロニダゾールにde-escalationし，計4週間投与を行った．

疾患の概要

敗血症性肺塞栓症は，敗血症に伴う菌塊が塞栓子となって，末梢肺動脈に塞栓を起こし，結果として肺梗塞をきたす疾患である．感染性心内膜炎や感染性静脈炎が原因となることが多く，近年ではカテーテルや心臓ペースメーカー感染による発症が増加している．本疾患の頻度は低く，症状は非特異的なため，診断が困難なことも多い[1]．起因菌は黄色ブドウ球菌が60%程度を占める[2]．

特徴的な画像所見が診断に有用であり，胸部CTで**feeding vessel**を有し空洞を伴う**末梢性多発結節影**を認める．結節が空洞化する原因は，塞栓によって血流が途絶して無菌性壊死を生じることと，塞栓組織に二次的に感染を併発するためとされる．結節影の分布（図2）は，胸膜に結節があり病変分布に偏りがない，血行性病変を示唆するランダムパターンである[3]．

臨床写真のポイント

feeding vesselを有し空洞を伴う末梢性多発結節影を認め，結節影の分布はランダムパターンを示す（図3）ことから，敗血症性肺塞栓症と診断した．

Take Home Message
- 感染源の検索のため必ず2セット以上の血液培養を行う
- 合併症検索として感染性心内膜炎のチェックを忘れずに
- 結節の基本的な分布パターンや敗血症性肺塞栓症の特徴的な胸部CT所見を知ろう

文献

1) Cook RJ, et al：Chest, 128：162–166, 2005
2) Takayanagi N, et al：Respiration, 80：98–105, 2010
3) Gotway MB, et al：Radiol Clin North Am, 43：513–542, viii, 2005

（小川ゆかり）

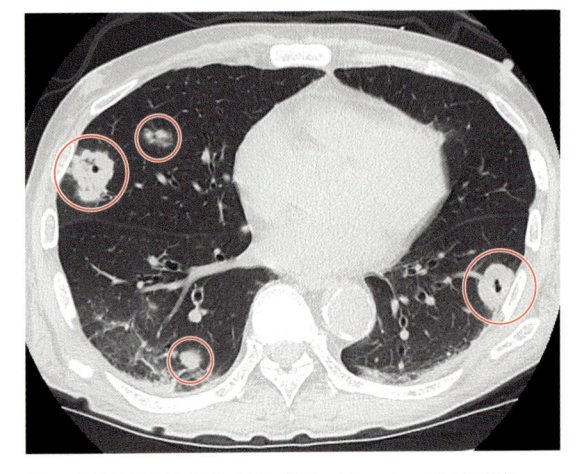

図3 両肺野の結節影（ランダムパターン，図1再掲）
〇に，feeding vesselを有し空洞を伴う末梢性多発結節影がみられる

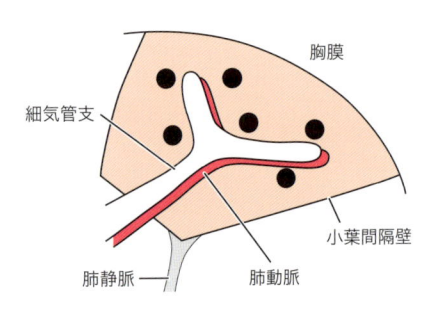
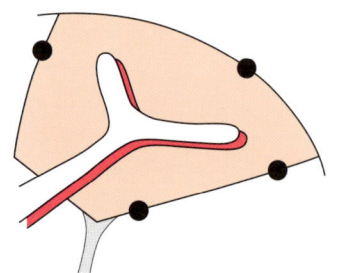
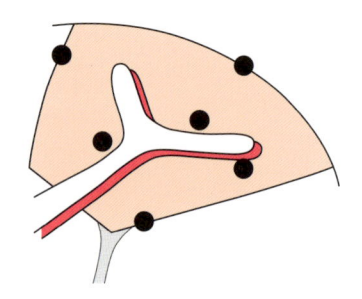

A）小葉中心性パターン
≒気道病変

B）小葉辺縁パターン
≒リンパ病変

C）ランダムパターン
≒血行性病変

図2 結節の基本分布パターン
文献3を元に作成

症例53. 80歳代，女性，発熱，食思不振，倦怠感

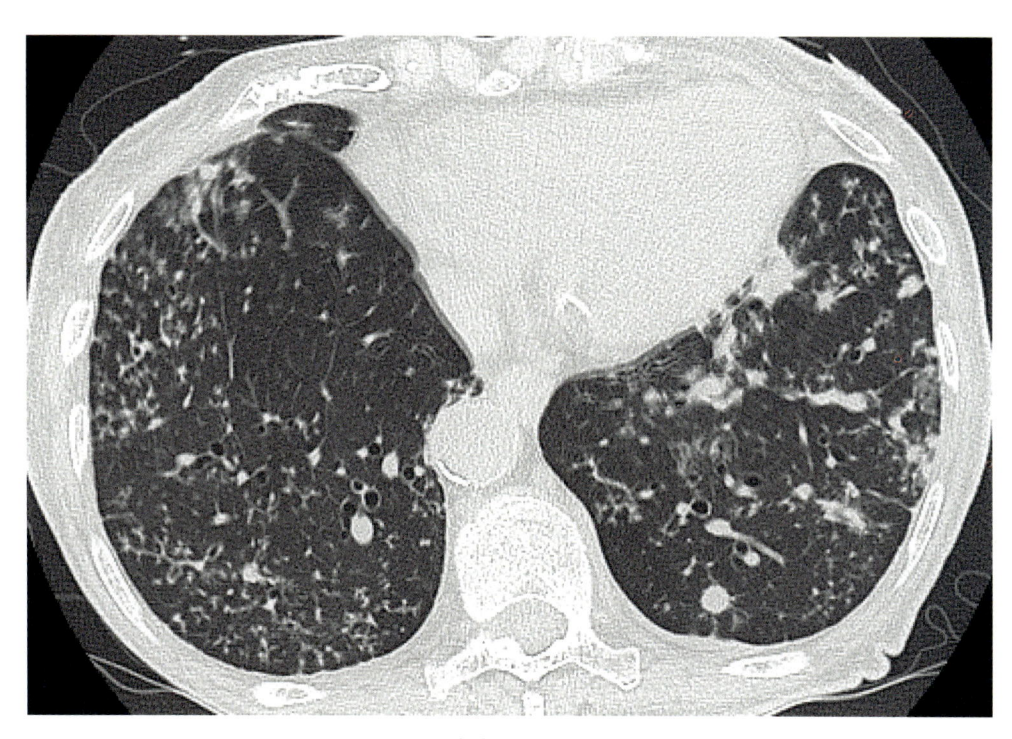

図1　来院時胸部CT画像

誤嚥性肺炎で前医にかかり2カ月前から入院中の80歳代女性．抗菌薬治療でいったん肺炎は軽快したが，1カ月ほど前に再び39℃台の発熱を認めタゾバクタム・ピペラシリンの投与を開始した．しかしその後も37℃台の微熱が持続し，1週間前から食思不振，倦怠感を認めた．胸部画像検査で肺異常陰影の増強を認め，精査加療目的で当院に紹介受診となった．

当院入院時，意識JCS I-3，体温37.6℃，呼吸数14回/分，SpO₂ 95％（室内気下），胸部聴診では両側中下肺野を主体に湿性ラ音を聴取する．

【血液検査所見】WBC 5,600/μL，CRP 3.62 mg/dL

Q1 図1から考えられる疾患は何か？

Q2 まず行う対応は何か？

Q3 診断に必要な検査は何か？

A1 肺結核

A2 接触者のN95マスク着用，患者のサージカルマスク着用，陰圧室管理などの感染防止策を行う

A3 抗酸菌塗抹（3回提出）・培養検査，結核菌核酸増幅同定検査（PCR法など）

鑑別の難易度 **低** 中 高

疾患の概要

疫学情報センターのホームページ[1] によると，結核の罹患数は年々減少傾向にはあるものの，2017年の新登録患者は16,789人（罹患率：10万対13.3）であり，日常診療で遭遇することは決して珍しくはない感染症の1つである[2]．また新規登録患者のうち70歳以上の高齢者が占める割合は6割以上となっており，これは戦後間もない頃，結核が蔓延していた時期に感染したが発症はせず，高齢となったため免疫能低下などにより発症する**二次結核**（内因性再燃結核）が多いためと考えられる[2]．本症例の場合は若年期に肺結核を発症していたことが，病歴聴取からわかった．

診断の手がかりとなる自覚症状は咳嗽，喀痰，発熱などであるが，高齢者では呼吸器症状は認めず，食思不振や体重減少，倦怠感などの**全身症状**のみのことも多い．いずれも結核特有の症状ではないが，これらの症状が"長引く"ことが結核をさらに疑うものとなる．

もう1つの手がかりとなるのは画像検査である．特にHRCT（high-resolution CT：胸部高分解能CT）は有用であるが，その画像所見は多彩である．典型的には①区域性の浸潤影やすりガラス影，②病変内部の空洞影や気管支拡張像，③境界明瞭な小葉（細葉）中心性粒状影，分岐状影（tree-in-bud pattern）（図2）などである．また，頻度は多くないもの，内部壊死を伴う肺門・縦隔リンパ節腫脹や胸水がみられることもある[3]．ただし長い経過での悪化や，肺気腫などの既存肺構造が変化している場合などで，これらの所見がみられないこともしばしばあるため，HRCTで特徴的な所見がなくとも結核が否定されるわけではない．

臨床写真のポイント

図2を参照．

▶▶：境界明瞭な粒状影・分岐状影が，胸膜や静脈に囲まれた領域（小葉）などから一定の距離離れて分布してい

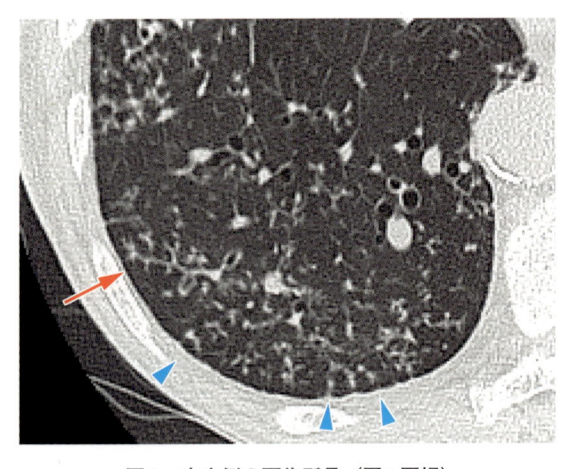

図2　本症例の画像所見（図1再掲）

る（小葉中心性分布）．

➡：呼吸細気管支レベル以下の末梢気道内腔を充填する細かな分岐状影（tree-in-bud pattern）．

【処方例】（標準療法）
・リファンピシン（RFP，リファジン®）：1回10 mg/kg/1日1回
・イソニアジド（INH，イスコチン®）：1回5 mg/kg/1日1回
・ピラジナミド（PZA，ピラマイド®）：1回25 mg/kg/1日1回
・エタンブトール（EB，エブトール®）：1回15 mg/kg/1日1回
RFP＋INH＋PZA＋EBの4剤併用で2カ月治療後，維持期はRFP＋INHを4カ月継続し，全治療期間は6カ月（180日）とする（PZAを除いて9カ月治療するいわゆるB法は，現在はあまり推奨されない）．

Take Home Message

● 長引く咳嗽，微熱や体重減少などの全身症状を認める場合は，結核を疑ってみる
● CTでの特徴的な所見を知っておく，ただし特徴的な所見がなくても結核を否定しない

文献
1) 疫学情報センターホームページ
http://www.jata.or.jp/rit/ekigaku/toukei/nenpou/
2) 「画像と病理から学ぶ結核・非結核性抗酸菌症」（德田　均，他／著），克誠堂出版，2016
3) 「肺HRCT　原書5版」（Webb WR／著，西村直樹／監，松迫正樹，仁多寅彦／監訳），丸善出版，2016

（大熊康介）

症例54. 80歳代，男性，労作時呼吸困難

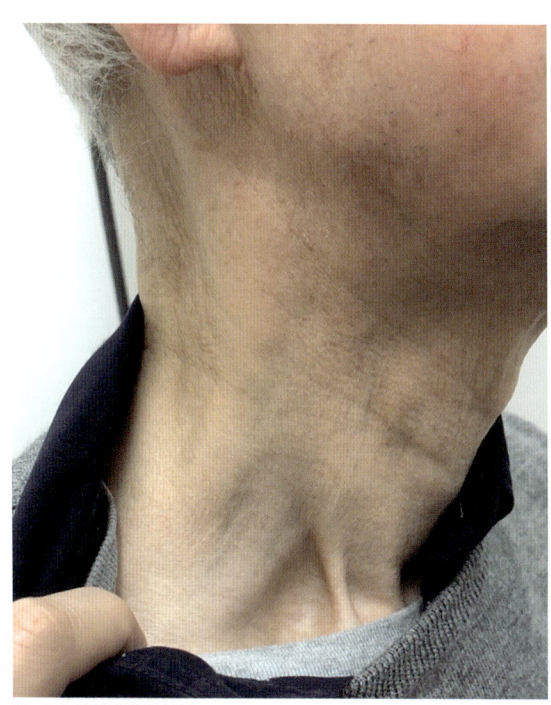

A）1カ月前安静吸気位

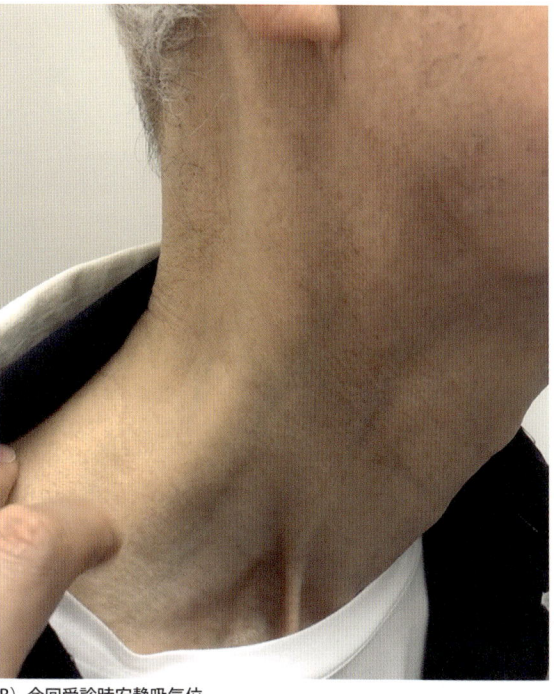

B）今回受診時安静吸気位

図1　頸部所見

3カ月前に特発性間質性肺炎の急性増悪をきたし，ステロイド加療（prednisolone：PSL）が開始され，以降漸減し，PSL 6 mg/日およびST合剤（バクタ®1錠/日）を内服していた．定期診察時に「何だか調子悪いよ，先生」と訴えがあり，詳細を聞くと，訪問リハビリテーション時の体操時の息切れが強くなり（修正MRC 4），咳が増えたということだった．発熱はなかった．診察室の入室直後のSpO_2は88％（室内気）と低下していたが，安静後のSpO_2は95％で以前と変化がなかった．1カ月前の定期受診時の頸部所見（図1A）と今回受診時の頸部所見（図1B）を示す．

Q1 この患者に何が起こっている可能性が高いか？

解答

A1 間質性肺炎の急性増悪

鑑別の難易度 低 **中** 高

疾患の概要

1) 間質性肺炎の既往があれば，再増悪を頭におく

間質性肺炎（特発性または二次性）症例は，病勢をコントロールする目的で，抗炎症効果を狙いステロイドや免疫抑制薬，もしくは抗線維化薬が開始される場合がある．本症例は，抗線維化薬を一時導入していたが，食欲が低下したため中止となっていた．早期の発見と治療には画像所見（図2）や呼吸機能検査のみならず，身体診察を行い，**身体所見のわずかな変化**を同定することも重要である．

2) 呼吸補助筋観察の重要性

間質性肺炎やうっ血性心不全において，急性もしくは慢性的に呼吸状態が悪化した際に，安静呼吸時も**呼吸補助筋**が動員される[1]．安静呼吸時の呼吸補助筋の活動は，間質性肺炎の急性増悪だけでなく，比較的症状の乏しい亜急性～慢性増悪症例で顕在化している場合がある．普段の頸部所見を動画にて保存しておき，比較するのも診断に有用だろう．また，安静時よりも労作時の低酸素血症が先行するため，本症例のように入室直後のSpO_2を測定するように心がけておく．

斜角筋（scalene muscle：Sc）は最大の呼吸補助筋で，吸気において最も早い時相で動員される[2]．肺気腫の場合でも間質性肺炎の場合でも同様である．胸鎖乳突筋（sternocleidomastoid：SM）の肥厚（患者自身の親指よりも太い）は肺気腫患者でも顕在化しない場合がある．

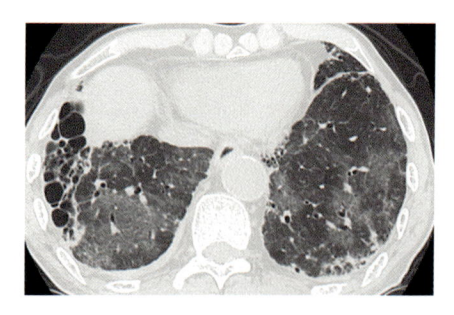

図2　今回受診時の胸部CT画像
1カ月前には認めなかった肺底部のすりガラス影が出現している

臨床写真のポイント

胸郭とその上下（横隔膜と頸部の呼吸補助筋）の動きを観察する（図3）．呼吸補助筋の観察は時系列での比較が重要である．

> ### Take Home Message
> - 呼吸補助筋は間質性肺炎やその他の呼吸器疾患の増悪を示唆する場合がある
> - 聴診に加えて呼吸補助筋を観察することは，症状の乏しい亜急性から慢性の進行においても診断に有用である

文献

1) Kishaba T：Respir Investig：doi：10.1016/j.resinv.2019.02.003, 2019
2) Thompson WT Jr, et al：Arch Intern Med, 113：856-865, 1964

（三倉　直）

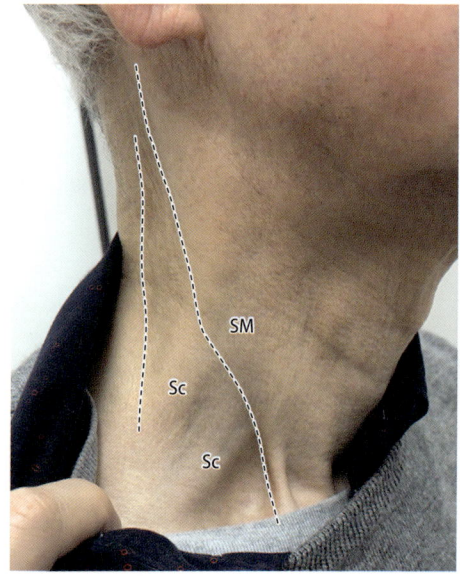

A）1カ月前安静吸気位

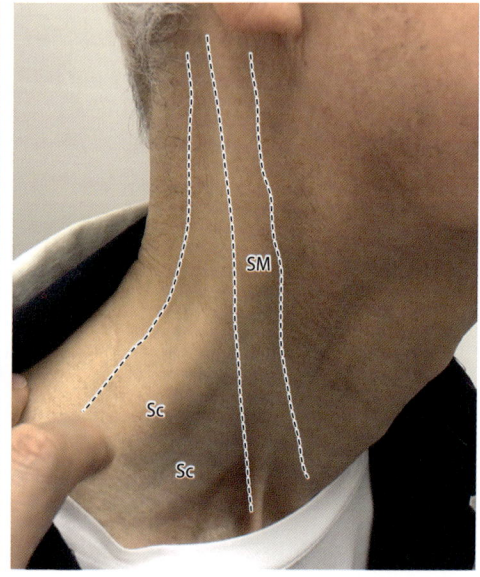

B）今回受診時安静吸気位

図3　安静吸気位での頸部の視診所見（図1再掲）
急性増悪前と比較して斜角筋（Sc）や胸鎖乳突筋（SM）を使用している

症例55. 70歳代，女性，微熱，咳

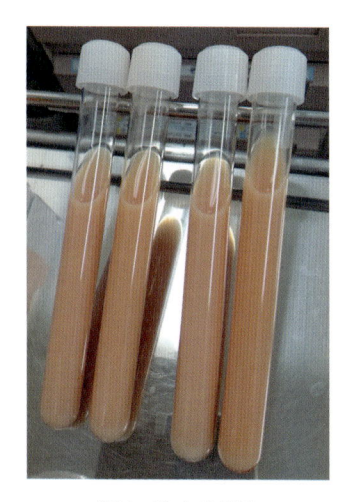

図1　胸水の外観

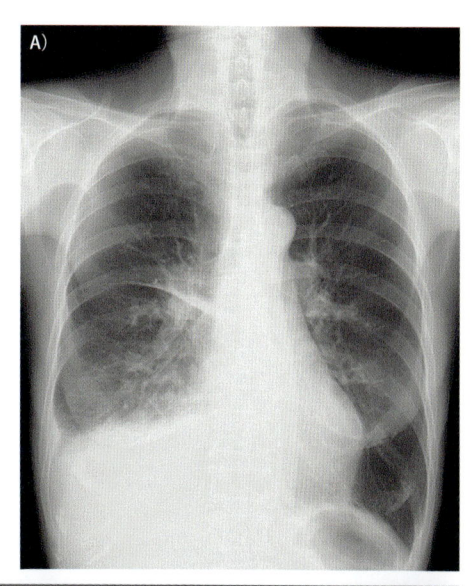

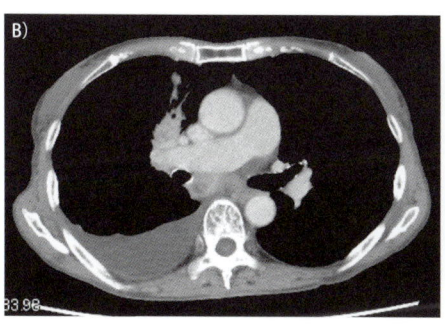
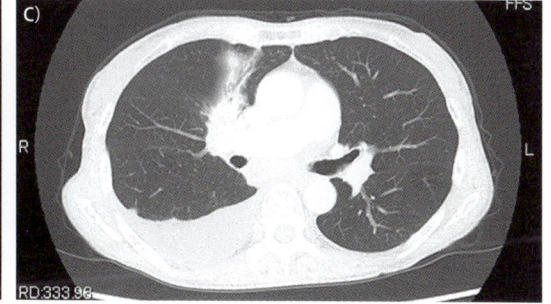

図2　胸部画像所見　A）X線画像　B，C）CT画像

【現病歴】
微熱，湿性咳嗽が出現したため，近医を受診し，漢方薬を処方された．しかし症状が2カ月持続したため，再度受診しCTを施行したところ，縦隔リンパ節腫大，右胸水貯留を認め当院紹介受診（図1，2）.
【既往】急性虫垂炎，緑内障，骨粗鬆症
海外渡航歴：なし，粉塵吸入：なし，喫煙歴：なし
内服：大建中湯，安中散，麻子仁丸，リセドロン酸ナトリウム，エルデカルシトール
【身体所見】
意識清明，呼吸数22回/分，体温38℃，血圧124/80 mmHg，脈拍80回/分，SpO$_2$ 98 %
（室内気）呼吸音：右で低下，胸水外観：（図1）胸部画像：（図2A〜C）

Q1 胸水の性状と鑑別診断は何か？

Q2 最終診断は何か？

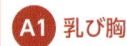

解答

A1 乳び胸

A2 結核性縦隔リンパ節炎

鑑別の難易度　低　中　**高**

疾患の概要

胸管を通過する乳白色のリンパ液を**乳び**と呼ぶ．乳びは脂肪成分に富むため乳白色を呈する．何らかの原因で胸管が損傷し，胸腔内に乳びが漏出したものが**乳び胸水**である．

トリグリセリド（胸水）≧110 mg/dLかつ総コレステロール（胸水）/ 総コレステロール（血清）＜1であれば，乳び胸水と診断できる．トリグリセリド（胸水）が50〜110 mg/dLであっても，胸水のリポタンパク分析でカイロミクロンを発見できれば，乳び胸と診断される．乳び胸と診断できたら併行して合併症や原因疾患の評価を行っていく．乳び胸の原因は外傷性と，**表**に示すような非外傷性に分かれる．

本症例は，胸部X線（**図2A**）で右胸水と葉間胸水を認め，また胸部造影CT（**図2B，C**）では右肺門，**縦隔リンパ節腫脹**と末梢側のコンソリデーションを伴っており，原発性肺癌と癌性胸水が疑われた．しかしながら発症から3カ月後に施行した胸腔鏡下右縦隔リンパ節生検で悪性所見は認めず，類上皮細胞性肉芽腫を複数認めた．また，縦隔リンパ節生検の術中所見で#7リンパ節を郭清時に，乳び胸の原因と思われる拡張したリンパ管を認めた（**図3** ⇨）．

Ziehl–Neelsen染色や培養検体で抗酸菌が検出されなかっ

たが，肉芽腫の中心部は壊死や膿瘍形成を示した点，後に出現した右胸水はリンパ球優位の滲出性胸水で胸水中ADA高値，と結核性胸膜炎を示唆する所見を認めた点を踏まえ，**結核性縦隔リンパ節炎**と診断した．抗結核薬（イソニアジド＋リファンピシン＋エタンブトール＋ピラジナミド）で治療を開始したところ，臨床症状の軽快とともにリンパ節の縮小と胸水の消退を確認した．結核性縦隔リンパ節炎が乳び胸の原因となった1例を経験した．

臨床写真のポイント

乳白色の胸水を見たら，乳び胸や偽性乳び胸を考える．乳び胸であった場合，鑑別疾患は悪性腫瘍から感染症，炎症性疾患などの非外傷性のものや外傷性のものまで多岐にわたるため，引き続き組織検体や培養検体の採取を検討していく．

> ### Take Home Message
> ● 乳白色の胸水をみたら乳び胸かどうかを確認する
> ● 乳び胸の原因には外傷性，非外傷性など多岐にわたる
> ● 縦隔リンパ節腫脹の原因検索には，外科的生検を含め組織検体の採取を積極的に検討する

文献

1) 上田哲也，他：Kekkaku，79：349–354，200
2) Hefter JE, et al：Etiology, clinical presentation, and diagnosis of chylothorax. UpToDate, 2018

（本多紘二郎）

表　乳び胸の原因（非外傷性）

悪性疾患	リンパ腫（乳び胸の約11〜37％を占める），肺癌 縦隔癌，慢性リンパ性白血病，カポジ肉腫， 多発性骨髄腫，転移性腫瘍， 閉塞性縦隔悪性腫瘍による上大静脈症候群， リンパ管平滑筋腫症（LAM）
非悪性疾患	Castleman病，縦隔の良性腫瘍， 良性腫瘍または大動脈瘤による上大静脈症候群， サルコイドーシス，Yellow nail syndrome， ヒストプラズマ症，結核，胸部照射， 鎖骨下静脈血栓症，大動脈瘤，甲状腺腫， 腹部または後腹膜の乳び， 結合組織障害（例，全身性エリテマトーデス）， 肝硬変，心不全，ネフローゼ症候群，ヌーナン症候群， ダウン症，ターナー症候群， リンパ系の先天性または特発性障害またはリンパ管伝導障害， ワルデンストレームマクログロブリン血症， アミロイドーシス，フィラリア症，胸管嚢胞， 収縮性心膜炎，ベーチェット症候群，POEMS症候群， IgG4関連胸膜疾患，局所性腸炎
特発性	乳び胸の6〜14％は特発性

文献2を元に作成

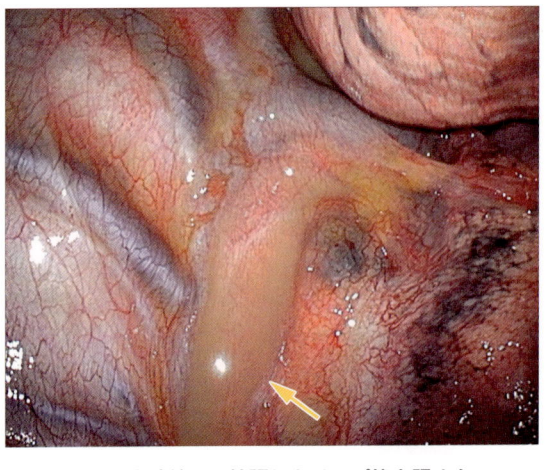

図3　胸腔鏡で，拡張したリンパ管を認めた

症例56. 70歳代，女性，労作時呼吸困難

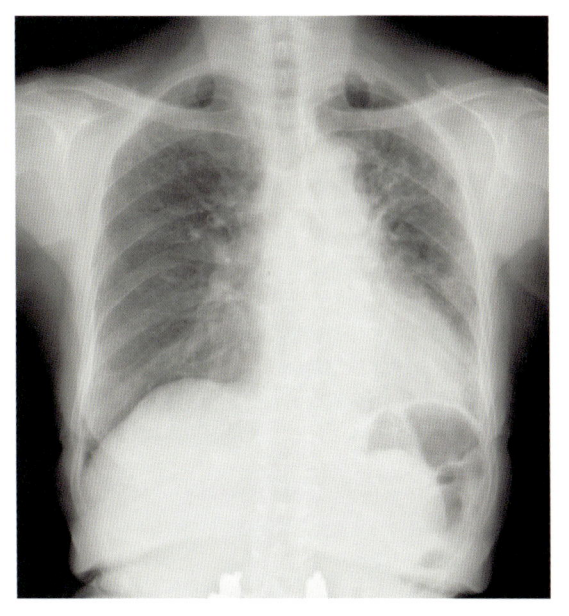

図1 胸部X線画像

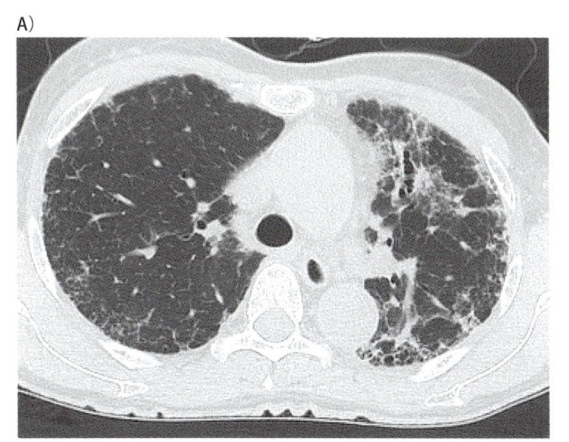

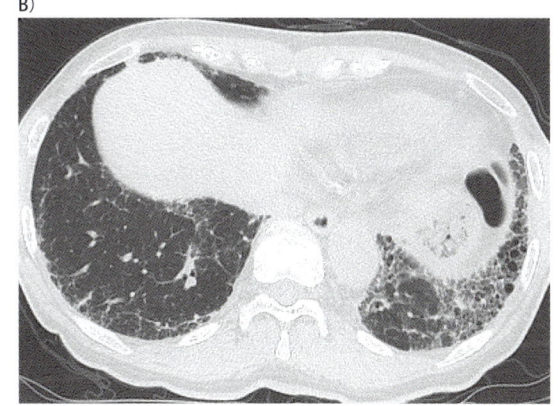

図2 胸部単純CT画像

当院初診の6カ月前より咳嗽と労作時呼吸困難を認め，その後徐々に症状が悪化した．喫煙歴はなく，ペット飼育歴なし．加えて石綿，粉塵曝露歴もなく，内服やサプリメント摂取歴もなし．また年に1回必ず大掃除をしている．家族歴として，母親が間質性肺炎で他界している．両下肺野背側にfine cracklesを聴取し，血液検査ではLDH，KL-6，SP-Dの上昇を認め，肺機能検査では拘束性換気障害を認めた．来院時の胸部X線画像（図1）とCT画像（図2）を示す．

Q1 病歴，画像から考えられる疾患をあげよ．

Q2 確定診断のために追加で行うことをあげよ．

A1 特発性間質性肺炎，慢性過敏性肺炎

A2 気管支鏡検査などの病理学的評価，必要に応じて抗原隔離

鑑別の難易度 低 **中** 高

疾患の概要

当院入院3年前より他院CTにより**特発性間質性肺炎**（分類不能型）を指摘されており，入院6カ月前から徐々に労作時呼吸困難が悪化したため，入院2カ月前に他院で経気管支鏡下凍結生検（クライオバイオプシー）が行われた．病理学的所見としてヘマトキシリン・エオジン（H-E）染色で気管支周囲の肉芽腫や多核巨細胞，またリンパ球性胞隔壁炎を認め，**慢性過敏性肺炎**と暫定診断されたが，特発性肺線維症が否定できない状況であった．また前医の気管支肺胞洗浄液はCD4/8比2.8と上昇を認め，培養検査の結果はすべて陰性であった．

当院紹介後は慢性過敏性肺炎を考え，抗原隔離目的で入院となった．入院時の肺胞気動脈血酸素分圧較差（A-aDO$_2$）は12.8 mmHgであったが，2週間の抗原隔離のみで−4.4 mmHgまで改善した．しかし24時間の試験外泊後，画像所見の変化はなかったが，咳，呼吸困難の増悪を認め，A-aDO$_2$は23.8 mmHgへ開大した．すなわち，

① A-aDO$_2$の数値が10 mmHg以上の開大

② 咳，呼吸困難といった自覚症状の増悪

を認めたため，自宅に吸入抗原があると判断し，**環境調査**を行った（図3）．自宅の窓はほぼすべてブラインドで覆われていた．本患者は日本舞踊を教えており，生徒から貰った物が捨てられないという理由で新旧入り交じった造花が家の至るところに置かれていた．また毎年大掃除をしてい

るとのことであったが，ブラインドや造花の裏側は全く清掃していないことが判明し，そこにはまるで雪が積もっているかと一瞬錯覚するような厚みのある白い埃が積み重なっていた．自宅は木造築30年であり，部分的ではあるが30年間1度も清掃をしていなかったと考えられる．その後造花はすべて処分し，ブラインドは業者介入のうえですべて清掃を施行したところ，環境調整後の呼吸状態は改善した．

以上より組織学的所見と環境調査により自宅の清掃が不十分なために引き起こされた慢性過敏性肺炎と診断した．

臨床写真のポイント

胸部単純X線（図1）：左側優位の網状影，すりガラス影を認めている．また左肺の容積減少を認める．

胸部単純CT（図2）：左側優位の網状影，すりガラス影を認めている．さらに左側優位に牽引性気管支拡張像，胸膜直下や肺底部には蜂巣肺を認めており，いずれも特発性肺線維症に特徴的な所見であるが，線維化所見や蜂巣肺は慢性過敏性肺炎でもみられることがある．

Take Home Message
- 特発性間質性肺炎と慢性過敏性肺炎の病理学的・血清学的鑑別はしばしば困難である
- 両者の鑑別として，自宅環境調査が診断に有用となることがある
- 検査所見も大事だが，病歴聴取や身体所見，必要なら自宅の環境調査も行うといった，「自分の身体で患者の情報をかき集める」という心掛けが重要！

文献
1) Ohtani Y, et al：Chest, 118：1382-1389, 2000
2) 稲瀬直彦：日本内科学会雑誌, 103：2269-2274, 2014

（高倉裕樹）

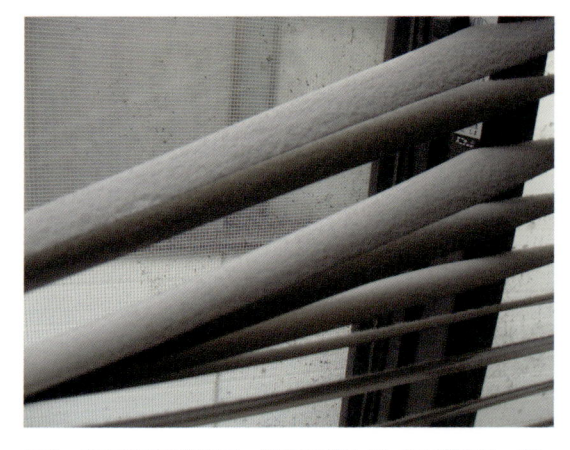
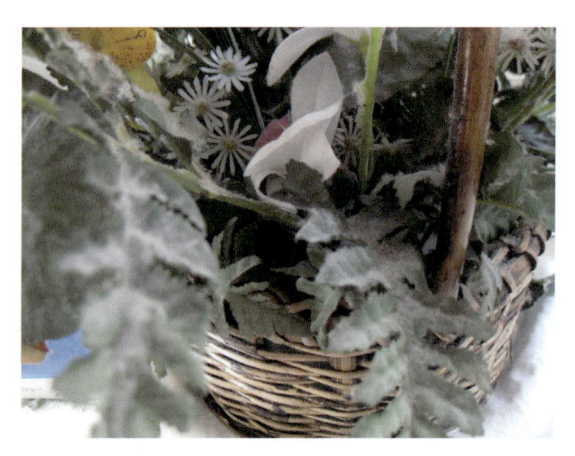

図3 自宅環境調査にて．自宅のブラインドや造花の一部．
一見，自宅の中は清掃が行き届いているかに見えたが，造花の一部やブラインドの裏側をのぞき込むと30年間1度も清掃されていない部位に白い埃が厚く積み重なっていた．

症例57. 60歳代後半，男性，関節痛

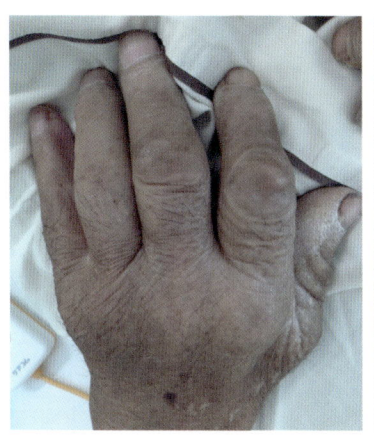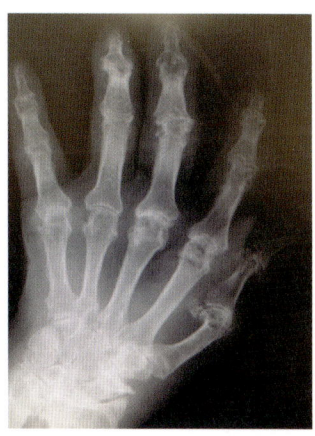

図1　手指の単純X線写真

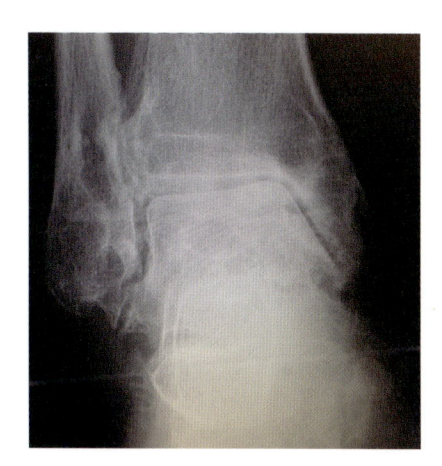

図2　腓骨遠位のX線写真

友人が自宅を訪問したところ，動けなくなっている患者が発見され，病院に救急搬送された．高血圧を指摘されたことがあるが定期通院せず，常用薬はない．バイタルサインは体温含め異常なく，身体所見上，両肘・両手首・両手指・両足首・両足趾関節に圧痛と腫脹を認めたが，他に異常は認めなかった．単純X線では，上の写真のように手指（図1），および足指に変形と脱臼，骨びらんを認めた．また，腓骨遠位にも骨びらんがみられた（図2）．

【病歴・経過】

職業は漁師で，連日魚介類を食べ，酒を呑む生活を数十年来送っており，約10年前から手を含め，関節の痛みと腫脹を自覚し，仕事に支障をきたしていた．

Q1 関節炎のパターンは何というか？

Q2 X線の腓骨遠位の骨びらんの形状を何というか？

文献
1) McQueen FM, et al：Nat. Rev. Rheumatology, 8：173-181, 2012
2) 「Harrison's Principles of Internal Medicine, 18th edition」 (Longo DL, et al, eds), pp2818-2827, 2012
3) Taylor WJ, et al：Arthritis Care & Research, 67：1304-1315, 2015
4) Gutierrez M, et al：Rheumatology (Oxford), 54：1797-1805, 2015

（蓑田正祐）

解答

A1 慢性対称性多関節炎

A2 辺縁硬化を伴う overhanging edge

鑑別の難易度 低 **中** 高

疾患の概要

　化膿性関節炎を除外する目的で血液培養・関節液培養を行い，いずれも陰性であった．関節液検鏡で尿酸結晶を確認し，最終的に**慢性痛風**による**慢性対称性多関節炎**の診断に至った．

　本症例は，アルコール多飲かつ魚介類摂取を長期間続けたことで高尿酸血症をきたし，血液中から溢れ出した尿酸が関節・骨・腱で結晶化した例である．痛風結節を形成，痛風結節内でくり返される炎症性サイトカイン活性化や尿酸結晶の骨への接触により破骨細胞が活性化し，骨吸収を促進することで骨びらんを生じたと考えられる[1]．

　慢性多関節炎をきたす疾患の代表例は関節リウマチであるが，上記機序により痛風も慢性多関節炎をきたすことがある（図3）[2]．

　他の慢性多関節炎をきたす疾患との鑑別で最も重要なのは，関節液における痛風結晶の証明である．痛風結晶沈着による骨破壊機序から理解できるように，関節面だけでなく関節面から離れた部位でも骨びらんを生じる点（overhanging edge）も鑑別の一助になる〔odds ratio 2.39（1.26～4.90）〕．また，超音波検査でのdouble contour signも痛風の補助診断として役立つ〔odds ratio 7.23（3.47～15.04）〕[3]．

　Double contour sign（図4）は，関節ヒアリン軟骨の表面辺縁上に認める高エコー帯のことで，超音波の角度によらず観察でき，軟骨接合部との識別が可能なもの（高エコー帯の連続性や整／不整は問わない）と定義されている．関節液中の尿酸結晶や痛風結節が関節軟骨に沈着し，関節軟骨を覆っている状態を反映している[4]．

臨床写真のポイント

　関節面に生じる関節リウマチの骨びらんと異なり，痛風による骨びらんは関節面だけでなく関節面から離れた部位でも生じる．

　特異度が高い所見であり，「overhanging edge を認めない＝痛風関節炎は否定」ではないことを強調したい．

Take Home Message
● 患者背景から慢性多関節炎の鑑別に慢性痛風もあげる
● 痛風診断のゴールドスタンダードは，関節液中の痛風結晶の証明と他疾患の除外である
● 痛風診断の傍証となり得るものとして，X線上の特徴的な骨びらん（辺縁硬化伴う overhanging edge）や，超音波検査での double contour sign がある

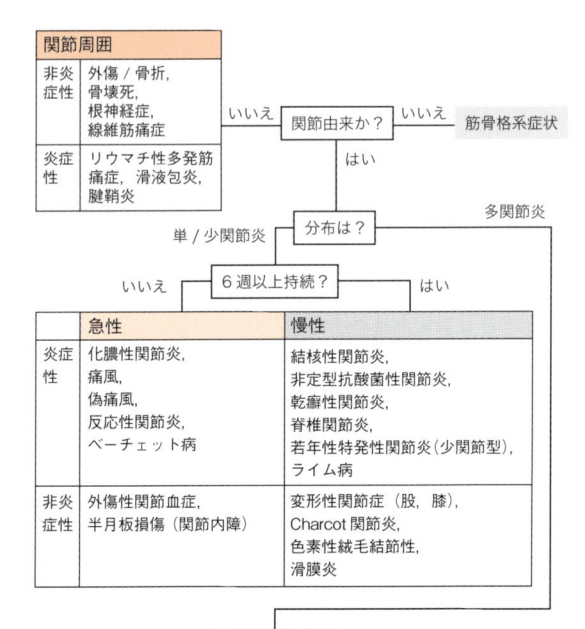

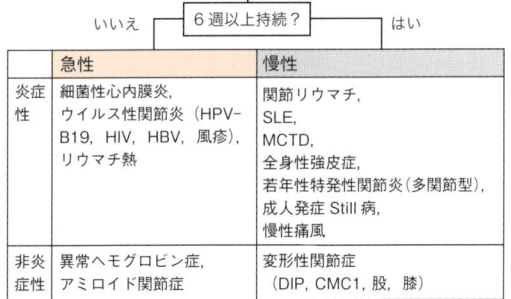

図3　関節炎アルゴリズム
急性関節炎は慢性関節炎の，単／少関節炎は多関節炎の初発症状のことがある．文献2を元に作成

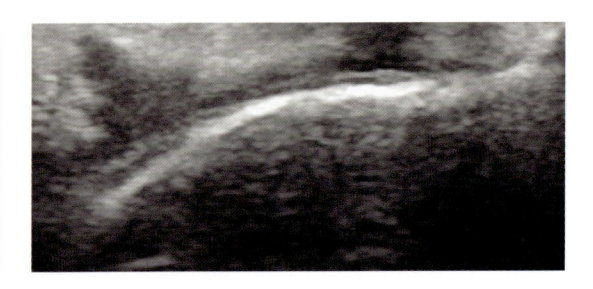

図4　足関節エコーの double contour sign
諏訪中央病院 須田万勢先生のご厚意による提供

症例58. 50歳代，男性，全身痛

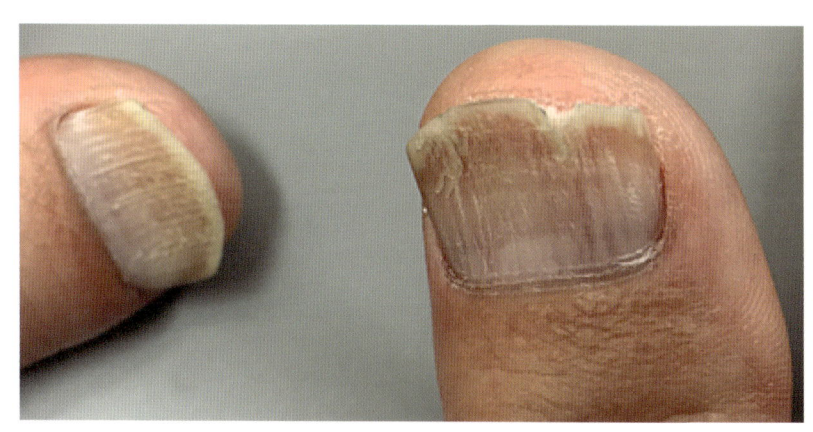

図1　両母指

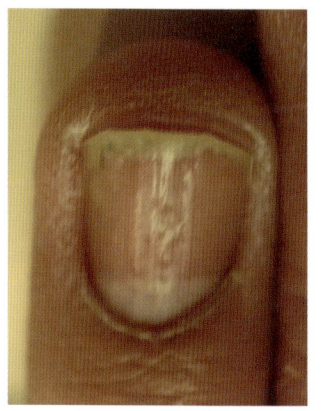

図2　右手第2指

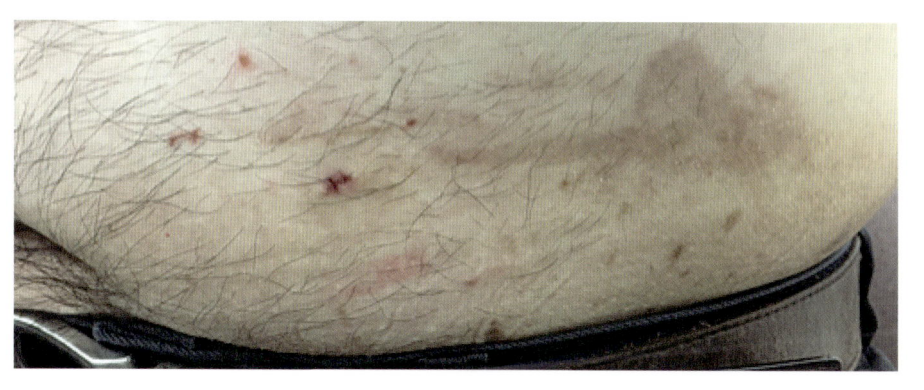

図3　腹部（臍左側）

来院5カ月前から動かしはじめや夜間に，両鼠径部付近の突っ張る感じを自覚．臀部・大腿・腰部にも同様の症状が出現．2カ月前から両肩・両膝痛と，腰のベルトがあたるラインに沿って皮疹が出現したため受診した．腰痛は生来認めず，性交渉は数年行っておらず，皮膚疾患の家族歴は認めない．頭頸部・胸部診察で異常は認めず．股関節内旋時痛，肩と膝関節に圧痛を認めるも，他関節に異常は認めなかった．上の写真に示すように爪の異常（図1，2）と臍左側に帯状の皮疹（図3）を認めた．

【病歴・経過】
血液検査ではCRP 4.06 mg/dL，血沈69 mm/時と炎症反応高値を認めたが，HIV抗原抗体・リウマチ因子含め他に異常は認めなかった．MRIで両側股関節に液体貯留と両側大腿骨転子部の大殿筋付着部に高信号を，腹部皮膚生検で乾癬様皮膚炎所見を認めた．

Q1 本症例の爪病変を何というか？

解答

A1 nail dystrophic change（爪異栄養性変化），
nail pitting

鑑別の難易度　低　中　**高**

疾患の概要

　乾癬の家族歴は認めないものの，臍付近の乾癬様皮疹・爪病変，夜間痛を伴う両股関節痛と両肩・両膝痛・大殿筋付着部炎，炎症反応高値から**乾癬性関節炎**と診断に至った．直近の性交渉歴はなく，類似症状をきたす反応性関節炎は否定的と考えた．

　乾癬性関節炎は強直性脊椎炎・反応性関節炎・炎症性腸疾患関連関節炎と同じく脊椎関節炎の1つで，自己免疫介在性炎症性疾患である．HLA-B27陽性などの遺伝的要因や，微生物・肥満・外傷などの環境的要因の相互作用によって免疫反応をきたし，皮膚や骨髄・腸管でIL-23，IL-17，IL-12，TNF-αなどの炎症性サイトカインが発現する．対称性に関節炎（滑膜炎）を生じる関節リウマチとは異なり，臍や臀裂部などの擦れやすい皮膚，物理的刺激が加わりやすい爪や踵などの腱付着部・関節・靭帯に炎症を起こし，皮疹や爪病変・付着部炎・関節炎・指趾炎をきたす[1]．

臨床写真のポイント

　乾癬では炎症と物理的刺激により，末節骨の腱付着部の近くや，爪の生え際部分の爪母が障害を受け，爪の伸長障害が生じ，爪が陥凹する**nail pitting**（図4）所見や**異栄養性変化**（図5）所見を認める．進行すると爪床にも影響が出現し，爪甲剥離症をきたす[2]．脊椎関節炎を疑ったら爪所見の有無を必ず確認し，乾癬性関節炎や反応性関節炎を鑑別にあげる．

Take Home Message

● 乾癬性関節炎（脊椎関節炎）は物理的刺激を受けやすい部位に症状をきたす．全身痛や炎症性腰痛などを認めたら，乾癬性関節炎を鑑別にあげる
● 脊椎関節炎を疑ったら爪や皮膚所見の有無を必ず確認する
● 乾癬性関節炎の鑑別として反応性関節炎があり，性交渉歴の有無を確認する

文献

1) Ritchlin CT, et al：N Engl J Med, 376：957-970, 2017
2) Jiaravuthisan MM, et al：J Am Acad Dermatol, 57：1-27, 2007

（蓑田正祐）

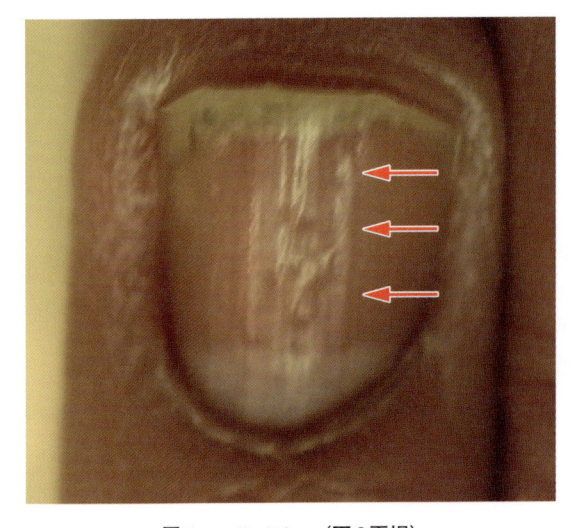

図4　nail pitting（図2再掲）

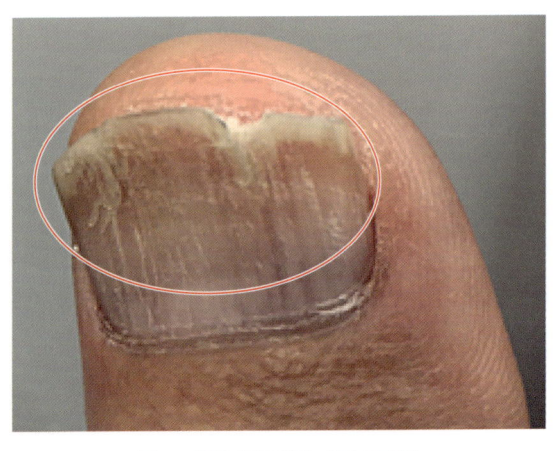

図5　異栄養性変化（図1再掲）

症例59. 70歳代，男性，約1週間で生じた難聴，発熱，頭痛

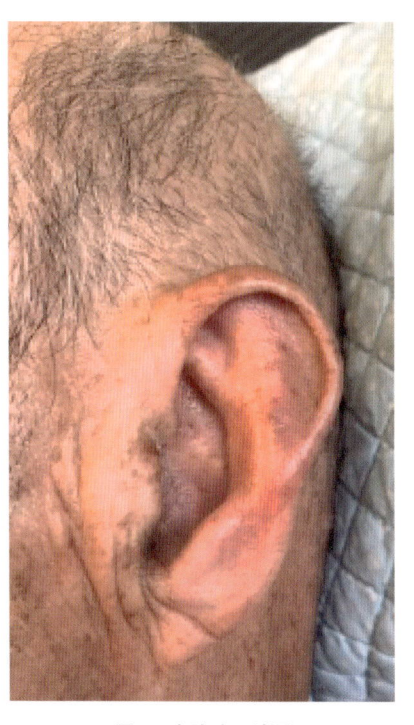

図1　来院時の外耳

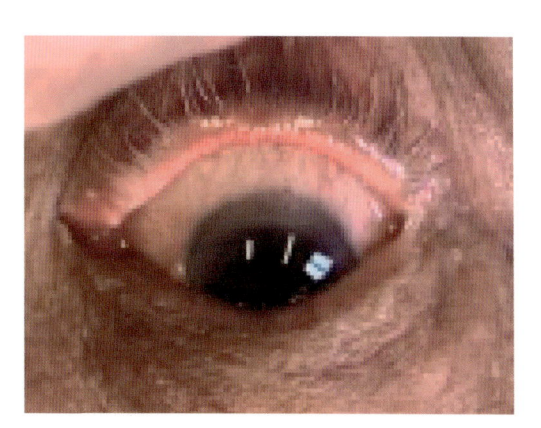

図2　眼球

高血圧・前立腺肥大症で近医かかりつけ．来院1週間前から頭痛と耳の聞こえにくさを自覚した．その後発熱と倦怠感が出現し，近医で抗菌薬処方された．しかし改善が乏しかったため当院耳鼻科を受診し両側の感音性難聴を指摘された．倦怠感の増悪もありリウマチ膠原病科受診．バイタルサインは血圧150/80 mmHg，脈拍数110回/分，呼吸数20回/分，SpO₂ 96％（室内気），体温39.8℃．診察上，耳介の発赤・圧痛（図1）および，結膜の充血（図2），手関節・膝関節の圧痛を認めた．

Q1 提示した写真から，ズバリ診断は何か？

Q2 この耳の写真における診察上の特徴は何か？

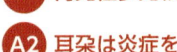

A1 再発性多発軟骨炎

A2 耳朶は炎症を起こさず，軟骨の存在する耳介の上部3分の2が発赤している

鑑別の難易度　低 **中** 高

最終診断：再発性多発軟骨炎

疾患の概要

　再発性多発軟骨炎は，全身の軟骨やプロテオグリカンを多く含む組織に炎症を生じる再発性の炎症性疾患であり，1960年にrelapsing polychondritisと名付けられた疾患である．疾患の好発年齢は40〜50歳であるが，小児から後期高齢者まで発症年齢は多岐にわたる．有病率は100万人あたり3.5人程度，日本における推定患者数は500人程度である．診断基準はいくつか存在するが，本稿にはそのうちの1つを掲載する（表）．本症例では**耳介軟骨炎**の存在と，および難聴，強膜炎，関節炎から診断に至った．

　疾患自体が稀なため診断に難渋することが多く，症状発症から診断の確定まで平均2.9年という報告も認める[1]．疾患自体の認知度を上げることも必要であろう．

　一番多い症状は耳介軟骨炎であり，急性発症の疼痛，発赤，腫脹を耳介の上部3分の2に認める．経過中に85〜95％の患者に耳介軟骨炎を認める[2]．難聴は伝音性・感音性難聴いずれも伴う．眼症状は20〜65％の患者に初発症状として認められ，上強膜炎，ぶどう膜炎が頻度として高い．

　診断が遅れることは，気道においては気道狭窄による呼吸不全，鼻軟骨では鞍鼻などにつながる．再発性多発軟骨炎を診断した場合は合併する疾患（自己免疫性疾患，血液悪性腫瘍など）の存在が知られており，それらの合併疾患の有無を一考する必要がある．

　治療は軽度であればNSAIDsやコルヒチンが使用されることもあるが，多くの場合1 mg/kg/日程度のステロイドを初期治療として必要とする．また，ステロイド漸減のために免疫抑制薬を必要とする．免疫抑制薬については経験的にメトトレキサート，シクロスポリン，アザチオプリンなどが使用されている．また生物学的製剤（IL-1受容体阻害薬，抗IL-6阻害薬，抗TNFα阻害薬）が有効であったとす

る報告もある．

臨床写真のポイント

　「耳」を診察し発赤・腫脹を認識し，疾患を想起できれば診断は比較的簡単である．

　「耳朶には軟骨がない，そのためこの疾患では耳朶には発赤，腫脹が及ばない」ことが図1のポイントである（図3）．

　「耳」の診察から得られることは多い．例えばearlobe creases（耳介のしわ．冠動脈疾患の陽性的中率91％とされる．）は筆者が学生の頃からすでに有名な身体所見である．また，筆者も初期研修医時代に，①コントロール不良の糖尿病がある患者を不明熱として入院させた．今でも尊敬している上級医がtop to bottomで診察を行い，実は耳介蜂巣炎が判明した症例（今でも年に1回は夢に出てくるほど，当時の未熟な自分が情けない！），②入院中のstill病の患者が発熱し疾患の増悪と思っていたら実は滲出性中耳炎だった症例（耳鏡を使用すればベッドサイドで診断できたはずと今でも後悔している！！）．このように「耳」関連で苦い思いをしたことはたくさんある．

　本症例では難聴のため十分な聴取に不自由したが，丁寧に診察を行うことで診断できた1例である．一度本稿の写真を見た読者であれば今後診断に迷うことはないであろう．

Take Home Message
- 「耳」を診察することをルーチンにしよう！
- 再発性多発性軟骨炎では典型的には耳朶には発赤・腫脹は生じない！
- 「とりあえず採血とCT」という対応では診断できない疾患は世のなかにたくさんある．Top to bottomで丁寧に診察を行うことが診断につながることはよくある

文献
1) Trentham DE & Le CH：Ann Intern Med, 129：114-122, 1998
2) 「Kelley and Firestein's Textbook of Rheumatology」（Firestein GS, et al, eds），pp1788-1796, Elsevier, 2017
3) Michet CJ Jr, et al：Ann Intern Med, 104：74-78, 1986

（猪飼浩樹）

表　再発性多発軟骨炎の診断基準

大項目	耳介軟骨の炎症の存在 鼻軟骨の炎症の存在 喉頭気管軟骨の炎症の存在
小項目	眼炎（結膜炎・強膜炎・ブドウ膜炎など） 難聴 前庭機能障害 血清反応陰性の炎症性関節炎
診断	大項目2つ もしくは1つの大項目と2つの小項目 軟骨の病理所見は必須ではない

文献3より引用

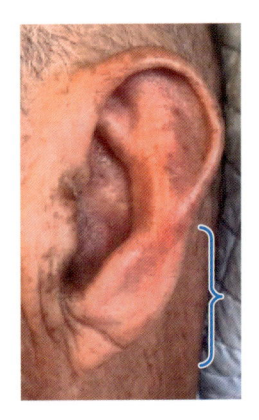

図3　耳朶には発赤，腫張が及ばない（図1再掲）

症例60. 80歳代，男性，発熱，紫斑，約1週間の経過の下腿潰瘍・顔面隆起性皮膚病変

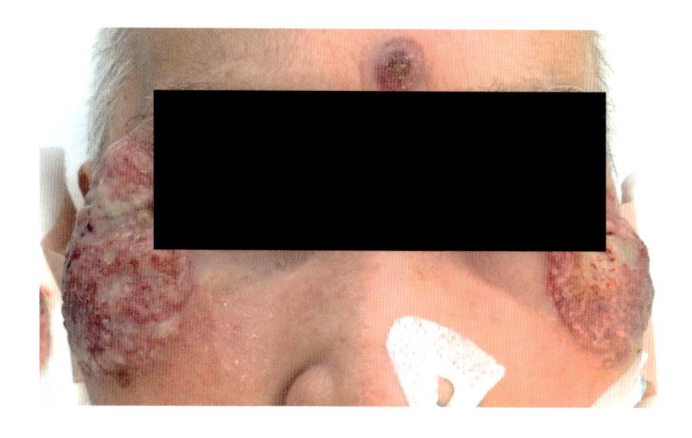

図1　両頬部含む顔面

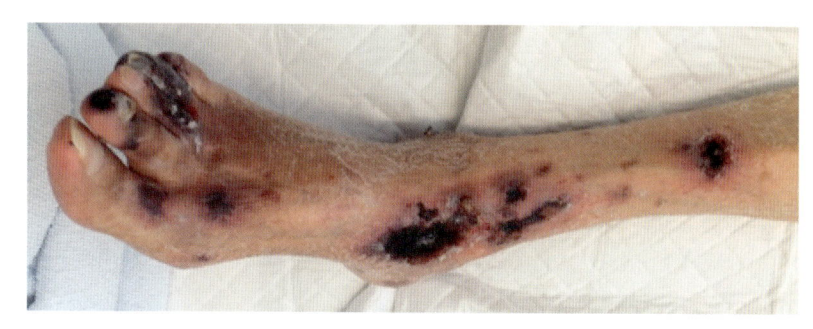

図2　下腿の一部

詳細不明な経過で透析中の80歳代男性．広域抗菌薬への反応に乏しい2週間前からの発熱，両頬部の隆起性病変（図1），両下腿の紫斑（図2）にて紹介受診となった．バイタルサインは体温36.4℃，血圧120/60 mmHg，脈拍数68回/分，呼吸数16回/分，SpO2 98％（室内気）だった．両側足背動脈は触知可能で，下腿浮腫は認めなかった．グリコアルブミンは17％と正常範囲内だった．胸腹部CT検査で間質性肺炎はなく，血管に石灰化は目立たなかった．皮膚生検でも石灰化病変を認めず，白血球破砕性血管炎の像だった．

血液検査結果：WBC 10,130/μL（Neut 8,236/μL，Lym 1,033/μL），Hb 8.6 g/dL，Plt 24.1万/μL，PT 81.3％，APTT 28.1秒，CRP 11.7 mg/dL，ALT 6 U/l，TP 6.9 g/dL，Alb 2.2 g/dL，IgG 2,558 mg/dL，IgA 488 mg/dL（正常），IgM 40 mg/dL，PR3-ANCA（正常），MPO-ANCA（正常），C3 82 mg/dL，C4 6.3 mg/dL，RF 22.5 IU/mL．

Q1 皮疹「紫斑」，それに伴う「潰瘍」から，鑑別のために行うべきことは？

Q2 2012年に提唱された血管炎症候群の分類（CHCC2012）でimmune complex small vascular vasculitis（免疫複合体性血管炎）に分類される4疾患を答えよ．

解答の解説

A1 紫斑を起こしうる血小板低下や凝固能異常は認めず，一方で，透析に至るナゾの慢性腎機能障害があった．グリコアルブミン値やCT検査から，糖尿病や高血圧による腎硬化症の可能性はやや低いと予想された．そこで，発熱を伴う紫斑とナゾの腎機能障害から血管炎を疑った．血管炎？と思った瞬間に実臨床ですぐにやるべきは，もちろん「血液培養」2セット採取だ．感染性心内膜炎の除外は，血管炎をはじめとする膠原病の診断において常に必要である．抗菌薬の前投与がある場合は培養陰性になることがあり，疑い続けなければならない．さて，透析患者特有の病態として，有痛性の潰瘍病変を伴う紫斑では"カルシフィラキシス"を鑑別にあげたい．今回は皮膚病理で石灰化像を認めず，可能性は低いと判断された．

A2 CHCC2012（Chapel Hill Consensus Conference 2012）は血管炎の鑑別をあげるのに便利である．一次性の小血管炎としては，3つのANCA関連血管炎（多発血管炎性肉芽腫症，顕微鏡的多発血管炎，好酸球性多発血管炎性肉芽腫症）と，4つの免疫複合体性血管炎の計7疾患があげられている．今回は，表1のように特徴を比較した結果から4つの疾患のなかの，クリオグロブリン血症性血管炎と診断された．

疾患の概要

クリオグロブリンとは0〜4℃にて沈降し，37℃に加温すると溶解する異常なタンパク質を指す．主な構成タンパクは免疫グロブリンや補体成分，免疫複合体とされる．このクリオグロブリンが血中に存在することをクリオグロブリン血症といい，そのうち最大約50％程度で血管炎を呈する．

クリオグロブリン血症は異常な免疫グロブリンの組成からI型，II型，III型に分類される（表2）．

基礎疾患の治療が根本治療であるため，感染症（B型肝炎，C型肝炎，HIV感染症など），膠原病関連疾患（シェーグレン症候群，全身性エリテマトーデス，関節リウマチなど），血液疾患（B細胞リンパ腫，多発性骨髄腫）についてのスクリーニングが一般的である[1]．本症例では基礎疾患ははっきりせず，結果として，クリオグロブリン血症の10％程度とされる特発性（本態性）クリオグロブリン血症と診断した．

本症例は特発性と分類したため，ステロイドと特殊血液浄化であるクリオフィルトレーションの併用にて治療を行い皮疹のすみやかな改善を得た[2]．

臨床写真のポイント

今回は皮膚潰瘍を伴っていた．皮膚潰瘍は①動脈性，②静脈性，③リンパ管性，④血管炎，⑤血栓・塞栓，⑥腫瘍性，⑦感染性によって生じる．動脈が触知良好か，下腿浮腫があるか，を身体診察で確かめつつ，小血管炎（ANCA関連血管炎，免疫複合体性血管炎）や，血栓や塞栓を生じる疾患（抗リン脂質抗体症候群やコレステロール塞栓）を想起することで病態に迫ることができる．

> **Take Home Message**
> - 血管炎を疑ったときは，すぐに血液培養を採取すべきである
> - 小血管炎は3つのANCA関連血管炎と4つの免疫複合体性血管炎から考える
> - クリオグロブリン血症性血管炎を疑ったら，基礎疾患の検索（特に感染症や悪性腫瘍）を行う！

文献
1) Ramos-Casals M, et al：Lancet, 379：348-360, 2012
2) Ostojic P & Jeremic IR：J Inflamm Res, 10：49-54, 2017
3) Brouet JC, et al：Am J Med, 57：775-788, 1974

（猪飼浩樹，滝澤直歩）

表1　免疫複合体性血管炎の特徴と本症例の比較

免疫複合体性血管炎の分類	特徴	本症例
クリオグロブリン血症性血管炎	クリオグロブリン血症，補体低下（特にC4低下），リウマトイド因子陽性（75〜90％で陽性）	合致する
IgA血管炎	血清IgA上昇（約50％で上昇），両下腿の触知する紫斑，高齢者は稀，腹痛，関節痛	IgA正常，高齢，腹痛・関節痛なし
抗GBM病	抗GBM抗体陽性，咳嗽・血痰（肺胞出血），紫斑・皮疹は稀	紫斑・潰瘍を認める
低補体蕁麻疹様血管炎（抗C1q血管炎）	女性・中年に多い，掻痒性の紅斑・丘疹	高齢男性，掻痒目立たず，皮膚潰瘍を認める

表2　クリオグロブリン血症性血管炎の分類

	頻度	免疫グロブリン組成	基礎疾患
I型	10〜15％	単クローン性（IgG, IgMなど）	リンパ増殖性疾患、骨髄増殖性疾患、マクログロブリン血症
II型	50〜60％	混合型（RF活性のある単クローンIgM＋多クローンIgG）	ウイルス感染、細菌感染、自己免疫性疾患、リンパ増殖性疾患
III型	30〜40％	混合型（RF活性のある多クローンIgM＋多クローンIgG）	ウイルス感染、細菌感染、自己免疫性疾患、リンパ増殖性疾患

RF：rheumatoid factor（リウマトイド因子）
文献3を元に作成

症例61. 70歳代，女性，半年続く手指関節痛，抗核抗体陽性（640倍・Centromere）

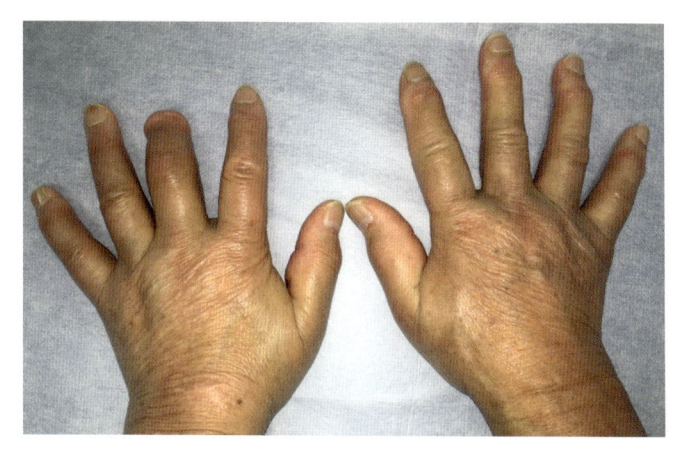

図1　来院時の両手

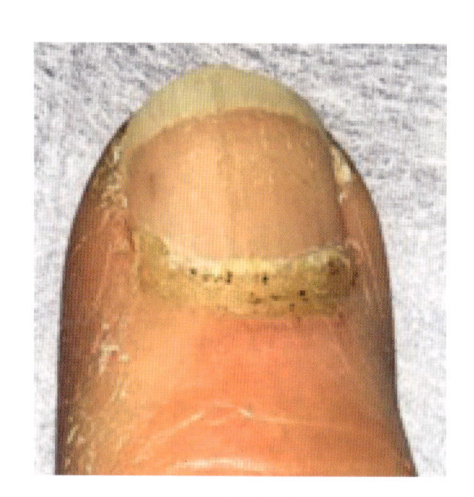

図2　右手第3指

幼少時に左手第3指を外傷のため切断した．乳癌術後，高血圧症，心房細動などで外科，循環器内科に通院中であった．半年続く手指PIP関節痛により，茶碗を持つ，雑巾絞り，牛乳パックを開けるなどの生活動作が困難となったため，他院整形外科を受診した．血液検査でリウマトイド因子・抗CCP抗体陰性，抗核抗体陽性（640倍・Centromere）であり，"何らかの膠原病"を疑われてリウマチ内科へ紹介され，初診となった．来院時の両手（図1）と右手第3指（図2）を示す．

Q1 自己抗体のプロファイルと臨床写真から最も可能性の高い疾患は何か？

Q2 本症例のような抗体プロファイルをみた場合，次に診るべき身体の部位はどこか？

疾患の概要

半年続く PIP 関節の疼痛を主訴に受診した高齢女性で，間接蛍光抗体法にて**抗核抗体**がセントロメア型であった症例である．

膠原病の診断は病歴，身体所見，検査所見を総合的に判断する．通常は絶対的な gold standard となる検査はなく，また分類基準を指折り数えてカウントするものでもない．関節症状を診る際には，① **疼痛部位が関節か，関節外か**，② **関節炎か，関節痛か**，③ **関節症状の部位はどこか**，④ **関節以外＝全身を探偵のように探して随伴症状を見出す**，といったステップを踏む．今回は関節"痛"であったとして，特に検査所見に注目して鑑別を進めたい．

何らかの理由で抗核抗体を提出した場合には染色型を必ず確認し，染色型から対応する特異抗原をしぼっていく．今回の**抗セントロメア抗体**は抗核抗体の1つであり，蛍光抗体間接法では微細斑紋型（discrete-speckled 型，DC 型あるいはセントロメア型）を示す．抗核抗体がセントロメア型で陽性の場合には，ELISA 法での抗セントロメア抗体と同義と捉えることができる．つまり，本症例においては抗セントロメア抗体陽性と解釈して鑑別診断を検討していく．

抗セントロメア抗体陽性症例の臨床的特徴を解析した過去の複数の文献を合計すると，同抗体陽性の643例中281例（43.7％）が**全身性強皮症**の診断であった[1]．本症例は"診察室へ入ってきた瞬間に"全身性強皮症と診断した．典型的な全身性強皮症は手や爪をみるだけで診断できる．「臨床写真のポイント」の所見がそのヒントの1つになれば嬉しく思う．

手指などの診察で，期待した全身性強皮症の所見が得られなかったときはどうするか？先の643例において2番目に多かった疾患は，実は**シェーグレン症候群**であり136例（21.1％）に及ぶ．全身性強皮症と合併する症例も存在するため，抗セントロメア抗体陽性例に出会った場合は手指の視診に次いで，ぜひ舌の視診を行ってほしい．高度の乾燥をきたしている症例では，舌の視診のみでもシェーグレン症候群を疑うことがある．抗セントロメア抗体陽性で受診

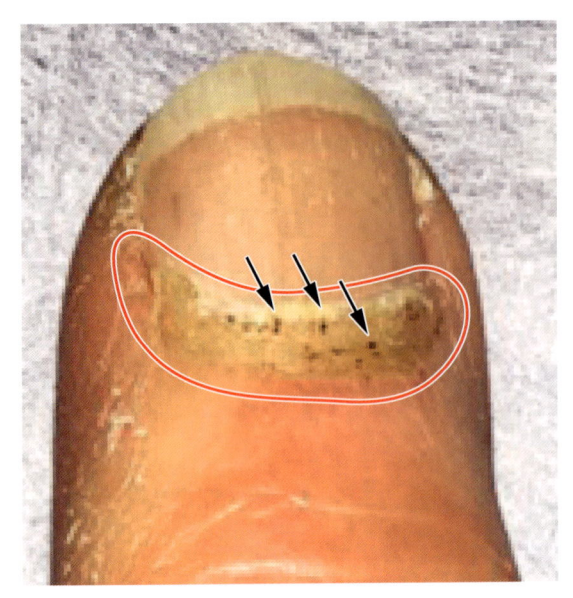

図3　爪上皮延長（○）と爪上皮出血点（→，図2再掲）

歴がありながら「強皮症ではない」とのコメントのもと通院が途絶え，すべての歯を失い義歯になってはじめて筆者の外来を受診したシェーグレン症候群症例も経験された．抗セントロメア抗体陽性例では全身性強皮症，シェーグレン症候群を念頭に評価したい．

臨床写真のポイント

手指全体の腫脹と，PIP 関節以遠の皮膚硬化を認める．爪上皮延長と爪上皮出血点も目立つ（図3）．

> ### Take Home Message
> - まず手から診察する
> - 抗核抗体を測定した場合は染色型に注目する（特にセントロメア型に注意）
> - 抗セントロメア抗体陽性例では全身性強皮症に加えて，シェーグレン症候群の可能性を検討する

文献
1) 鈴木康倫，川野充弘：臨床免疫・アレルギー科, 71：477-481, 2019

（鈴木康倫）

症例62. 40歳代，女性，皮疹を伴う発熱

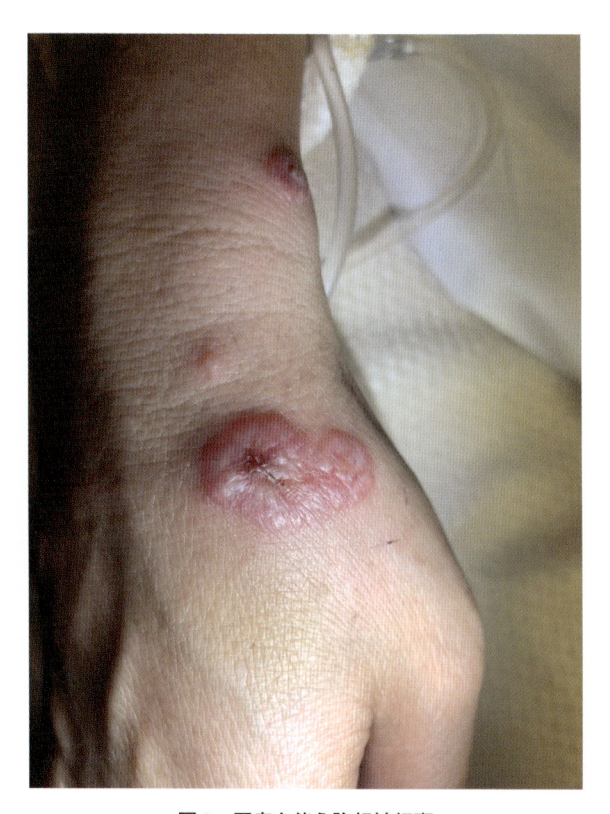

図1　圧痛を伴う隆起性紅斑

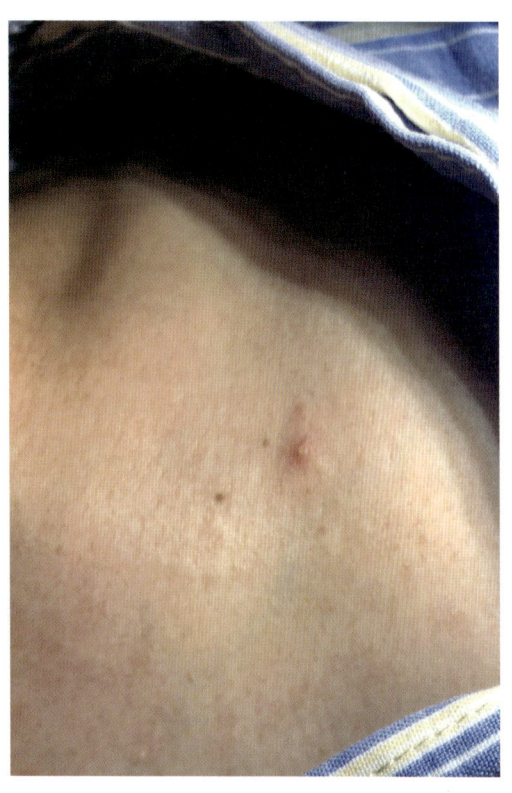

図2　毛嚢炎

生来健康な40歳代女性が発熱と皮疹を主訴に来院した．

来院2週間前に**咽頭痛と倦怠感**の自覚があり，近医で扁桃腺が腫れていると言われていた．10日前から舌や頬粘膜に**口内炎**を認めていた．4日前からは**38℃台の発熱**を連日伴うようになり，同時期から両側手背部・下腿前面・前額部などに**圧痛を伴う隆起性紅斑**（図1）を認めるようになった．また同時期より前胸部に**毛嚢炎**（図2）が出現し，来院前日からは**陰部にも痛み**が出現している．上記の症状から当院の初診医師よりベーチェット病の疑いとして相談があった．

Q1 診断はベーチェット病でよいか？

Q2 追加すべき検査はあるか？

解答

 ベーチェット病ではなく，Sweet病

 背景疾患の検索（「疾患の概要」参照）

鑑別の難易度　低　中　**高**

表　Sweet病の分類

古典的	感染（特に溶連菌），炎症性腸疾患，妊娠
悪性腫瘍関連	血液もしくは固形腫瘍
薬剤性	G-CSF製剤など

G-CSF：granulocyte colony stimulating factor（顆粒球コロニー形成刺激因子）

疾患の概要

本症例は**アフタ性口内炎**，**毛嚢炎**，**陰部痛**，**結節性紅斑**様の皮疹を認めており，キーワードを見るとベーチェット病を想起してしまいやすい引掛け症例と言える．では，ベーチェット病らしくないポイントはどこか？

ここで，背景疾患を検索することが重要になる．まず1点目はその時間経過である．ベーチェット病は遺伝的な素因も大きく関連している疾患であり，通常は数カ月～数年前から再発性の口内炎がある，といった先行した病歴があることが多い．次に本症例の初発症状であった咽頭痛（扁桃腺腫大）がどうもベーチェット病の経過としては不自然である．

実はこの症例の診断は「**Sweet病**」である．Sweet病の病態は簡単に言うと「何らかの誘引に反応した好中球過剰活性病」であり，同じく好中球主体の自己炎症性疾患であるベーチェット病と非常に似た症状を呈することがある．Sweet病は①**古典的**，②**悪性腫瘍関連**，③**薬剤性**，の3つに分類することができる（表）が，薬剤性のなかでも直接好中球を活性化させるG-CSF製剤による薬剤性Sweet病の報告が最も多いことを考えると病態を理解しやすい．同様に，溶連菌感染や腫瘍などに対して反応性に好中球が活性化して症状を呈すると考えられている．

Sweet病は皮疹のみならず，中枢神経（無菌性髄膜炎），眼（結膜炎・強膜炎），肺（間質性肺炎），腎（糸球体腎炎），関節（関節炎・関節痛），消化器（腸間膜脂肪織炎）など多種多様な皮膚外症状を呈することでも知られており，あらゆる科で遭遇する可能性がある疾患であるため記憶の片隅に留めておくと，役に立つ日が来るかもしれない．本症例は溶連菌迅速検査陽性，溶連菌関連Sweet病と診断して抗菌薬＋短期ステロイド治療で症状消失した．もしベーチェット病と誤診してしまうと，不必要に長期にわたる治療を行っ

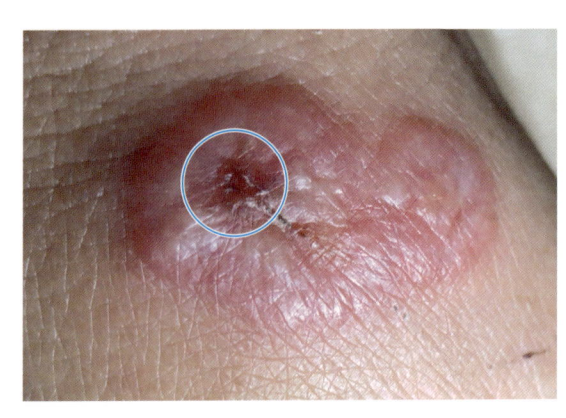

図3　中心部壊死（○）を伴う隆起性紅斑（図1再掲）

てしまうかも知れず，適切に診断できてよかったと安堵した症例であった．

臨床写真のポイント

有痛性の隆起性紅斑であるが，通常の結節性紅斑と比べて隆起が強く，中心部に壊死を伴うことも多いことが特徴でSweet病の典型疹である（図3）．皮疹を生検すると著明な好中球浸潤を認める．

Take Home Message

● ベーチェット病とSweet病とは症状が似ることを知っておく

● 典型疹からSweet病を疑ったら背景疾患を検索しよう

文献

1) Cohen PR：Orphanet J Rare Dis. 2：34, 2007

（六反田 諒）

症例63. 20歳代後半，男性，2カ月持続する関節痛

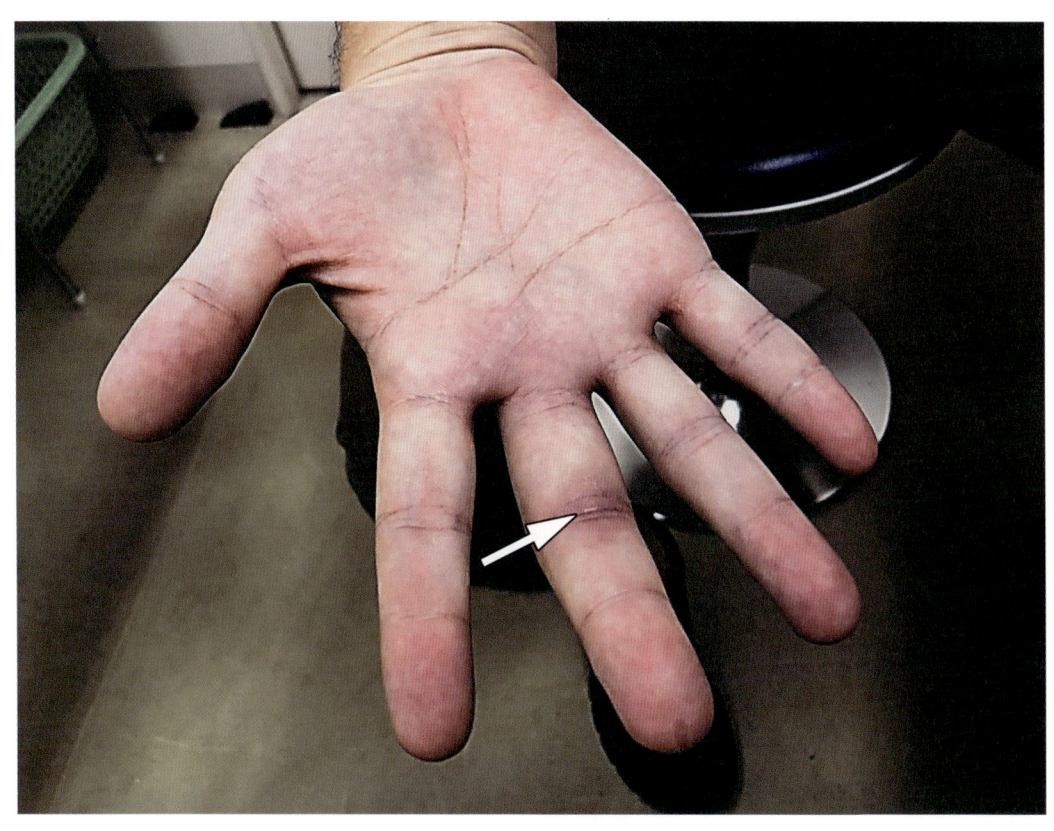

図1　来院時の手掌

生来健康な20歳代後半男性が2カ月持続する関節痛を主訴に受診した．バイタルサインは体温37.0℃，血圧151/91 mmHg，心拍数94回/分，SpO_2 96％（室内気），呼吸数12回/分だった．

来院8週間前に起き上がるときに右足をついた際，2〜4趾の**中足趾節間関節の底側**と**拇指**に痛みを感じたため，クリニックAを受診したところ，腰のヘルニアと指摘された．続いてメディカルセンターBでMRI検査にてL5/S1ヘルニアが疑われた．ロキソプロフェンが処方されるも効果は乏しかったため．来院6週間前には就寝中に**右膝関節**の疼痛を自覚して目覚めることもあった．病院Cを受診したところ，「水が溜まっている」と穿刺をされ，関節液を抜かれた．来院5週間前からは**右第3指**が痛くなり，37〜39℃の発熱も認めるようになった．その後，**左膝関節**と右足底の症状は消失したが，発熱は続き，**右股関節**と**右第3指**の疼痛も持続した．来院1週間前，関節リウマチを心配してクリニックDを受診し，当科を紹介受診した．身体所見では右第3指の発赤部の圧痛を認めた（図1）．

Q1　関節炎のパターンから何という関節炎が考えられるか？

Q2　写真の腫れている部分（⇨）の解剖学的部位はどこか？

解答

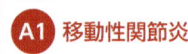 移動性関節炎

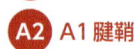 A1腱鞘

鑑別の難易度　低　中　**高**

疾患の概要

　本症例では，痛みがMTP関節，膝，指，膝関節，股関節と次々と変わっている．こうしたパターンは，**移動性関節炎**と呼ばれる．関節炎は＋αの情報から，**表**のように鑑別疾患をしぼることができる．

　腫れている箇所は，右第3指のA1腱鞘であるため，厳密には腱鞘炎をきたしている．「移動性関節炎」と「腱鞘炎」というキーワードに注目すると，**播種性淋菌感染症（disseminated gonorrhea infection：DGI）**という診断に迫ることができる．

　DGIは，移動性関節炎，腱鞘滑膜炎，皮疹が3徴とされており，その美しい写真はNEJMのクリニカルピクチャーにも掲載されている[2]．このうち，最も大切な症状は67〜88％に合併する**腱鞘滑膜炎**で，手首＞指＞足趾＞足首の順に好発する．関節炎は移動性関節炎の場合もあれば，次々と痛みが加わっていくadditive arthritisの場合もある．皮疹は75％に認められるが，痛みはなく自覚されにくいため，医療者が見つけにいく必要がある．古典的には，体幹や四肢に生じるとされている斑状丘疹または小水疱が有名で，そのほか出血性膿疱，血管炎，多型滲出性紅斑も報告されている．3徴が著明なbacteremic stageの半分がseptic joint stageに移行する．化膿性関節炎は単関節炎をとることが基本とされるが，多関節炎を呈することもある．淋菌感染症患者の1〜3％がDGIになり，感染から1日〜数週間で発症

する．泌尿器症状や骨盤内炎症疾患の症状を伴うのは25％とされている．治療反応性は良好で，淋菌だけでなくクラミジアも一緒に治療することが通例である[3]．もちろん，パートナーのスクリーニング・治療も計画する．

　一方で，淋菌感染症は，反応性関節炎をきたすこともある．関節炎だけから反応性関節炎とDGIを区別することは難しく（**図2**），下肢優位ともとれる関節炎は反応性関節炎を想起させる[5]．しかし，今回は，付着部炎ではなく腱鞘炎が目立ったという身体所見，移動性関節炎という病歴が診断につながり，抗菌薬治療で完治した．

臨床写真のポイント

　図1は，NEJMに掲載[2]されたDGIの手指の腱鞘滑膜炎の写真にソックリである．手指の掌側は屈筋腱の腱鞘が豊富なため，手指の掌側の痛みでは，腱鞘滑膜炎を考慮しよう．

Take Home Message

- 「関節がイタイ」では，いつから，どこが，どういうときに痛かったのかにこだわろう
- イタイところが関節なのか，腱鞘なのか，腱付着部なのか，解剖学的部位にこだわろう
- 淋菌と結核は，関節炎を見るときに常に頭の片隅に置いておこう

文献
1) Pinals RS：N Engl J Med, 330：769-774, 1994
2) Russ S & Wrenn K：N Engl J Med, 352：e15, 2005
3) 「Rheumatology Secrets 3rd ed」（West SG, eds), Mosby, 2014
4) Rice PA：Infect Dis Clin North Am, 19：853-861, 2005
5) 陶山恭博：反応性関節炎.「リウマチ・膠原病診療ハイグレード　分子標的/Bio時代のリウマチ・膠原病治療ストラテジー」（松本 功, 他/編), 文光堂, 2015

（陶山恭博）

表　関節炎＋αからのアプローチ　文献1より引用

病態	病名
40℃以上の発熱	成人スティル病，化膿性関節炎，全身性エリテマトーデス
発熱が関節炎に先行	ウイルス性関節炎，ライム病，反応性関節炎，成人スティル病，細菌性心内膜炎
移動性関節炎	急性リウマチ熱，播種性淋菌感染症，播種性髄膜炎菌感染症，ウイルス性関節炎，全身性エリテマトーデス，急性白血病，Whipple病
痛みの程度に比して間接の腫脹が目立つ	結核性関節炎，細菌性心内膜炎，炎症性腸疾患関連関節炎，巨細胞性動脈炎，ライム病
関節の腫脹に比して痛みが強い	急性リウマチ熱，家族性地中海熱，急性白血病，HIV感染症
リウマトイド因子陽性	関節リウマチ，ウイルス性関節炎，結核性関節炎，細菌性心内膜炎，全身性エリテマトーデス，サルコイドーシス，血管炎
朝のこわばり	関節リウマチ，リウマチ性多発筋痛症，成人スティル病，反応性関節炎・ウイルス性関節炎の一部
対称性の小関節滑膜炎	関節リウマチ，全身性エリテマトーデス，ウイルス性関節炎
白血球増多症（15,000/μL以上)	化膿性関節炎，細菌性心内膜炎，成人スティル病，血管炎，急性白血病
白血球減少症	全身性エリテマトーデス，ウイルス性関節炎
寛解と再発を繰り返す	ライム病，結晶性関節炎，炎症性腸疾患関連関節炎，Whipple病，家族性地中海熱，成人スティル病，全身性エリテマトーデス

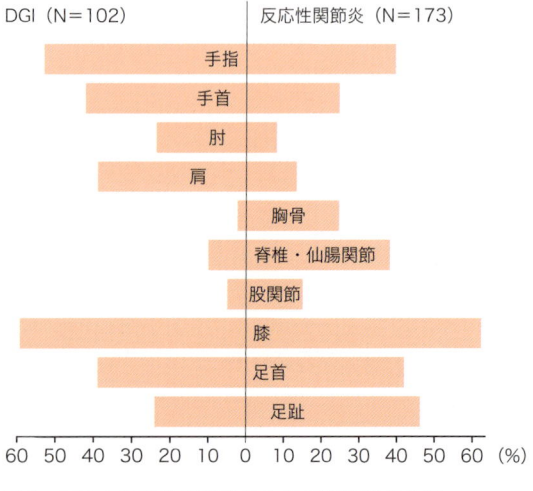

図2　DGIと反応性関節炎における関節炎の分布
股関節，椎体や胸鎖関節含む胸骨に関節炎があれば，DGI＜反応性関節炎を疑う．文献4より引用

症例64. 60歳代, 女性, 前胸部痛, 気分不快

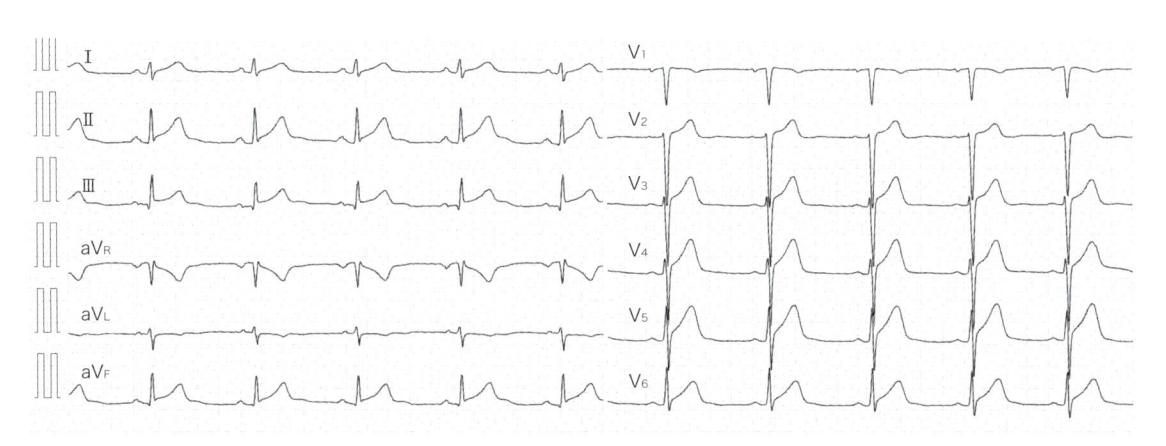

図1 来院時心電図

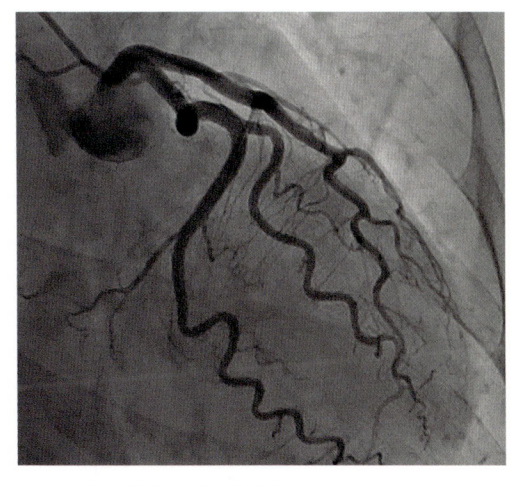

図2 冠動脈造影（左冠動脈）
右冠動脈についても同様の所見であった

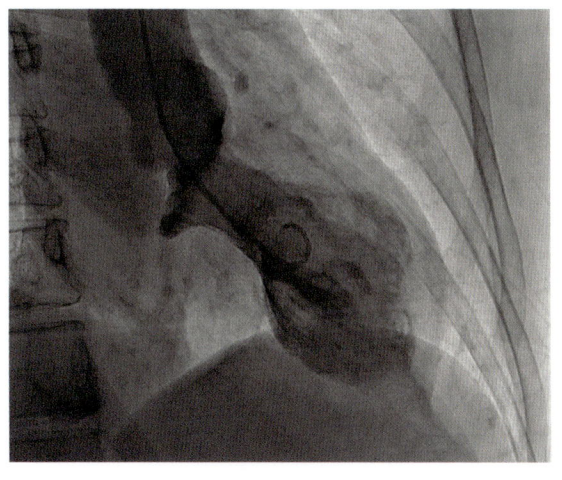

図3 左室造影

生来健康な60歳代の女性．最近忙しさのため，あまり休息がとれていなかった．来院当日の朝から運動会があり職員として参加していたところ，昼過ぎ頃から突然前胸部痛を自覚し，立位保持困難となったため救急搬送となった．心電図上（図1），Ⅱ，Ⅲ，aV$_F$およびV$_{3-6}$でST上昇を認め，迅速トロポニン検査は陽性であった．虚血性心疾患が疑われたため，冠動脈造影が施行された．造影所見を供覧する（図2, 3）．

Q1 本症例の診断は何か？

Q2 本疾患で注意すべき合併症とその対策は何か？

鑑別の難易度 低 **中** 高

解答

A1 たこつぼ型心筋症

A2 合併症：心不全，左室流出路狭窄，左室内血栓，不整脈など
対策：一般的な心不全管理に加えて，抗凝固薬やβ遮断薬などの使用が検討される

表　たこつぼ型心筋症診断基準
（proposed Mayo clinic criteria）

・一過性の左室収縮低下を認め，単一の冠動脈支配領域を超えた範囲で壁運動以上を呈する．

・冠動脈造影で狭窄やプラークの破綻を認めない．

・新規の心電図変化（ST上昇や陰性T波）やトロポニン値の上昇を認める．

・褐色細胞腫，心筋炎がない．

※上記4項目をすべて含む

文献2を元に作成

疾患の概要

　たこつぼ型心筋症は，急性冠症候群（acute coronary syndrome：ACS）と類似した臨床像を呈するため鑑別診断として重要である．本疾患は冠動脈病変を認めないにもかかわらず，一過性に左室機能低下をきたすことが特徴であり，海外では stress cardiomyopathy，apical ballooning syndrome，あるいは broken heart syndrome とも呼ばれる．発症機序はいまだ明らかにされていないが，閉経後の女性に発症することが多く，一般的にストレスによるカテコラミンの過剰分泌が発症に関与していると言われている．なお，精神的あるいは身体的ストレスのいずれもきっかけになるが（おのおの約30％，約40％），きっかけがはっきりしない場合も少なからず存在する（約30％）[1]．

　診断は米メイヨークリニックで作成された proposed Mayo clinic criteria[2]（表）が一般的に用いられるが，すみやかに処置が必要な ACS との鑑別のために冠動脈造影は非常に重要である．特に ACS で左前下行枝が下壁も還流している場合（wrapped LAD）にも同様の心尖部の収縮低下を呈するので注意が必要である．

　治療法は支持療法とストレスの解除に徹することが原則であり，急性期合併症として心不全，左室流出路狭窄，心内血栓，心室性不整脈がないか注意深くモニタリングを行うことが重要である．心内血栓の治療および予防目的には，抗凝固療法を行うことが推奨されており，当院では心収縮の改善をモニタリングしながらヘパリンナトリウムの持続投与を行うことが多い．また，現時点で明確なエビデンスは示されていないが，左室流出路障害を伴う症例などには β遮断薬の併用も検討される．

臨床写真のポイント

　たこつぼ型心筋症の左室収縮不全は apical type, mid-ventricular type, basal type, focal type の大きく4 type に分けられ，80％以上が本稿で提示したような apical type を呈する．一過性の心機能障害の多くは1～4週間で改善するとされ，本症例も1週間程度の経過で心収縮は改善し，自宅退院となった．また，心電図所見は経時的に変化し，急性期にはST上昇が認められるが，その後 giant negative T と呼ばれる深い陰性T波を呈し，これは心収縮が改善した後も通常数カ月遷延すると言われている（図4）．

Take Home Message

● 急性冠症候群（ACS）の鑑別疾患として，たこつぼ型心筋症を念頭に置くこと

● たこつぼ型心筋症の確定診断には冠動脈病変の評価が必須である

● 合併症の発生をモニタリングし，抗凝固療法などの適切な支持療法を理解すること

文献

1）Templin C, et al：N Engl J Med, 373：929-938, 2015
2）Prasad A, et al：Am Heart J, 155：408-417, 2008

（蟹江崇芳）

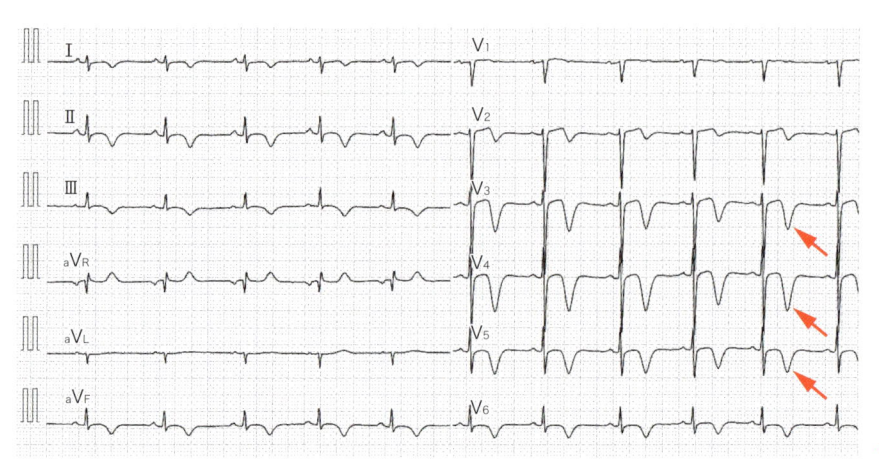

図4　発症1週間後の心電図所見
➔：giant negative T

症例65. 70歳代，男性，胸痛

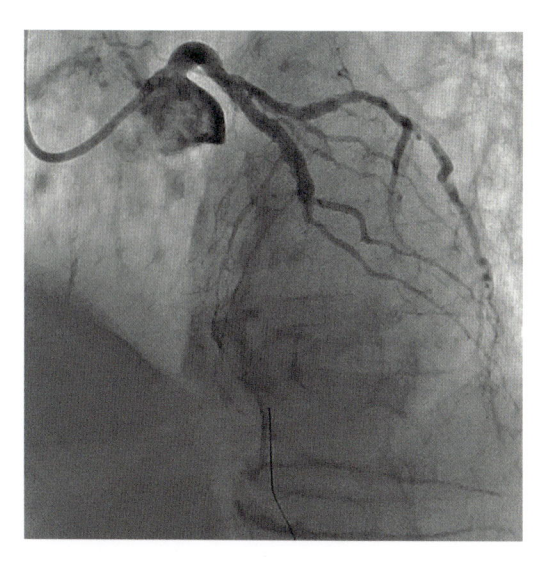

図1　冠動脈造影
（左冠動脈）

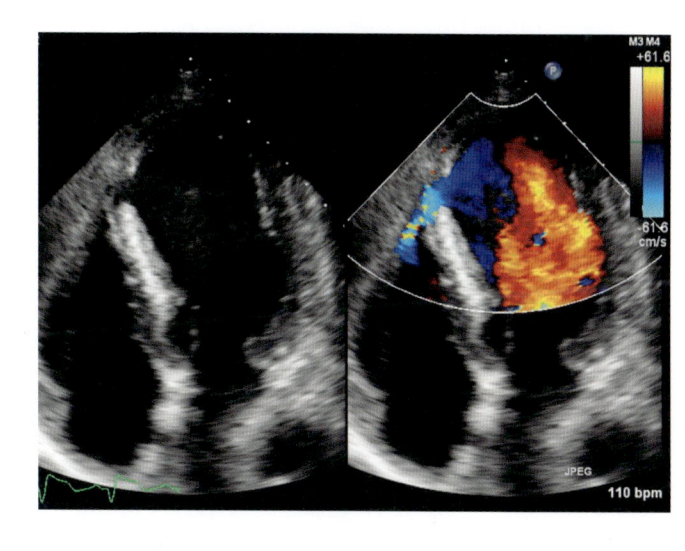

図2　来院の翌朝施行の
心エコー図（四腔像）

高血圧，糖尿病，喫煙歴のある70歳代男性．来院2日前から胸痛と呼吸困難があったが自然軽快したため経過観察していた．来院当日，再度胸痛が出現し，改善がみられないため救急外来を受診した．診察の結果，ST上昇型心筋梗塞の診断となり左前下行枝（LAD）に対して冠動脈形成術（percutaneous coronary intervention：PCI）が施行された．翌朝の回診時に新規の汎収縮期雑音を認めたため，直ちに心エコー検査を施行した．冠動脈造影（図1）および心エコー図（図2）を供覧する．

Q1 心筋梗塞後に注意すべき機械的合併症を3つあげよ．

Q2 本症例の診断は何か？

解答

A1 左室自由壁破裂，心室中隔穿孔，乳頭筋断裂
（急性僧帽弁逆流）

A2 心室中隔穿孔

鑑別の難易度　低 **中** 高

疾患の概要

急性心筋梗塞は冠動脈の急速な閉塞に伴い，心筋が壊死に陥る疾患である．急性心筋梗塞に対して再灌流療法がなかった時代から，血栓溶解療法時代，PCIの時代と，治療法が進歩するにつれて心筋梗塞に伴う機械的合併症の発生率は減少しており，最近の報告ではST上昇型心筋梗塞の約1％程度に発症すると言われている[1]．

機械的合併症には，**左室自由壁破裂**（left ventricular free wall rupture：LVFWR），**心室中隔穿孔**（ventricular septal perforation：VSP）〔または**心室中隔破裂**（ventricular septal rupture：VSR）〕，**乳頭筋断裂**（papillary muscle rupture：PMR）の3つがあるが，いずれも発生率は低いものの致死率が高く，早期診断・早期介入が求められる．これらは心筋梗塞発症後24時間以内，あるいは2〜3日から1週間後に発症しやすいと言われており，リスク因子として，入院治療の遅れ（急性心筋梗塞発症後24時間以上），血圧を上昇させるような発症後の身体活動，心筋梗塞後の狭心症症状などがあげられる[2]．

外科的介入のタイミングについては決まったエビデンスはないが，心筋梗塞急性期の手術では心筋の脆弱性から縫合不全をきたすリスクがあり，手術成績の低下を招く恐れもあると推察されている．

臨床写真のポイント

本症例は左前下行枝（LAD）を責任病変（図3）とするST上昇型心筋梗塞に対してPCIを施行した翌日に汎収縮期雑音が聴取され，心エコーから心室中隔穿孔の診断に（図4）至った（文献3にて，ウェブ上でも参考病理像が閲覧可能である）．心筋梗塞後の入院管理として，上に記した3種類の機械的合併症があることを頭に入れて，心エコーでこれらの所見がないかを確認する必要がある．本症例は，幸いにも早期発見から外科的介入を経て軽快し，その後独歩退院となった．

Take Home Message

- 急性心筋梗塞後は，機械的合併症がないかを評価することが重要である
- 機械的合併症の診断のきっかけとして聴診は非常に有用である
- 心筋梗塞後の機械的合併症は致命率が高く，早期に外科医への相談が必要である

文献
1) French JK, et al：Am J Cardiol, 105：59-63, 2010
2) Figueras J, et al：J Am Coll Cardiol, 32：135-139, 1998
3) Reeder GS：Mayo Clin Proc, 70：880-884, 1995

（蟹江崇芳）

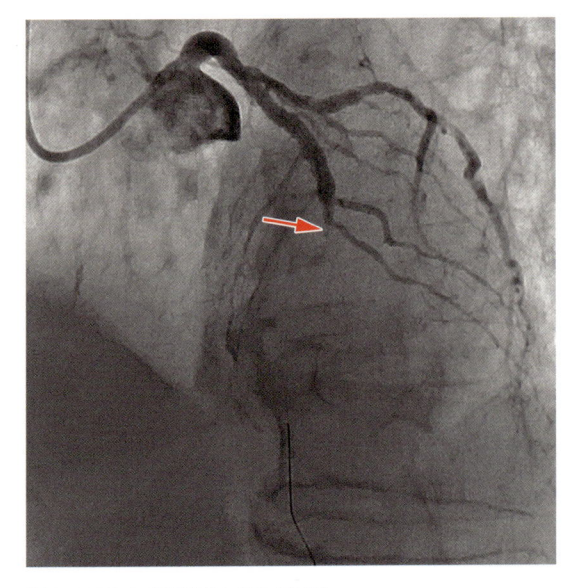

図3　LADの責任病変（図1再掲）
閉塞部：→

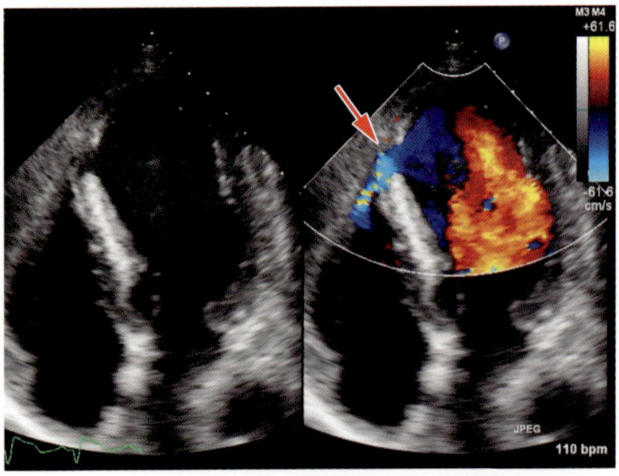

図4　心エコー図からの心中隔穿孔所見（図2再掲）
カラードプラにて心室中隔に，両心室の交通を疑わせる新規の血流を認める

症例66. 70歳代，男性，労作時息切れ

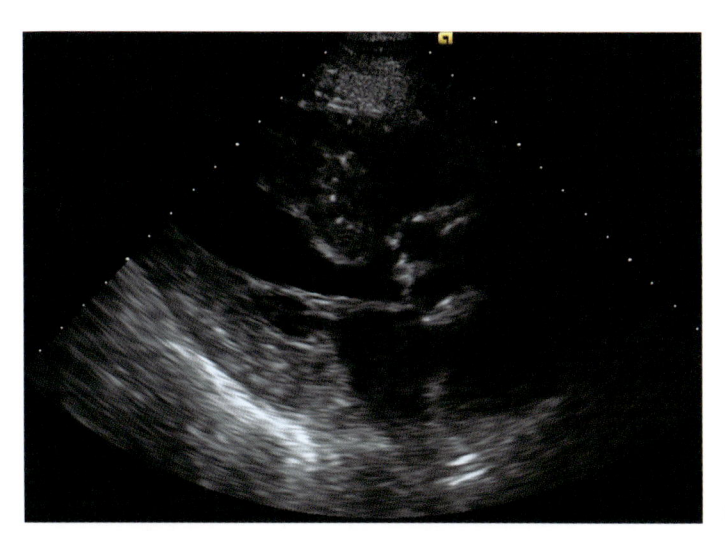

図1　心エコー図（傍胸骨左縁長軸像）

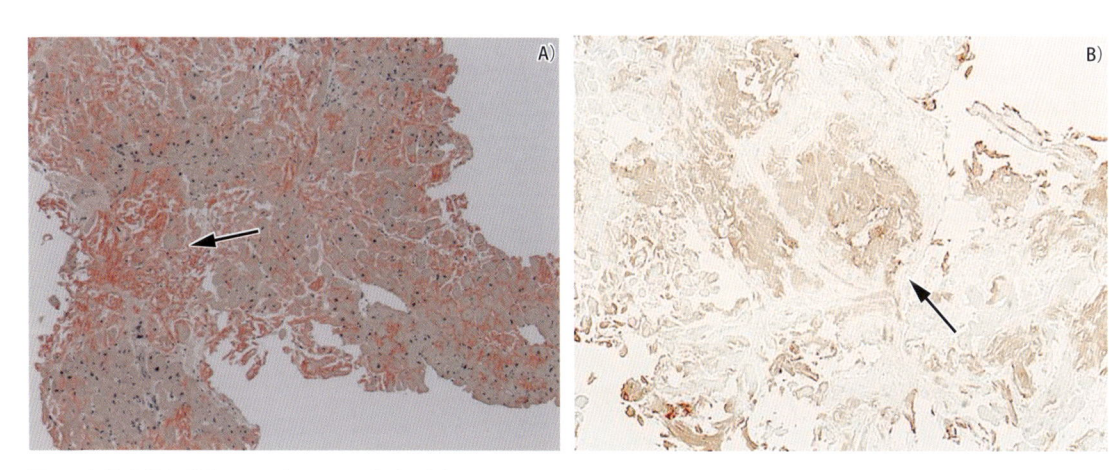

図2　心筋生検組織像 コンゴーレッド染色（A），抗トランスサイレチン（TTR）抗体による免疫染色（B）

A）➡はコンゴーレッド染色で橙色の染色性を示し，特にアミロイド沈着（心筋間質や心内膜に無構造な硝子様物質の沈着としてみられる）が目立っている

B）免疫染色でアミロイドが特に染まっているところを➡で示す．画像は信州大学医学部，脳神経内科／リウマチ・膠原病内科より提供

高血圧，脂質異常症，喫煙歴のある70歳代男性．起座呼吸，労作時呼吸困難感の出現あり，心不全の診断．心臓MRIを施行したところ，遅延造影で心筋の心内膜下主体にびまん性に造影効果を認めた．心エコー図（図1），および精査目的に施行した心筋生検結果（図2）を供覧する．

Q1 診断名は何か？

Q2 有効な治療法は何か？

疾患の概要

心肥大を呈する疾患としては，本症例のような**心アミロイドーシス**を含め**表**に示すような心筋症が鑑別に挙がる．特に，急速に心不全が進行する症例，治療抵抗性の心不全を呈する症例，手根管症候群の既往のある症例では心アミロイドーシスを念頭において精査を行う[1]．心アミロイドーシスでは主に**AL**アミロイドーシスと**ATTR**アミロイドーシスの2種類が重要である．血液学的検査で遊離軽鎖（FLC）の異常がなく，99mTc標識ピロリン酸心筋シンチグラフィの心臓への集積が陽性であった場合は，ATTRアミロイドーシスの陽性的中率はほぼ100％と言われており，鑑別に有用である．本症例でも，心筋シンチグラフィで心筋全体へのピロリン酸の高度な集積を認め（**図3**），FLCの異常を認めず，ATTRアミロイドーシスに矛盾しない所見であった．しかしながら，確定診断には，病理組織学的証明が必須である．

治療としては，以前からATTRアミロイドーシスの末梢神経障害の進行抑制として使用されていた**タファミジス**がATTR心アミロイドーシスに対しても最近使用可能となり脚光を浴びている．ATTR心アミロイドーシスに対する第3相臨床試験において，タファミジスが全死因死亡と心血管関連入院の減少に関連し，QOLの低下を抑制するという結果が報告されたためである[2]．

臨床写真のポイント

心アミロイドーシスの確定診断には，2通りある．1つは，心筋生検を施行し，アミロイド沈着を証明する方法である．もう1つは，心エコーや心臓MRI，99mTc標識ピロリン酸心筋シンチグラフィで心アミロイドーシスを示唆する所見がある場合に，腹壁脂肪・皮下組織・直腸・腎臓といった他の組織でアミロイド沈着を証明する方法である．病理組織学的所見としては，アミロイドが無構造の硝子様物質として細胞外に認められ，**図2A**のようにコンゴーレッド染色で染まる．アミロイド沈着が証明されれば，免疫グロブリンあるいはTTRに対する抗体を用いて免疫染色を行い，アミロイドーシスのどのタイプに該当するかを調べる．本症例では，左室生検を施行し，抗TTR抗体による免疫染色が陽性で，TTR遺伝子変異は認めなかったため，野生型ATTR心アミロイドーシスの診断となった．

表　肥大型心筋症類似心筋肥大を示す二次性心筋症

代謝異常
糖原病 　Pompe病，PRKAG2遺伝子異常，Danon病，Forbes病 脂質蓄積 　全身性Carnitine欠損症 ライソゾーム病 　ファブリー病
ミトコンドリア病
MELAS病，MERFF病
神経筋疾患
Friedreich失調症，FHL-I遺伝子異常
Malformation Syndromes
Ras/MAPK関連蛋白異常 　Noonan症候群，LEOPARD症候群，Castello症候群
浸潤性疾患
心アミロイドーシス 　家族性，遺伝性TTR，全身性野生型TTR， 　ALアミロイドーシス
炎症性疾患
急性心筋炎
内分泌疾患
糖尿病罹患母体からの出生児 褐色細胞腫，巨人症
薬剤
ステロイド，タクロリムス，ヒドロキシクロロキン

Elliott PM, et al：Eur Heart J, 35：2733-2779, 2014を参考に作表
日本循環器学会／日本心不全学会．心筋症診療ガイドライン（2018年改訂版）http://www.j-circ.or.jp/guideline/pdf/JCS2018_tsutsui_kitaoka.pdf（2019年7月閲覧）

文献
1）「ザ・マニュアル　心不全のセット検査」（猪又孝元／編），メジカルビュー社，2019
2）Maurer MS, et al：N Engl J Med, 379：1007-1016, 2018

（高岡慶光）

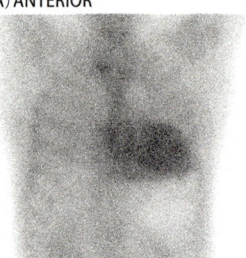
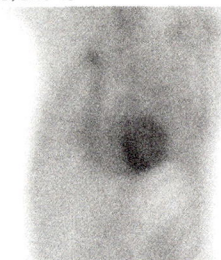

A) ANTERIOR　　B) LAO 45

図3　99mTc標識ピロリン酸心筋シンチグラフィ

症例67. 30歳代，男性，胸痛

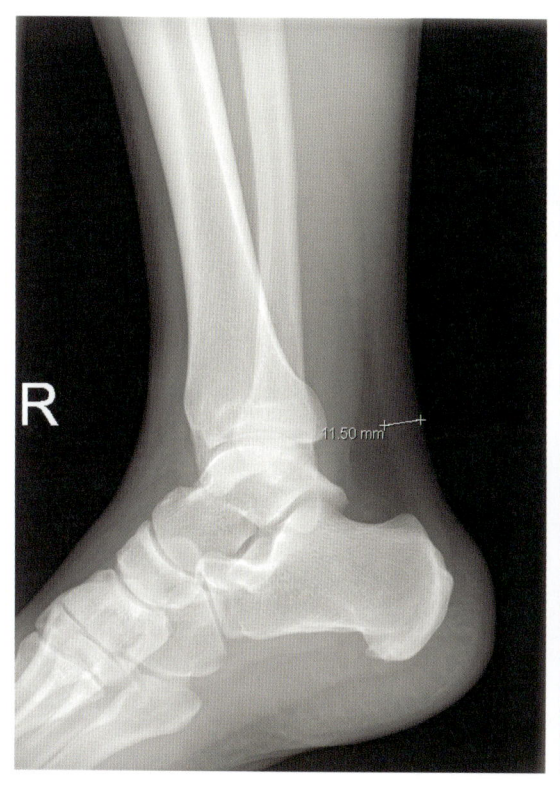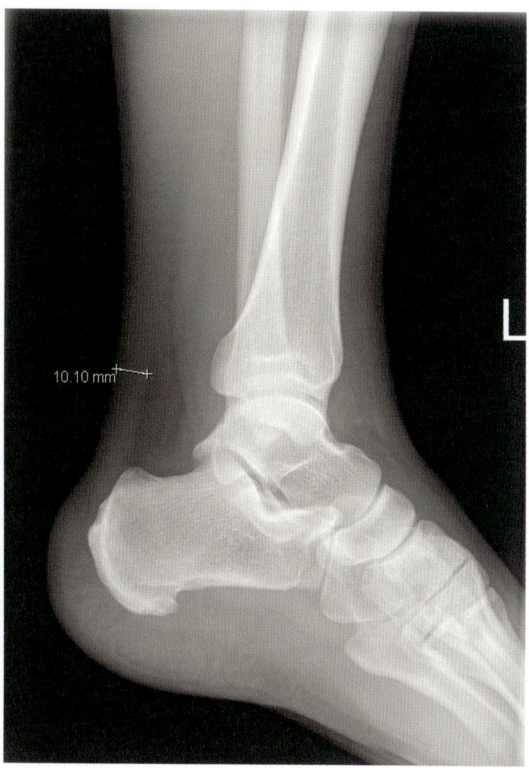

図1　アキレス腱X線写真
最大径：右11.5 mm，左10.1 mm

もともと，高血圧，脂質異常症の既往に加え，母親が42歳で突然死した家族歴があり，ST上昇型急性心筋梗塞の診断で，入院となった．入院後の血液検査でLDLコレステロール（LDL-C）値が197 mg/dLであった．アキレス腱X線軟線撮影（図1）を供覧する．

Q1　診断名は何か？

Q2　この症例でのLDL-C管理目標値はいくつか？

解答

 A1 家族性高コレステロール血症ヘテロ接合体

 A2 70 mg/dL 未満

鑑別の難易度 低 **中** 高

疾患の概要

家族性高コレステロール血症（familial hypercholesterol-emia：FH）は，高LDL-C血症，早発性冠動脈疾患，腱・皮膚黄色腫を3主徴とする常染色体遺伝性疾患である[1]．FHでは男性では30～50歳，女性で50～70歳と通常より若年で冠動脈疾患を発症することが多い．FHヘテロ接合体は，200～500人に1人とありふれた疾患であり，無治療の**FHヘテロ接合体**では，冠動脈疾患発症リスクが約13倍高いという報告もあるため，早期診断・治療が鍵となる．FHヘテロ接合体の診断基準は表に示した通りで，本症例も，高LDL-C血症，腱黄色腫の2項目を満たし，FHヘテロ接合体の診断となった．原因不明であるが，母親が若年で突然死しており，残る診断項目の早発冠動脈疾患家族歴を有していた可能性も考えられる．

FHヘテロ接合体の治療としては，診断と同時に脂質低下療法を開始する．LDL-Cの管理目標値は一次予防の場合100 mg/dL未満あるいは未治療時の50％未満で，二次予防としては，70 mg/dL未満をめざす．治療薬としては**スタチン**が第一選択であり，初期用量より開始し，筋肉痛，CK上昇，肝障害などの副作用に注意しながら，最大耐容量まで増量をめざす．LDL-C低下の効率から考えると，ストロングスタチン（ピタバスタチン，アトルバスタチン，ロスバスタチン）の使用が現実的である．スタチン単独投与で管理目標値を達成できない場合は，小腸特異的コレステロールトランスポーター阻害薬のエゼチミブを併用する．それでも効果不十分な場合は**前駆蛋白転換酵素サブチリシン／ケキシン9型（PCSK9）阻害薬**が推奨される．PCSK9阻害薬はヘテロ接合体FH症例でLDL-C値を約60％低下させることが示されており[2]，FHに対する冠動脈疾患の予防が期待できる薬剤である．PCSK9阻害薬でも効果不十分な場合は，LDLアフェレシスを施行する．

【処方例】
ロスバスタチン 20 mg 1日1回＋エゼチミブ 10 mg 1日1回

表 成人（15歳以上）FHヘテロ接合体診断基準

1. 高LDL-C血症（未治療時のLDL-C値180 mg/dL以上）
2. 腱黄色腫（手背，肘，膝等またはアキレス腱肥厚）あるいは皮膚結節性黄色腫
3. FHあるいは早発性冠動脈疾患の家族歴（2親等以内）

- 続発性高脂血症を除外した上で診断する．
- 2項目以上でFHと診断する．FHヘテロ接合体疑いは遺伝子検査による診断が望ましい．
- 皮膚結節性黄色腫に眼瞼黄色腫は含まない．
- アキレス腱厚はX線撮影により9 mm以上にて診断する．
- LDL-Cが250 mg/dL以上の場合，FHを強く疑う．
- すでに薬物治療中の場合，治療のきっかけとなった脂質値を参考にする．
- 早発冠動脈疾患は男性55歳未満，女性65歳未満と定義する．
- FHと診断した場合，家族についても調べることが望ましい．
- この診断基準はホモ接合体にも当てはまる．

文献1より引用

臨床写真のポイント

アキレス腱肥厚は視診，触診での診断に迷う場合は，図1のようにX線軟線撮影で評価を行う．下腿骨と足底が90度となるようポジショニングし，側面から腓骨外果が中心となるように撮像する．最大径9 mm以上を「肥厚あり」と診断する．アキレス腱肥厚を含めた腱・皮膚黄色腫はFHをスクリーニングするうえで非常に重要な身体所見である．黄色腫は，皮膚では肘・膝関節の伸側，手首，臀部など機械的刺激が加わる部位に多く発生する．

Take Home Message
- FHヘテロ接合体はcommon diseaseであり，腱・皮膚黄色腫の有無や，家族歴の聴取が重要である
- FHは冠動脈疾患リスクが高いため，早期診断が重要で，診断がつくと同時にスタチンによる薬物療法を開始する
- スタチン，エゼチミブでもLDL-Cの低下が不十分な場合は，PCSK9阻害薬の使用を考慮する

文献
1) 「家族性高コレステロール血症診療ガイドライン2017」（日本動脈硬化学会／編），2017
2) Raal FJ, et al：Lancet, 385：331-340, 2015

（高岡慶光）

症例68. 70歳代，女性，動悸

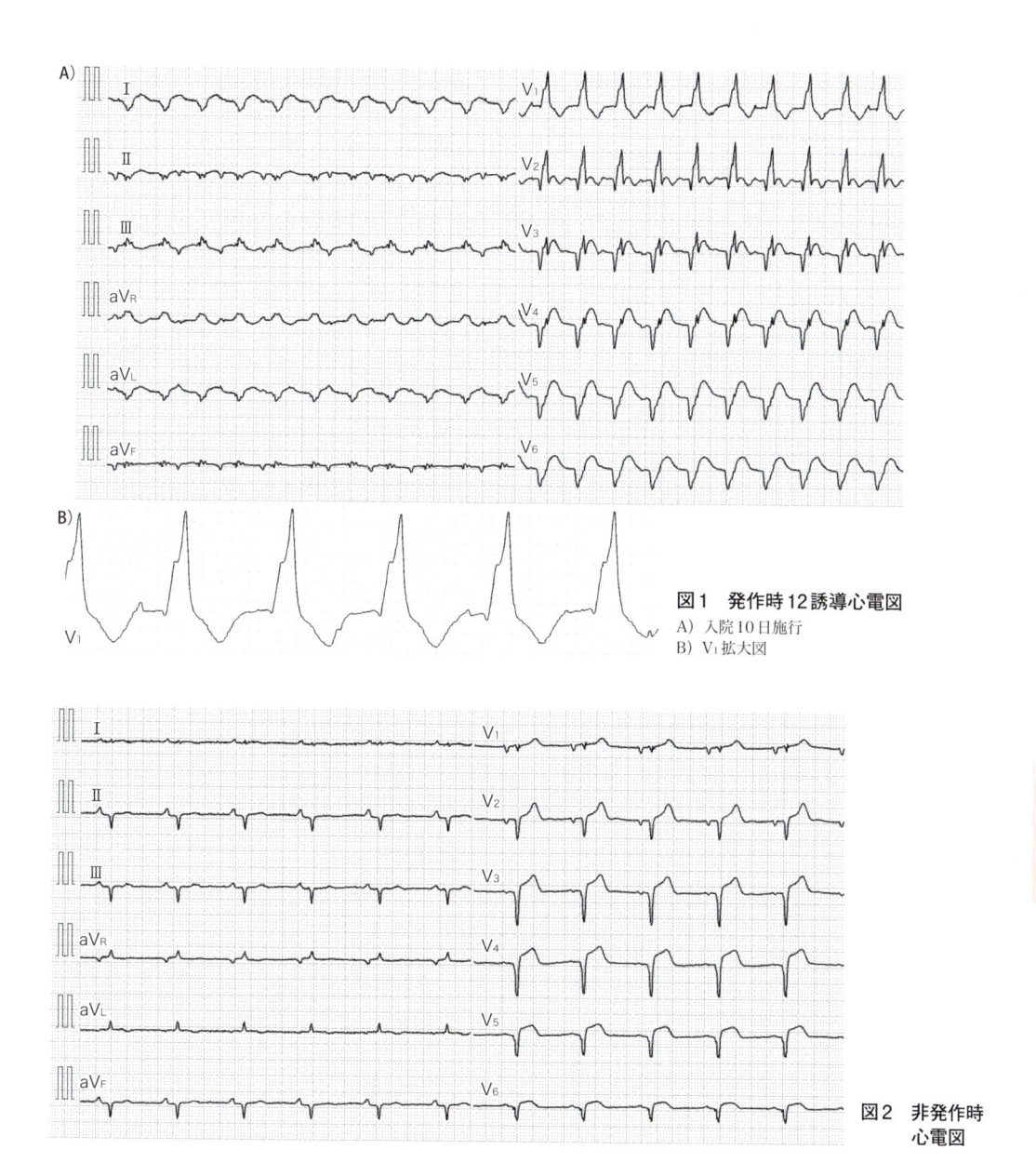

図1　発作時12誘導心電図
A) 入院10日施行
B) V₁拡大図

図2　非発作時心電図

来院5日前発症の急性前壁心筋梗塞にて入院．経胸壁心エコーではLVEF（左室駆出率）が20％程度と著明に低下し，心尖部領域に瘤形成も認めていた．緊急で経皮的冠動脈形成術を施行．図1，2は入院10日目に動悸を訴え，モニター上の頻脈を認めたため施行された12誘導心電図である．

Q1 この時の不整脈の診断は何か？

Q2 次にどう対応すべきか？

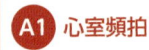

解答

A1 心室頻拍

A2 まずバイタルサインを測定し，血行動態が不安定なら電気的除細動
安定しているようならリドカインやアミオダロンの投与を行う

鑑別の難易度 低 **中** 高

疾患の概要

本症例の不整脈は，Wide QRS regular tachycardia（Wide QRS complex とも表現される）である．鑑別が最初から心室頻拍しか挙がらない場合には逆に難易度が易しい問題になってしまうが，この拡大した心電図（図1B）を入れた意義を考えてほしい．Wide QRS regular tachycardia の重要な鑑別として，脚ブロックのような変行伝導を伴う上室性頻拍が鑑別に挙がる．割合では心室頻拍が約80％，変行伝導を伴う上室性頻拍が約20％である[1]．特に，心室頻拍は心筋梗塞，狭心症，うっ血性心不全の既往がある患者においては95％，心筋梗塞の既往に限れば98％の陽性的中率であったとの報告もある[2]．本症例のように心筋梗塞後の患者であれば心室頻拍の可能性が非常に高いと考えながらも，12誘導心電図を鑑別していくことが大切である．もちろん，変行伝導を伴う上室性頻拍と鑑別が困難であれば心室頻拍として対応するべきである．

12誘導での鑑別の方法として，Brugada アルゴリズムなどが知られている（図3）．本症例において，心室頻拍のと

きにも心房では，洞調律が維持されることで起きる**房室解離**（QRS波形とは全く関係なくP波を認める所見）があり，自信をもって心室頻拍と診断できる．心室頻拍に対する治療は「不整脈薬物治療に関するガイドライン」[4]に記載があるが，血行動態が破綻しているような場合は電気的除細動，破綻していない場合はアミオダロンの静注，および心筋梗塞急性期にはリドカイン静注が使いやすい．

臨床写真のポイント

V_1を見ると，➡で示した一定間隔のwide QRS波形の間に，➡で示したようにP波が目につくだけでも最低3カ所は認める（図4）．QRS波形とは関係ないタイミングでP波を認めており房室解離の所見である．

Take Home Message

- Wide QRS regular tahycardia には心室頻拍と変行伝導を伴う上室性頻拍がある
- 心筋梗塞などの基礎疾患をもつ場合は心室頻拍を第一に考える
- 房室解離を認めれば心室頻拍と診断できる

文献

1) Stewart RB, et al：Ann Intern Med, 104：766-771, 1986
2) Baerman JM, et al：Ann Emerg Med, 16：40-43, 1987
3) Brugada P, et al：Circulation, 83：1649-1659, 1991
4) 児玉逸雄：不整脈薬物治療に関するガイドライン．日本循環器学会，68：981-1053, 2004

（齊藤 輝）

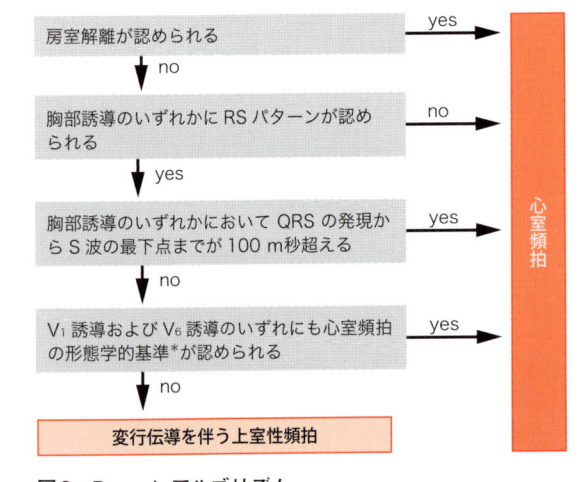

図3 Brugada アルゴリズム
＊心室頻拍の形態学的基準とは：
右脚ブロック型で下記のいずれかである場合
・V_1誘導が，単相性R波もしくはQR，QSパターンであること
・V_6誘導のR/S＜1かQSまたはQRパターンであること
・単相性R波であること
文献3を元に作成

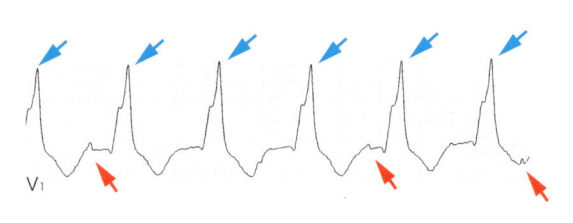

図4 房室解離の所見

症例69. 60歳代，男性，歩行困難

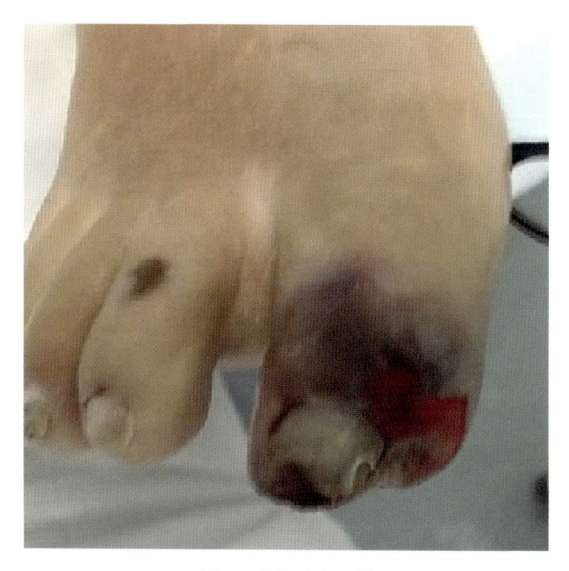

図1　来院時右下肢

糖尿病性腎症で維持透析中．狭心症に対し冠動脈バイパス術施行後．来院3週間前から右下肢の右第1指に創傷を認めガーゼ保護されていた．来院3日前からの微熱，嘔吐，食欲低下が持続するため当院受診となった．図1に来院時の右下肢を示す．

Q1 最も疑われる疾患は何か？

Q2 診断するのに必要な検査は何か？

A1 重症下肢虚血

A2 ABI・SPP（skin perfusion pressure：皮膚灌流圧測定）などの生理機能検査，CTなどにおける血行動態評価（画像所見）を行う

鑑別の難易度 **低** 中 高

疾患の概要

本症例は糖尿病腎症かつ，虚血性心疾患のある患者の下肢潰瘍ということで鑑別の難易度は低いと考えられる．右下腿の血圧測定不能，ABI（ankle brachial index）も測定不能なレベルまで低下，図2の通りカテーテルによる下肢動脈造影検査で右浅大腿動脈の閉塞を認めており，図1の皮膚所見と合わせて**重症下肢虚血**（critical limb ischemia：CLI）と診断できる．CLIは動脈硬化性疾患が極めて進行した状態で起こり，動脈硬化疾患に関連する糖尿病内科，腎臓内科，循環器内科，心臓血管外科や皮膚疾患として皮膚科，形成外科，感染が生じれば感染症内科と多彩な科が連携して治療にあたる疾患である．また1年以内での死亡率が25％，生存はしたが，下肢切断を行った割合が30％と癌にも匹敵するような予後不良な疾患であるが[1]，残念ながら初期研修などで指導医から教育を受ける機会はそれほど多くはないように思われる．CLIの診断は皮膚症状を含む自覚症状・症候，血行動態（画像所見），生理機能検査所見を総合的に検討して診断される．代表的な症状は，2週間以上持続する下肢末端の安静時疼痛，潰瘍，壊死である．

CLI患者は多くが糖尿病も合併しており，神経性疼痛と考えられていたらCLIを合併している症例はよくある．鑑別には血行動態，生理機能検査所見が重要であるが，症状で区別すると足部の冷感や下肢下垂による症状の改善の有無，夜間や透析時の疼痛の増強があるとCLIがより疑わしい[2]．さらに感染症が合併する場合があり，腫脹，発赤，熱感，疼痛，膿汁といった局所の感染徴候の有無も合わせて評価する．血行動態の評価については，腎機能などの問題がなければCT angiography，造影剤が使用しにくい状況であればMR angiographyや下肢動脈エコーが外来で行える検査である．治療も同時に実施可能で，より詳細な情報がわかるのはカテーテルによる**下肢動脈造影検査**である．生理機能検査の代表として，上下肢の血圧比を測定するABIはスクリーニングに非常に重要である．ABIは非侵襲の検査であり少しでも下肢動脈疾患を疑えば積極的に行うべきである．治療の観点からは，なによりCLIを認識する（"気づくこと"）が一番重要で，その後は関係する診療科にコンサルテーショ

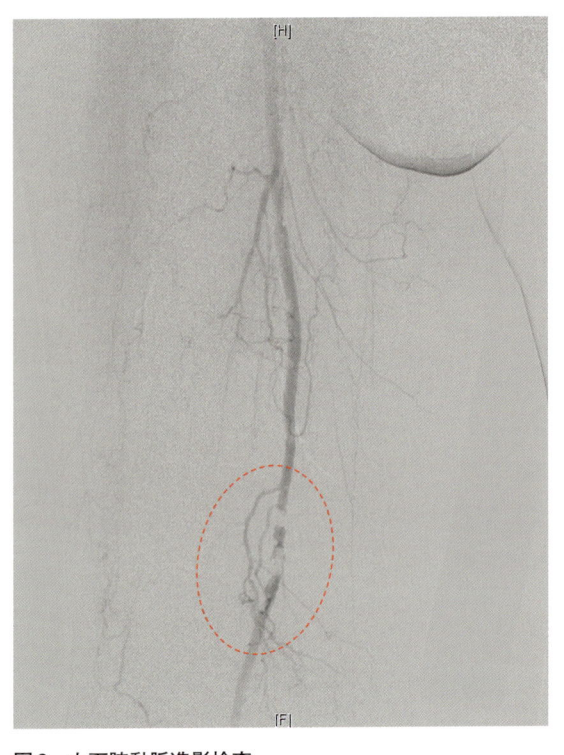

図2　右下肢動脈造影検査
右浅大腿動脈の閉塞および高度狭窄がみられる（◯）

ンを行う．創処置や感染を併発していれば抗菌薬加療も大事であるが，救肢のためにはカテーテルやバイパス手術による下肢の血行再建が非常に重要となることが多い．

臨床写真のポイント

3週間以上も継続するような難治性潰瘍であり，その部位もCLIに好発しやすい足趾先端である（図1）．写真だけでは判断できないが，足趾の冷感もある．また局所の発赤，腫脹も認め同部位に感染も伴っていることが疑われる．

> **Take Home Message**
> ● 難治性潰瘍をみたらCLIを疑え
> ● CLIは予後不良であることを認識して速やかに各科にコンサルテーションを行う
> ● 救肢のための血行再建が重要

文献
1) Norgren L, et al：J Vasc Surg, 45 suppl：S5-S67, 2007
2) 宮田哲郎，他：末梢閉塞性動脈疾患の治療ガイドライン（2015年改訂版）．日本循環器学会，2015

（齊藤　輝）

症例70. 40歳代，男性，胸部圧迫感

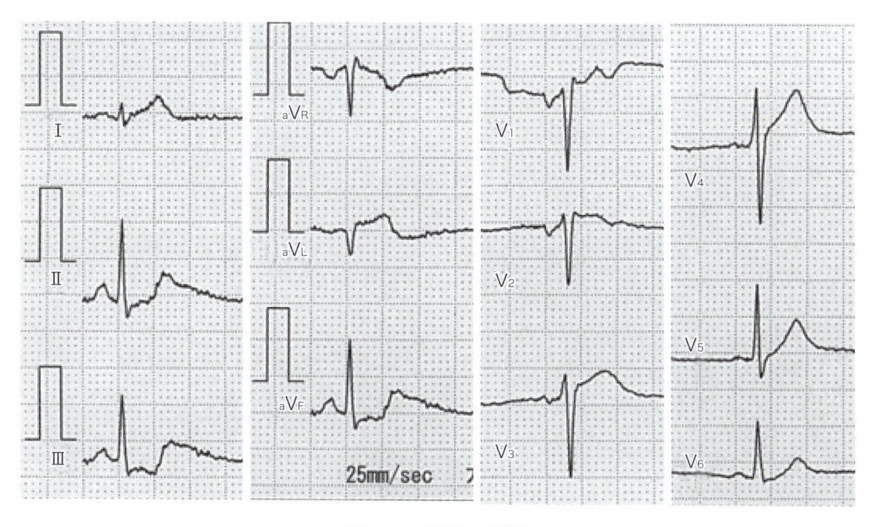

図1　12誘導心電図

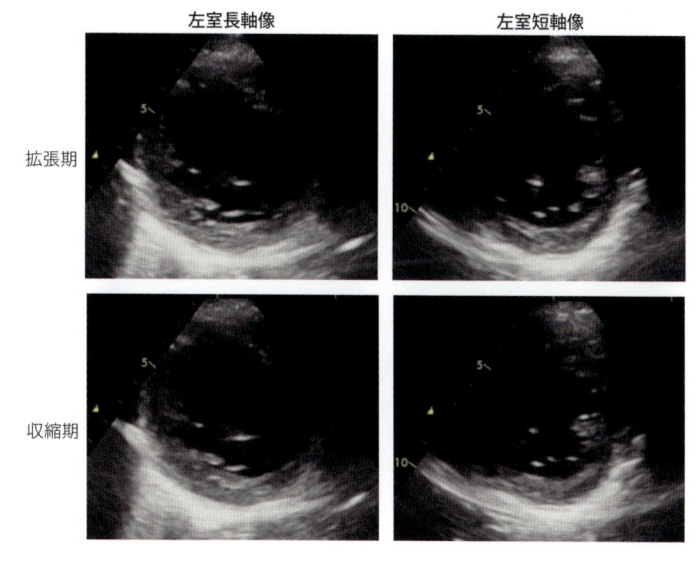

図2　心エコー図

来院6日前から発熱，全身倦怠感を自覚していた．3日前に39℃まで上昇したため近医を受診したところ，インフルエンザ陰性であり解熱剤を処方された．入院当日，胸部圧迫感のため救急要請した．来院時，末梢冷感著明であった．入院中に得られた12誘導心電図（図1）と心エコー図（図2）を示す．

Q1 診断と，鑑別にあがる疾患を1つずつ答えよ．

Q2 次に行う検査は何か？

解答

A1 診断：急性心筋炎　鑑別疾患：急性心筋梗塞

A2 冠動脈造影検査，心筋生検

鑑別の難易度　低 **中** 高

疾患の概要

　急性心筋炎は，心筋の炎症性疾患である．ウイルス感染が契機になることも多く，先行する感冒症状の病歴が重要である．加えて胸部症状と，心電図で冠動脈領域に一致しないST変化を認めた場合に疑う必要がある．急性期の死亡率は20％，劇症型ではきわめて死亡率が高くなるが，急性期を乗り切れば予後は悪くないとされる．診断・治療方針の決定に心筋生検が有用であり，急激な血行動態悪化時に補助人工心肺や一時ペーシングが必要になる場合もあることから，特に末梢冷感やLactate，肝酵素上昇，心機能低下を認める場合はできるだけ早期にカテーテル室に連れて行く必要がある．

臨床写真のポイント

　急性心筋炎の心電図所見は症例により多彩である．ST-T変化が多く，幅広いQRS，QT延長，VT/VFなどの心室性不整脈，房室ブロックなどもある．本症例ではI，aV$_L$，V$_{2-4}$のST上昇とII，III，aV$_F$のST低下を認めており（図3，➡），冠動脈領域に一致しないST変化を認める．また心エコーでは全周性に壁運動が著しく低下しており，心嚢液はないが軽度の心筋浮腫を伴っている（図4）．これは冠動脈疾患では説明がつきにくく，先行する感冒症状があるこ

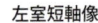
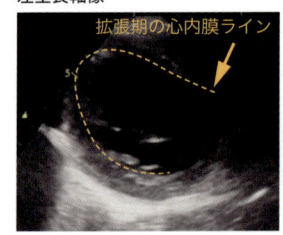
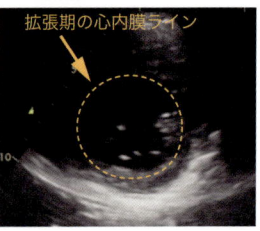

左室長軸像　　　　　　　　左室短軸像

拡張期の心内膜ライン　　　拡張期の心内膜ライン

図4　心エコー図（収縮期，図2再掲）

と，心血管リスクの低い患者であることも考慮すると，急性心筋梗塞というよりは心筋炎が疑わしい．もっとも，確定診断は冠動脈造影検査，心筋生検が必要であることは覚えておいてほしい．

Take Home Message

- 心電図で冠動脈領域に一致しないST変化を見たらいったん心筋炎／心膜炎を想起する
- 急性心筋炎は急激に悪化して死に至る例も多いので迅速な判断／対応が必要
- 心エコーはEF（左室駆出率）が「正常か明らかに悪いか」と心嚢液の有無の判断がまず必要になる

文献

1) 「心電図パーフェクトマニュアル」（渡辺重行，山口巖／編），羊土社，2006
2) 「極論で語る循環器内科 第2版」（香坂俊／編著），丸善出版，2014

（芥子文香）

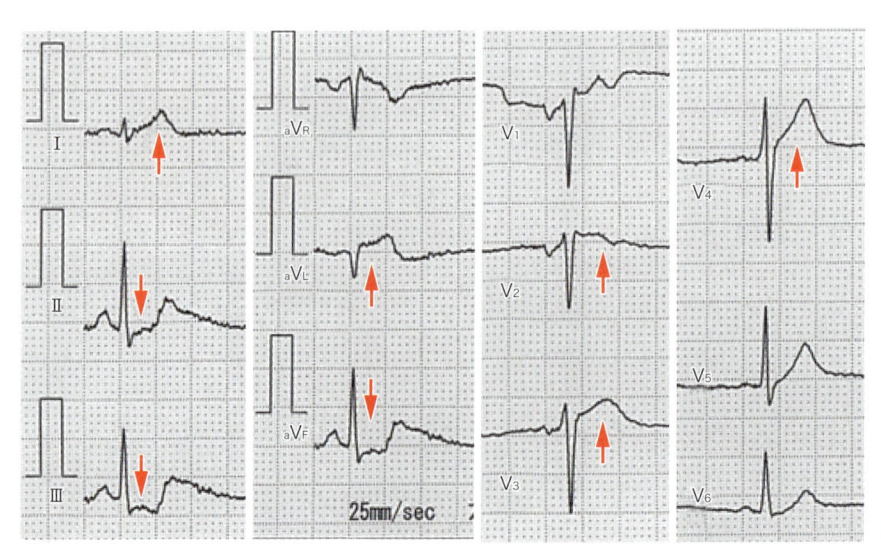

図3　本症例の心電図所見

症例71. 30歳代, 男性, 院外心肺停止蘇生後

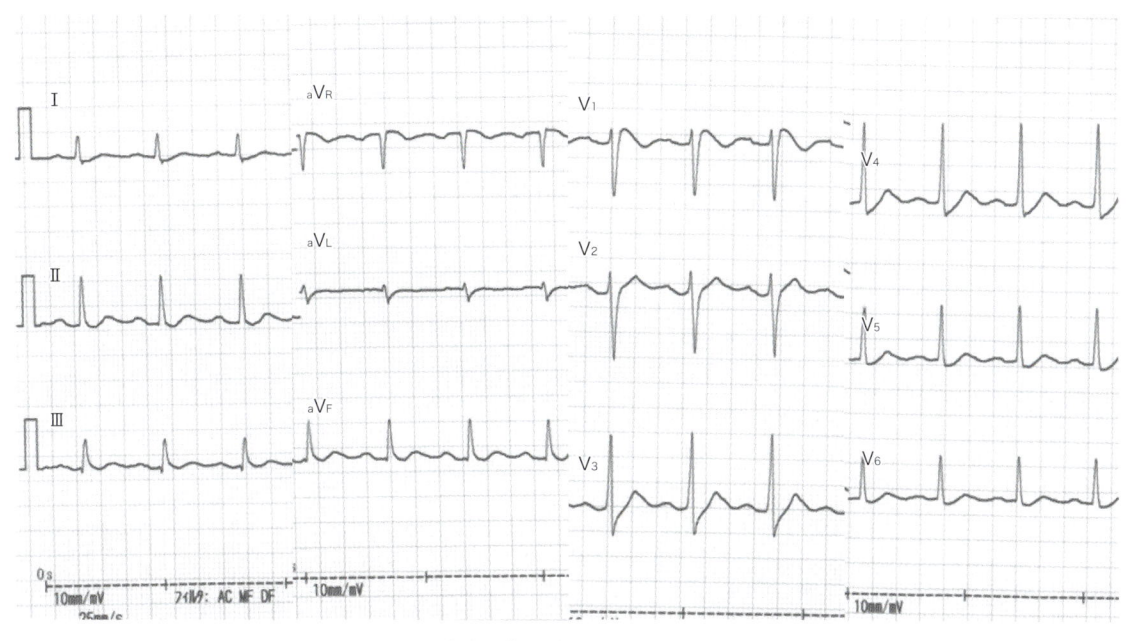

図1　病院到着時（蘇生後15分）心電図

特に既往のない男性．朝食後，急に倒れて救急要請された．救急隊到着時には心肺停止状態であったが，胸骨圧迫，AED使用で心拍再開し，当院へ搬送された．AED解析の結果心室細動を認めた．図1に来院時の心電図を示す．

Q1 心室細動の原因疾患は何か？

Q2 今後必要な治療は何か？

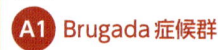

解答

A1 Brugada 症候群

A2 突然死の予防に植込み型除細動器（ICD）移植術を行う

鑑別の難易度 **低** 中 高

疾患の概要

Brugada症候群は特徴的な心電図所見を呈し，心室細動を合併する遺伝性不整脈である．明らかな器質的心疾患を認めず，夜間などに心室細動を発症しやすく，突然死の原因として知られている．coved型ST上昇を認める場合，症状（失神歴や心肺停止の既往）の有無，突然死の家族歴などを考慮し，ICDの適応を判断する必要がある．ICDを植え込むことで，異物の挿入による感染リスクや定期検診の負担，不適切作動による心理的・身体的負担などのリスクも伴う．しかし植え込みせずに心室細動が出現した場合は致死的になりうるため，心事故リスクを判断するために詳細に病歴聴取を行い，慎重な適応の判断をすることが重要である．本症例は一度心肺停止になっており，またcoved型心電図を認めていたため，二次予防目的でのICD植え込みが必要である．

臨床写真のポイント

Brugada症候群の特徴的な心電図変化として，図2に示した右側胸部誘導のJ波，ST上昇と陰性T波を呈するcoved型心電図があげられる．saddleback型心電図はBrugada症候群に特徴的とされるが，この心電図変化のみで失神歴も突然死の家族歴もない場合は心事故リスクが低いという報告がある[1]．V₁でのcoved型ST上昇は救急の現場では見逃されることもあり，特に心血管リスクのない若年男性などが致死性不整脈や失神で来た場合は疑ってみる必要がある．

本症例の来院時の心電図では，V₁にcoved型ST上昇を認める．典型的なBrugada型心電図であり，1肋間上の心電図ではcoved型心電図がより強調されることもある．同日

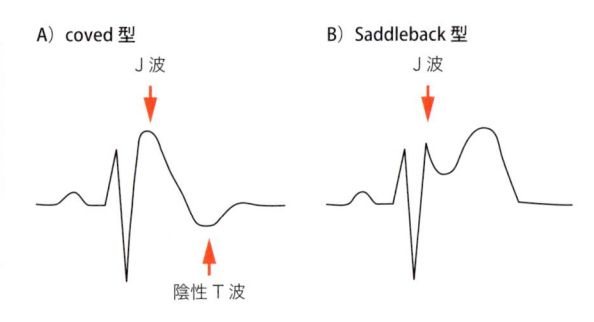

図2　Brugada型心電図

カテーテル検査をして2時間経過した時点では同様の心電図変化があったが，翌日に記録された心電図（図3）では同様の所見を認めない．このように，Brugada症候群の心電図は日や時間帯によって心電図が変化することが知られており，季節をかえたり食後に満腹の状態で記録したりと，疑った場合はくり返し検査をする必要がある．なお，本症例では患者の希望がなかったため施行しなかったが，診断や家族内発症のリスク・予後の推測に，遺伝子検査が有用な可能性がある．

> **Take Home Message**
> ● 比較的若い人の失神・心肺停止はBrugada症候群を想起する
> ● 1〜2肋間上の心電図の方がBrugada型心電図がはっきりする場合がある
> ● Brugada型心電図は日内/日差変動があるため，疑ったらくり返し心電図を施行する

文献

1) Kamakura S, et al：Circ Arrhythm Electrophysiol, 2：495-503, 2009
2) 「あなたも名医！ あぁ〜どうする？！ この不整脈 ver.2」（山下武志/編），日本医事新報社，2018

（芥子文香）

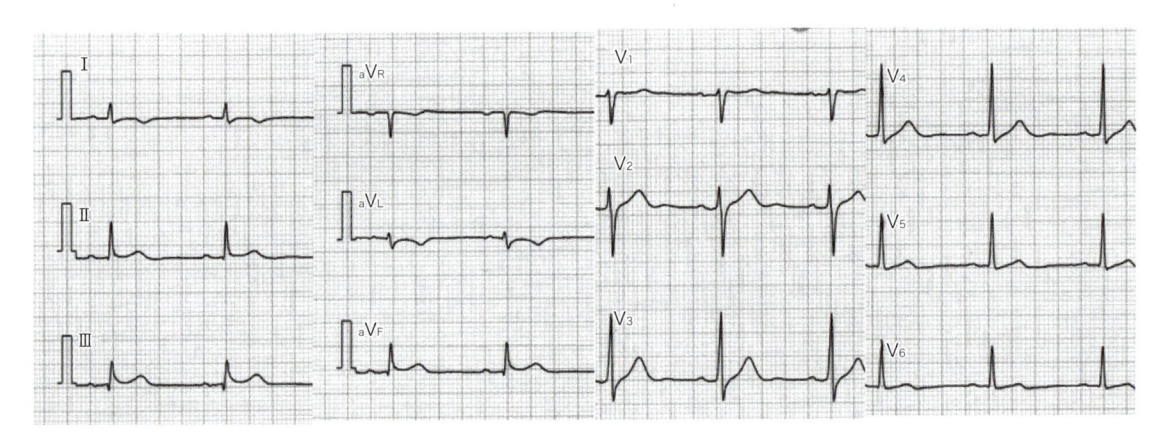

図3　本症例の翌日の心電図

症例72. 50歳代，女性，動悸

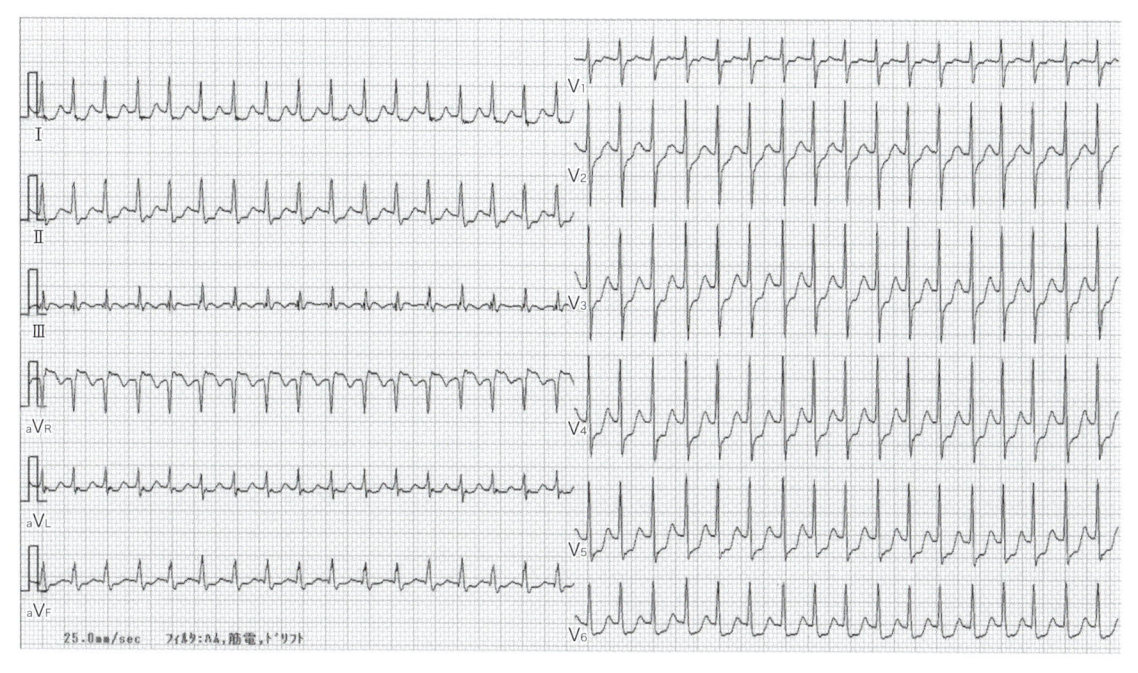

図1　搬送時心電図

高血圧で近医に通院中であった．安静時に急性発症の動悸を認め，当科に救急搬送された．搬送時に得られた心電図を図1に示す．

Q1 心電図の所見は何か？

Q2 頻拍の停止に必要な処置は何か？

第7章

循環器内科

A1 発作性上室性頻拍

A2 （修正）バルサルバ法，ATP急速静注，ベラパ
ミル静注，同期下cardioversion

鑑別の難易度　**低** 中 高

疾患の概要

心電図（図1）では，心拍数200回/分でRR間隔整の
narrow QRS頻拍を認める．narrow QRS頻拍の鑑別疾患と
して，**房室結節リエントリー性頻拍（AVNRT）**，房室リエ
ントリー性頻拍（AVRT），心房粗動，心房頻拍がある．本
症例では下壁誘導のQRS波の直後に逆行性P波が確認され，
房室結節リエントリー性頻拍の可能性を考えた．そこでま
ず**修正バルサルバ法**[1]を行ったが，頻拍は停止せず，次に
ATP 20 mg急速静注で停止した．後日カテーテルアブレー
ションを施行し，術中の心臓電気生理学的検査でAVNRTと
診断し，治療を行った．

narrow QRS頻拍では，頻拍中の12誘導心電図でのP波
の位置からある程度頻拍の種類を鑑別することが可能であ
る．本症例のようにQRS波の終末部付近に逆行性P波〔偽
性r'波（V_1誘導），偽性S波（下壁誘導）〕を認める場合は，
AVNRTを示唆する所見である．また，ATP急速静注は房室
結節を抑制するため，ATP急速静注で頻拍が停止すること
は，房室結節をリエントリー回路に含む頻拍（AVNRTや
AVRT）の診断にも有用である．ベラパミルも房室結節の伝
導を抑制し，AVNRTの停止に有効である．頻拍でショック
バイタルの場合，同期下cardioversionも考慮される．

【処方例】
アデノシン三リン酸二ナトリウム水和物（アデホス®）1回10～
20 mg　急速静注（喘息患者には禁忌）

＊AVNRT：atrioventricular nodal reentrant tachycardia
＊AVRT：atrioventricular reentrant tachycardia

臨床写真のポイント

narrow QRS頻拍（図2）で，QRS波の直後に逆行性P波
（偽性S波）を認める（➡）．

Take Home Message
- 上室性頻拍の鑑別には頻拍中のP波の位置が有用である
- AVNRTの停止には修正バルサルバ法，ATP急速静注など
  を行う
- ATP急速静注は，上室性頻拍の鑑別にも有用である

文献
1) Appelboam A, et al：Lancet, 386：1747-1753, 2015

（金岡幸嗣朗）

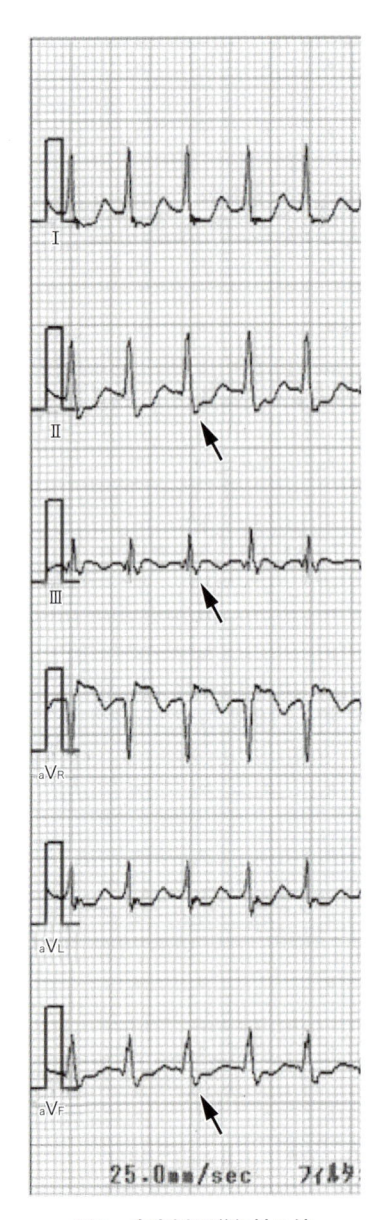

図2　本症例の逆行性P波

症例73. 40歳代，女性，労作時息切れ

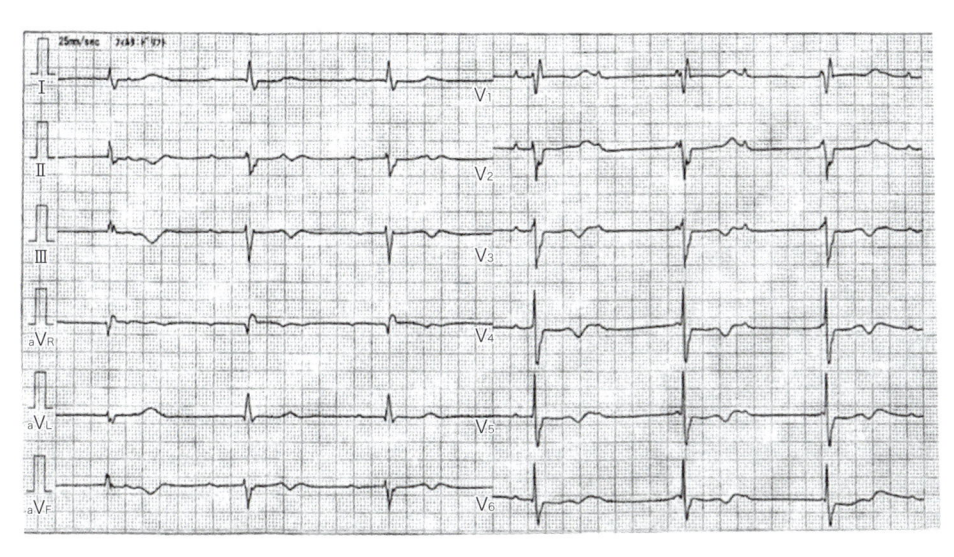

図1　来院時心電図

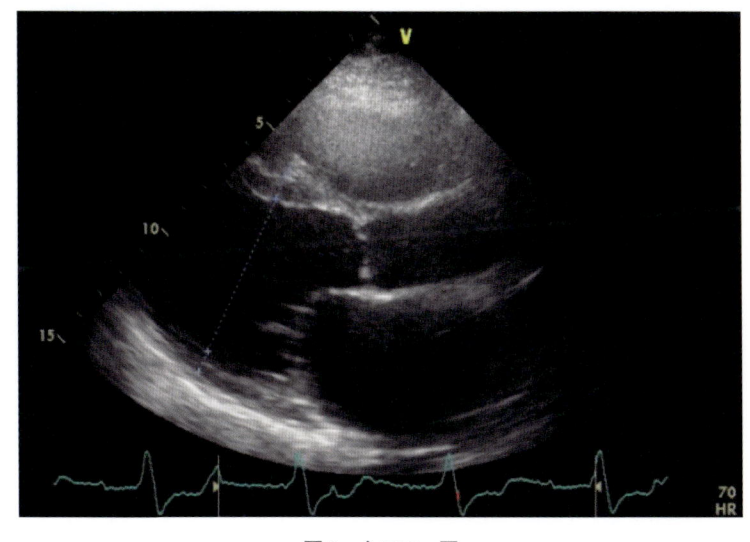

図2　心エコー図

脂質異常症以外に特記すべき既往はなく，薬剤服用歴もなかった．2日前からの労作時呼吸苦を主訴に当院を受診し，徐脈を認めたため当科を受診した．来院時の心電図（図1）と心エコー図（図2）を示す．

Q1 心電図所見は何か？

Q2 本症例の徐脈の原因として考えられる疾患は何か？

解答

A1 完全房室ブロック

A2 高カリウム血症，特発性拡張型心筋症，心サルコイドーシスなど

鑑別の難易度 低 **中** 高

疾患の概要

徐脈の原因として頻度が多いものは，**電解質異常**（高カリウム血症など）や，**薬剤性**（β遮断薬や抗不整脈薬など），**心筋疾患**（心サルコイドーシスなど）があげられる．本症例では，電解質異常や原因となりうる薬剤内服はなかった．若年発症の完全房室ブロックであり，心エコーでは壁運動は良好で，なおかつ心筋中隔の非薄化は軽度であった．しかし血液検査で可溶性IL-2レセプター高値を認め，^{18}F-FDG PET検査で心臓・縦隔に集積がみられたため（図3），心サルコイドーシスと診断した．

心サルコイドーシスにおける**房室ブロック**は，中隔部の刺激伝導系の障害により引き起こされるが，左室収縮障害の進行程度とは必ずしも並行せず，初期症状として房室ブロックを認めることも多い[1]．

治療としては，プレドニゾロンを4週間程度初期投与量で維持し，その後，2〜4週間ごとに漸減する．最終的に中止できる症例もあるが，少量で継続する場合が多い．

【処方例】（初期投与）
プレドニゾロン（プレドニン®錠）1回30 mg（0.5 mg/kg/日）1日1回（朝食後）

臨床写真のポイント

若年発症の完全房室ブロックがみられる（図4）．

Take Home Message

- 若年発症の完全房室ブロックではサルコイドーシスなどの心筋疾患を鑑別疾患にあげる
- 心サルコイドーシスの初期症状として，房室ブロックを認めることがある
- 心サルコイドーシスは，心臓に限局することがある

文献

1) 「2016年版　心臓サルコイドーシスの診療ガイドライン」（寺﨑文生，他／著），日本循環器学会，2016

（金岡幸嗣朗）

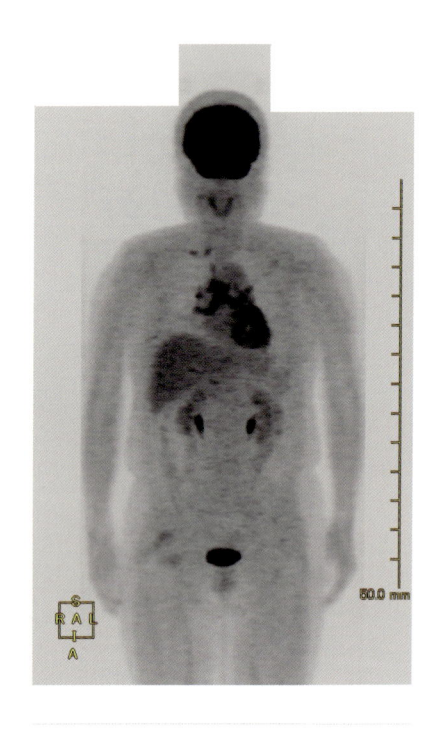

図3　本症例の^{18}F-FDG PET画像
心臓・縦隔に集積を認める

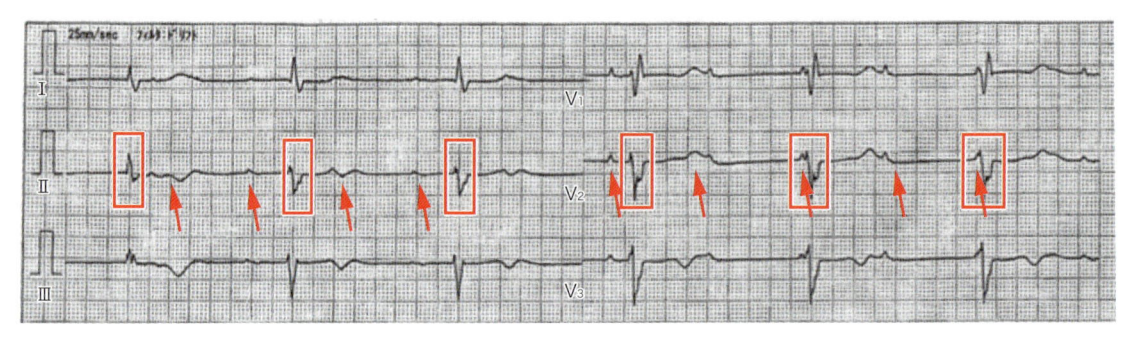

図4　完全房室ブロック
P波（→）とQRS（□）が解離している

症例74. 1歳，女児，発熱と左手第3指の発赤・腫脹

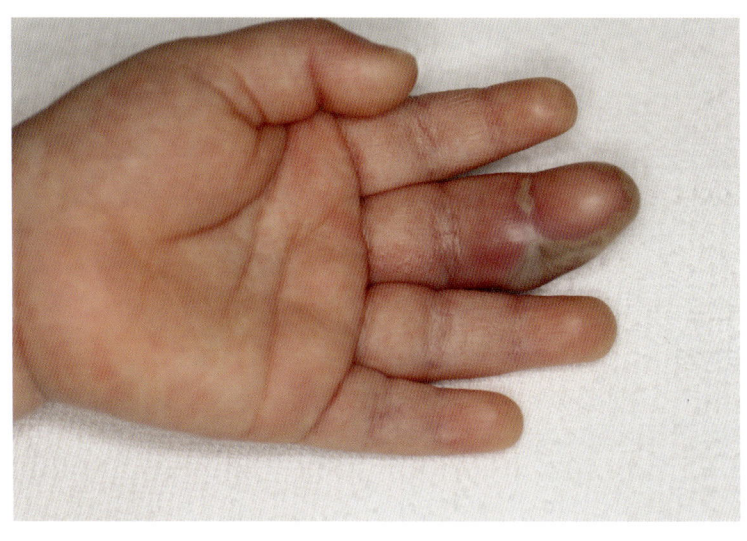

図1　児の左手
文献1より転載

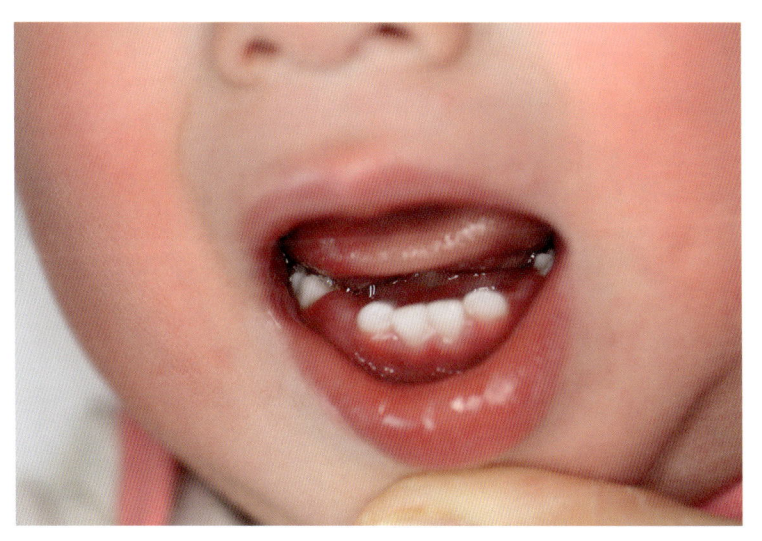

図2　児の口腔内
文献1より転載

特に基礎疾患のない1歳女児．発熱と左手第3指の発赤・腫脹を主訴に来院．蜂窩織炎の診断で入院し，セファゾリンが開始された．しかしながら，抗菌薬開始後も発熱は持続し，発赤腫脹は増悪傾向に加え水疱の出現を認めた（図1）．口腔内を観察すると歯肉の発赤・腫脹と舌の小潰瘍を認めた（図2）．

Q1 最も考えられる病原体は何か？

A1 単純ヘルペスウイルス

鑑別の難易度 低 **中** 高

疾患の概要

　本症例は，**単純ヘルペスウイルス**による**ヘルペスひょう疽**（Herpetic whitlow）の症例である．ヘルペスひょう疽は単純ヘルペスウイルスが皮膚に直接浸潤することによって発症する．小児では，ヘルペス歯肉口内炎を起こしている児が，指しゃぶりをすることでウイルスが皮膚に伝播し引き起こされることが多い．本症例でも，児は左手中指を指しゃぶりする習慣があり，口腔内の診察をすると歯肉口内炎を認めた．発熱や，指の発赤・腫脹などの身体所見からは，細菌性の蜂窩織炎がまず鑑別にあがることが多いが，以下の場合には本疾患を考えるべきである．

　　・口腔内に歯肉口内炎がある場合
　　・手指の発赤腫脹部位に小水疱がある場合
　　・蜂窩織炎を念頭においた抗菌薬治療に反応がない場合

　特徴的な臨床経過や皮膚，口腔内の所見から診断可能な場合が多いが，皮膚や口腔内病変からのぬぐい液を用いたPCRや迅速抗原検査などによる単純ヘルペスウイルス検出を行うこともある．

　治療としては，重症例に対してはアシクロビル（またはバラシクロビル）を投与する．小児では口腔内の痛みで内服が困難なことがあり，点滴静注での投与を要することもある．本症例では，診断がついた時点でセファゾリンを中止し，点滴静注のアシクロビルを開始した．アシクロビル投与開始後2日目には解熱し，症状も改善傾向となった．経口摂取が可能となった時点で内服のバラシクロビルに変更し，合計10日間の抗ウイルス薬投与を行った．

【処方例】
バラシクロビル（バルトレックス®）1回25 mg/kg　1日2回（朝夕食後）7日間（1回用量は最高500 mgまで）

臨床写真のポイント

　左手第3指に腫脹・発赤を認めるが，よく見ると腹側に小水疱が存在する（図3）．また口腔内も意識して観察すると歯肉が発赤・腫脹しており，舌に小潰瘍も認めていることがわかる（図4）．自分のあげた鑑別診断を念頭に，想定される病変がないか積極的に探しに行く姿勢が重要である．

Take Home Message

● 小児の指の発赤，腫脹をみたら口腔内病変がないかチェックする
● 小児では指しゃぶりの習慣がないか確認する
● ヘルペスひょう疽を考えた場合はアシクロビルまたはバラシクロビルが有効である

文献
1) Shoji K & Saitoh A：N Engl J Med, 378：563, 2018

（庄司健介）

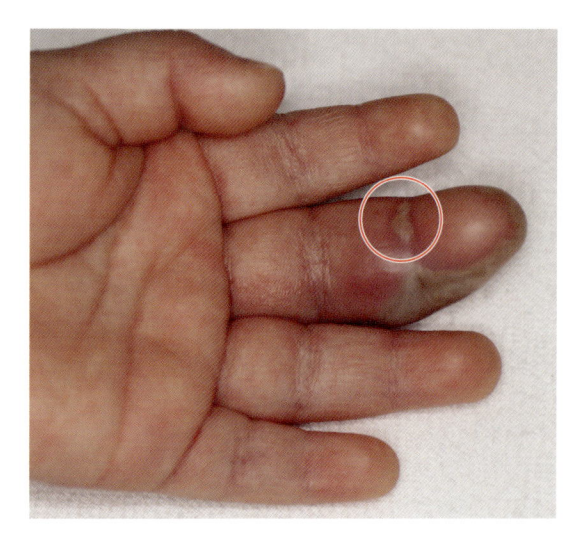

図3　左手第3指の小水疱（図1再掲）
発赤・腫脹のほか，腹側に小水疱が存在する．
文献1より転載

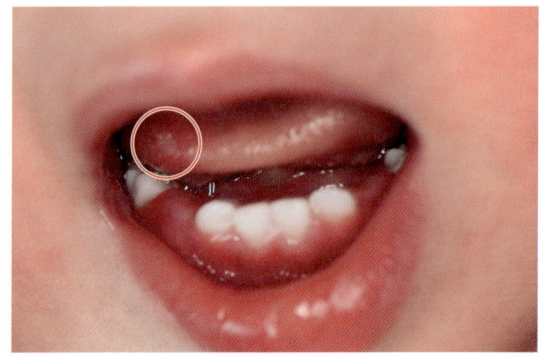

図4　児の舌と歯肉（図2再掲）
歯肉の発赤・腫張と，舌の小潰瘍が認められる．
文献1より転載

症例75. 0歳（生直後），男児，脳室周囲石灰化

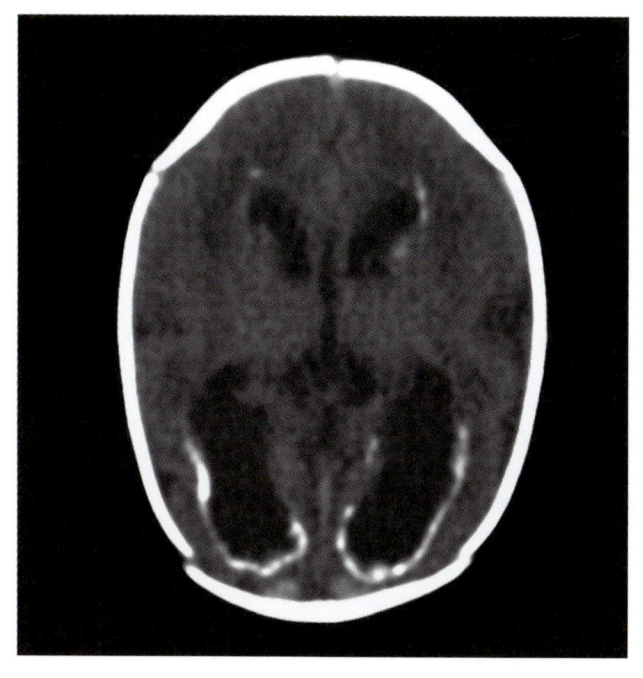

図1　頭部CT画像

妊娠中に胎児発育不全，小頭症を指摘されていた．37週0日，2,100 gで出生した．出生時の
アプガースコアは8点（1分）/9点（5分）で問題はなかったが，全身の皮膚に点状出血を認
めた．採血では血小板が8.0万 / μ Lと減少を認め，T-bil，AST，ALTはそれぞれ5.0 mg/dL，
120 U/L，75 U/Lと上昇を認めた．先天性感染症が疑われ，頭部CTを撮影したところ，図1
に示すような脳室周囲の石灰化を認めた．

Q1 最も考えられる病原体は何か？

Q2 確定診断をつける方法は何か？

解答

A1 サイトメガロウイルス

A2 生後21日以内に採取した検体（尿，血液，唾液など）からサイトメガロウイルスを検出すること

鑑別の難易度　低 **中** 高

疾患の概要

　本症例は**先天性サイトメガロウイルス（CMV）感染症**の症例である．先天性CMV感染症は，最も頻度の高い先天性感染症で，全く症状のない無症候性感染症から，妊娠中に胎児死亡をきたす例まで，その重症度は幅広い．症候性の先天性CMV感染症では，他の先天性感染症とも共通してみられる所見として，子宮内発育不全，小頭症，皮膚の点状出血，黄疸，肝脾腫，血小板減少，肝炎などを認めうる．出生時にこれらの所見を認める場合は，先天性感染症を疑い，精査を進める必要がある．先天性感染症が疑われる症例に対しての精査は，①確定診断をつけるための検査，②合併症の検索を並行して進める必要がある．先天性CMV感染症の場合，確定診断は**生後21日以内の検体**（血液，尿，唾液など）からCMVを検出することでなされる．

　①検査としてはPCRのほかに，CMV-IgM，ウイルス分離・培養などがあるが，その迅速性，感度，特異度の高さなどから，近年ではPCRが行われることが多い．CMVは，新生児期や乳児期早期に母乳などを介して感染することがあるため，生後21日以降の検体からCMVが陽性となっても，それが先天性感染なのか，後天性感染なのか区別することができない．そのため先天性CMV感染症を疑う場合は，早期に検体を提出する必要がある．

　②合併症としては**脳室周囲石灰化**，難聴，網膜炎が重要であり，頭部CT，眼科診察，聴力検査は必須である．

　症候性CMV感染症については，2003年に，6週間のガンシクロビル投与が聴力予後を改善することが示され[1]，このレジメンでの治療が行われるようになった．2015年にはガンシクロビルのプロドラッグである経口薬のバルガンシクロビルを用いて6週間と6カ月の治療を比較した研究が行われ，6カ月群の方が神経発達予後がよいことが示された[2]．本邦でも6カ月治療が行われるようになってきているが，ガンシクロビル，バルガンシクロビルともに本邦では先天性CMV感染症に対する保険適応がないこと，好中球減少などの副作用があることなどの注意点があり，治療に当たっては小児感染症の専門家へのコンサルトが望ましい．

【処方例】
バルガンシクロビル（バリキサ®）1回16 mg/kg　1日2回　6週間または6カ月（先天性CMV感染症への保険適応なし）

臨床写真のポイント

　脳室周囲に石灰化を伴うのが本疾患の特徴である．

Take Home Message

- 先天性CMV感染症の診断には生後21日以内の検体からCMVを検出する必要がある
- 症候性CMV感染症ではガンシクロビル，バルガンシクロビルによる治療で聴力や神経発達の予後を改善できる可能性がある
- 治療中は好中球減少などの副作用に注意が必要である

文献

1) Kimberlin DW, et al：J Pediatr, 143：16-25, 2003
2) Kimberlin DW, et al：N Engl J Med, 372：933-943, 2015

（庄司健介）

症例76. ３歳，男児，発熱，意識障害，紫斑

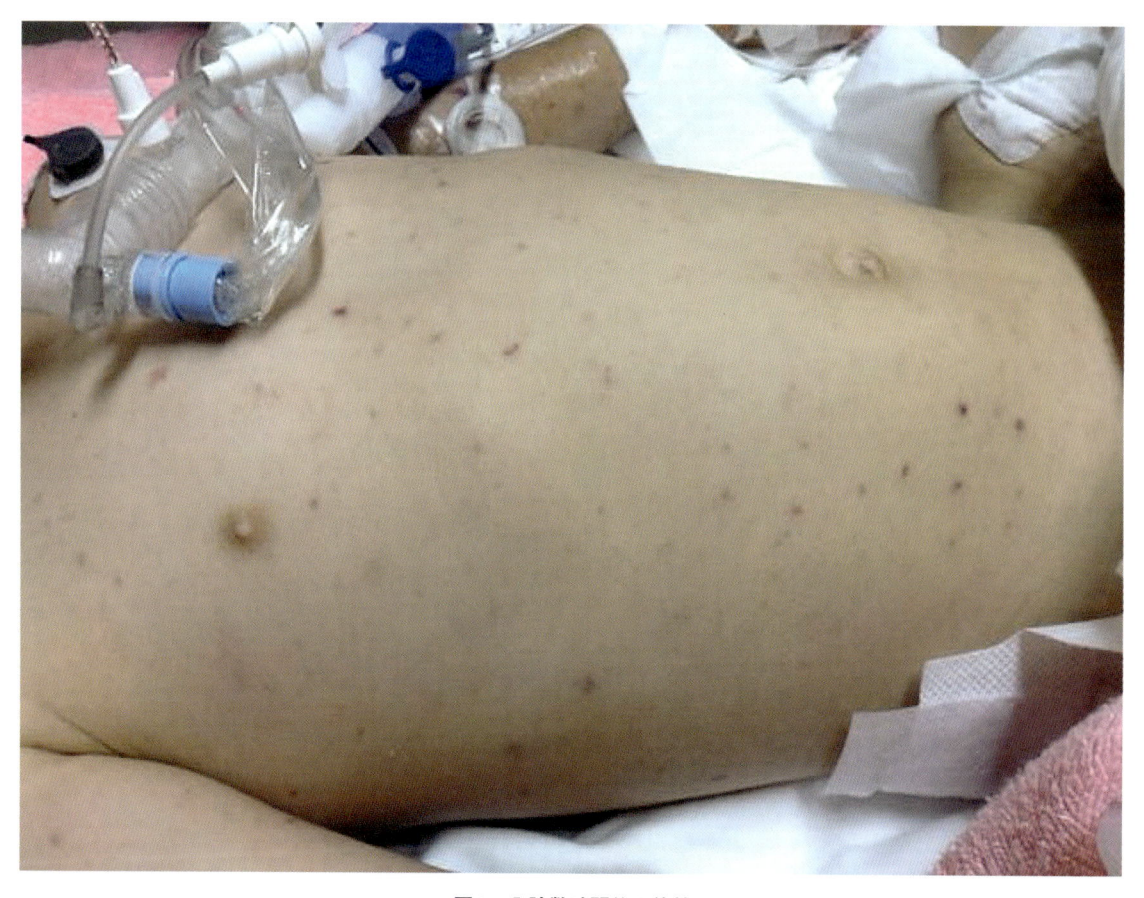

図1　入院数時間後の体幹

特に既往のない３歳の男児．当院受診当日の未明から発熱と嘔吐あり，朝になり前医を受診した際に「発熱，意識障害，項部硬直，体幹などに紫斑あり」と紹介され入院となった（図1）．紫斑は急速に拡大し，意識障害・血圧低下もありSeptic Shockの状態であった．

Q1　一連の病態を何というか？

A1 電撃性紫斑病

鑑別の難易度 低 **中** 高

疾患の概要

　本症例は**電撃性紫斑病**（purpura fulminans）の症例である．電撃性紫斑病は全身の紫斑（虚血性・出血性壊死）が急速に進行する病態であり，ショックやDIC（disseminated intravascular coagulation：播種性血管内凝固）を伴う．先天性プロテインC欠損症患者は生後数時間から数日で同様の病態をきたすことがあるが，一般臨床で重要なのは重症感染症に伴う**急性感染性電撃性紫斑病**（acute infectious purpura fulminans：AIPF）である．原因微生物としては**髄膜炎菌**（*Neisseria meningitidis*）や肺炎球菌（*Streptococcus pneumoniae*）が多い．また無脾症患者ではこれらに加え *Capnocytophaga canimorsus* または *C.canis* による AIPF のリスクが上昇するなど，特定の臨床状況に対してリスクとなる微生物も知られている．「発熱＋皮疹」をきたす病態のなかには診断・治療を急ぐ重症疾患も多く，また麻疹など感染対策の面で重要な疾患もあり，原因微生物などについてまとめて理解しておくことが望まれる[1]．AIPF の治療は早期の抗菌薬投与とともに Sepsis / Septic Shock に準じた集中治療管理が重要となる．

　本症例はコンサルトを受けての初回診察時，顔から順に紫斑の部位を確認し，足まで見て再度顔に戻るとすでに紫斑が拡大しており，数時間後には挿管されカテコラミンが投与される，といった急速な病態の進行をみせた．前医で採取された血液培養から髄膜炎菌（血清群B）が検出され，「髄膜炎菌血症（meningococcemia. 本症例のように激烈な経過をとる病態を特にこう呼ぶ）」による AIPF と診断した．**抗菌薬投与**，また**集中治療室での呼吸・循環管理**を開始し12時間後あたりから全身状態の改善がみられた．入院4日目に髄液検査をしたが明らかな細胞数の上昇はなかった（抗菌薬投与後であり培養も陰性だった）．紫斑は大部分が瘢痕などを残さず消退したが，最も拡大した右下腿近位の紫斑は潰瘍化し，褥瘡に準じてケアを行い数カ月単位で徐々に上皮化した（図2）[2]．

　侵襲性髄膜炎菌感染症は感染症法に基づく5類感染症であり，診断後直ちに届出が必要である．また，濃厚接触者に対する抗菌薬予防投与が必要である（成書参照）．

　髄膜炎菌の血清群A，C，W-135，Yに対する4価髄膜炎菌ワクチン（メナクトラ®）が日本国内で発売されており，補体経路のうちC5に対するモノクローナル抗体であるエクリズマブ（ソリリス®）投与前後の患者への接種には健康保険が適応される（C5欠損症または機能異常症は髄膜炎菌感染症のリスク因子である）．血清群Bに対するワクチンは日本国内では販売されていない（海外では実用化されている）．

臨床写真のポイント

図1：入院数時間後の体幹の写真．全体に紫斑を認める．なお，本症例では入院後，紫斑は**図2**の経過を示した．

図2A：入院時．全身に散在していた紫斑のうち、右下腿のもの．

図2B：入院5日目．特に右下腿の紫斑は入院後も拡大し，一部水疱を伴い表皮は壊死していた．

図2C：入院2カ月後．壊死した表皮は脱落・一部潰瘍化したが，壊死組織のデブリードマンを含めた皮膚ケアにより徐々に上皮化が得られていった．

図2D：入院3カ月後．ほぼ上皮化が得られている．

Take Home Message

- 電撃性紫斑病を起こす原因（特に原因微生物とそのリスク因子）を知っておく
- 急性感染性電撃性紫斑病の治療は抗菌薬投与とともに全身の集中治療管理が重要である
- 侵襲性髄膜炎菌感染症は届出対象疾患で，濃厚接触者への抗菌薬予防投与が必要である

文献
1) 「レジデントのための感染症診療マニュアル 第3版」（青木 眞/著），pp403-404, 医学書院, 2015
2) Kugai T & Nakagawa H：N Engl J Med, 376：2182, 2017

（中河秀憲）

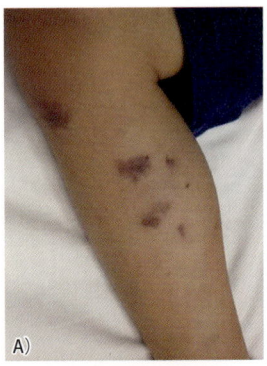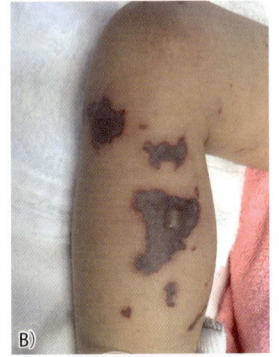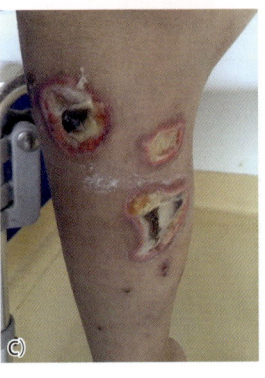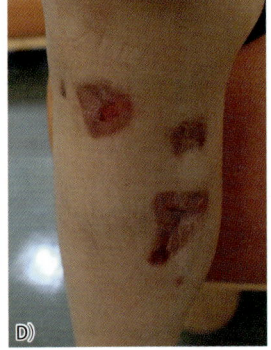

図2　入院後の紫斑の経過
Aは文献2より転載

症例77. 9歳, 男児, 発熱, 頭部の丘疹, 脱毛

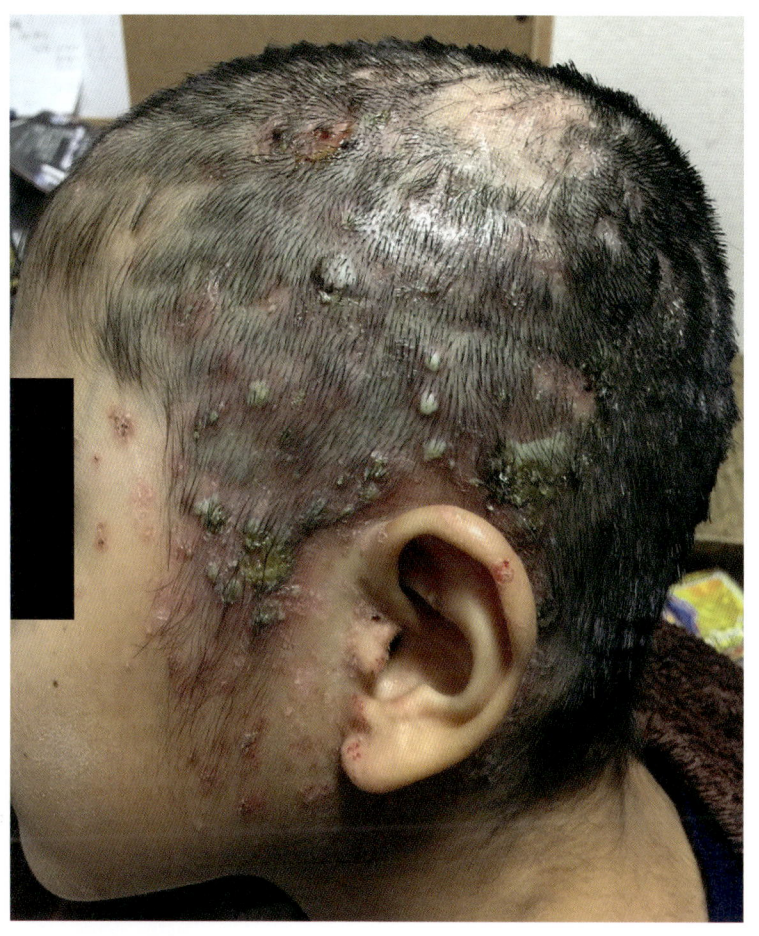

図1　来院時の頭部
文献1より転載

特に既往のない9歳の男児. 当院受診の約1カ月前から頭部に小丘疹・脱毛局面が出現した. 近医皮膚科で湿疹疑いとして処方されたステロイド軟膏, 抗真菌薬軟膏, 内服抗アレルギー薬でも改善せず, 徐々に丘疹は増大し疼痛を伴い, 脱毛局面も拡大した. 当院受診時の様子を図1に示す.

Q1 診断は何か？

Q2 診断のために比較的迅速・簡便に施行できる検査は何か？

疾患の概要

　本症例は**ケルスス禿瘡**（とくそう）（kerion または kerion celsi）の症例である．真菌のうち皮膚糸状菌（dermatophytes）が毛髪に感染した病態を**頭部白癬**（tinea capitis）といい，*Trichophyton* 属や *Microsporum* 属の真菌が原因として多い．頭部白癬に対してステロイド塗布などの不適切な治療をすることで，糸状菌が真皮内毛囊部で増殖し（深在性白癬），毛囊を破壊し周囲に強い急性浸潤性炎症をきたした病態がケルスス禿瘡である．頭部白癬は初期には脂漏性皮膚炎や細菌感染症などと判断され診断遅延が起きやすい．皮膚真菌症の検査として角質・毛根の **KOH 直接鏡検法**が簡便で広く用いられている．白癬は頭部のほか体幹（体部白癬）・手足〔手白癬・足白癬（いわゆる水虫）・爪白癬〕などさまざまな部位に病変を形成する．抗菌薬・ステロイド治療でも改善しない皮膚の発疹をみたら白癬を鑑別にあげ，KOH 直接鏡検法を行うことが重要である．頭部白癬・ケルスス禿瘡の治療には抗真菌薬の内服（治療期間は菌種や抗真菌薬で異なるが多くは 4 〜 6 週間）が必要であり，外用は無効である．日本で小児に使用できる治療薬はイトラコナゾールである．ステロイド内服併用の効果は明らかでなく，推奨されない．

　本症例では，毛髪の KOH 直接鏡検法で真菌の胞子を認めた．入院し，イトラコナゾール 5 mg/kg/日 1 日 1 回内服を開始し，皮膚ケアを励行した．治療開始後は徐々に皮膚所見は改善し入院 7 日目に退院した．イトラコナゾール内服は合計 6 週間とし，終了時の毛髪 KOH 鏡検では真菌は認めなかった．その後も再燃はなく，徐々に毛髪の発育がみられた．入院時の毛髪の真菌培養では糸状菌が発育したが，同定不能だった．なお，本症例の患者と仲のよい同級生が同時期に頭部に搔痒感を伴う脱毛局面を認め当院を受診し，毛髪 KOH 鏡検で真菌の胞子疑いを認め，培養からは *Microsporum canis*（ネコからよく検出される）が検出され，頭部白癬と診断された．その同級生は最近ネコを飼育しはじめ，患者はその家に頻繁に行きネコとも遊んでいたとのことだった．同級生もイトラコナゾールを 6 週間内服し改善した．本症例の原因真菌も *M. canis* であった可能性が高いと考えられた．

【処方例】
イトラコナゾール（イトリゾール® など）1 回 5 mg/kg　1 日 1 回（朝食後）6 週間

臨床写真のポイント

　図2：頭部全体に発赤を伴う大小さまざまな膿疱・丘疹と，脱毛局面を認める（頭髪自体は病変部を観察しやすいようにと母親により短く切られた）．左頸部のリンパ節が腫脹している．

Take Home Message

- 種々の外用治療で改善しない頭部の丘疹や脱毛は頭部白癬・ケルスス禿瘡を考える
- KOH 直接鏡検法は表在性の真菌感染症の迅速・簡便な診断として有用である
- 頭部白癬・ケルスス禿瘡の治療には抗真菌薬の内服が必要である（外用は無効）

文献
1) Nakagawa H, et al：IDCases, 14：e00418, 2018

（中河秀憲）

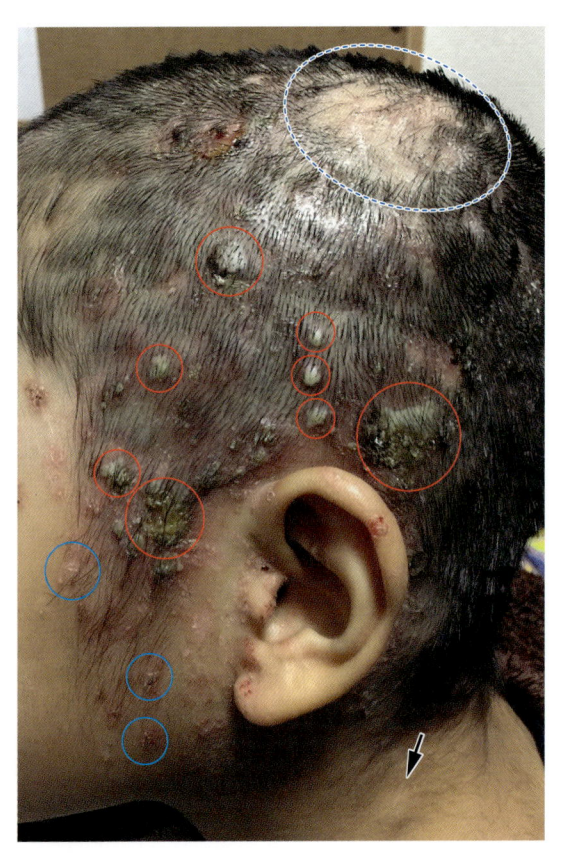

図2　ケルスス禿瘡（図1再掲）
頭部全体に大小さまざまな膿疱（○）・丘疹（○）と脱毛局面（⬭）を認め，左頸部のリンパ節（➡）は腫張している．
文献1より転載

症例78. 4カ月，女児，咳嗽，嘔吐

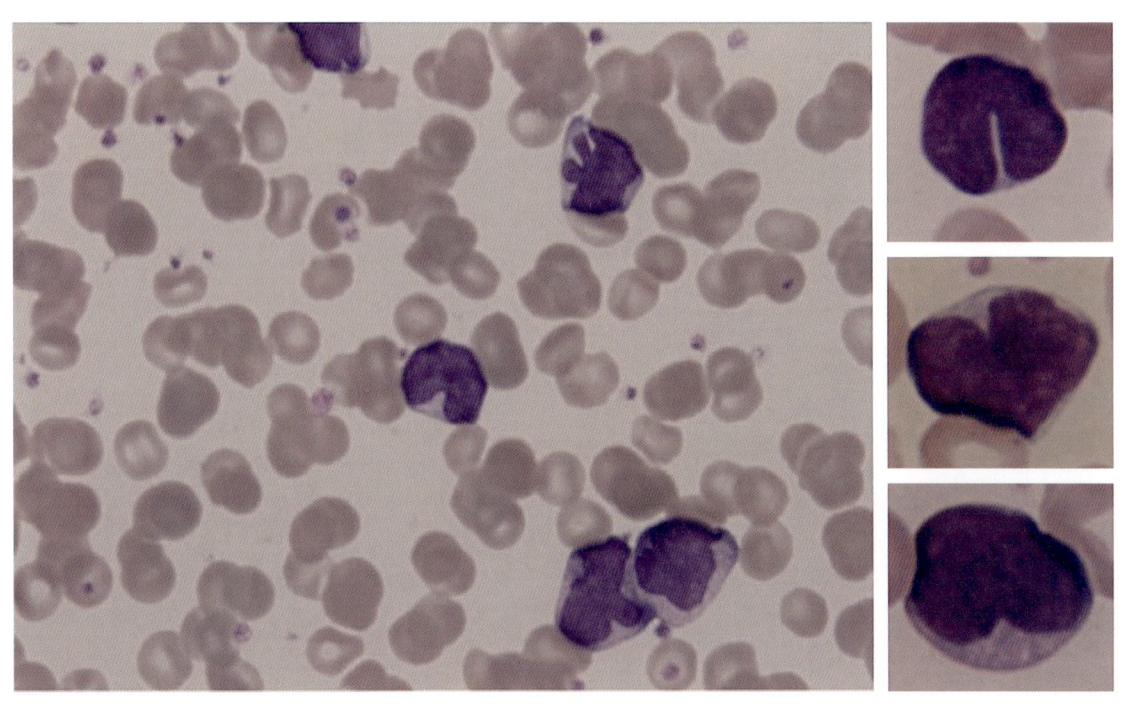

図1 児の末梢血塗抹所見（ライトギムザ染色）
文献1より転載

来院10日前から乾性咳嗽が出現した．その後，症状の増悪とともに，2日前からは嘔吐が出現し，呼吸窮迫状態となったために救急外来を受診した．これまでに明らかな既往歴はないが，児の両親も1カ月以上前から持続する咳嗽があった．生来ワクチン接種歴はない．来院時施行した血液検査では，白血球数24,640/μL（リンパ球78％）であり，末梢血の塗抹標本から図1のような所見が得られた．

Q1 最も疑わしい診断は何か？

Q2 次に行うべきことは何か？

疾患の概要

本症例は，百日咳菌による**百日咳**の乳児例である．百日咳は，*Bordetella pertussis* が飛沫感染することによって引き起こされる，長引く咳嗽を伴う呼吸器感染症である．どの年齢でも罹患するが，新生児・乳児が罹患するほど重篤化する．発作性の咳嗽（whooping cough）は特徴の1つであるが，特に乳幼児では**高白血球血症**，**高リンパ球血症**を認めることが多い．

臨床的にカタル期，痙咳期，回復期の3つの病期に分けられるが，最も感染力が強いのはカタル期である．また3カ月未満の乳児では，発作性の咳嗽やwhoopのような典型的な症状よりも，無呼吸やチアノーゼ，嘔気，あえぎを認めることがしばしばある．一方で百日咳含有ワクチン接種後の症例では，無症状～軽症であることもよくある．長引く咳嗽という点からは，他に結核，マイコプラズマ感染症，クラミジア感染症，悪性腫瘍などが鑑別にあがるが，家族を含めて周囲で同様の症状を訴える者がいないか等の病歴聴取，身体診察のうえ，百日咳を疑った場合には，表のように検査診断が可能である．しかし検査診断が迅速に行えない場合でも，病歴と高白血球血症（小児ではリンパ球優位のことが多い）とともに，末梢血塗抹で図2に示す**異型リンパ球**を認めた場合には，百日咳診断の手がかりとなる．

百日咳の治療の基本はマクロライド系抗菌薬の投与である．症状の緩和に有効なのは，発症早期のカタル期のみのため，早期診断と早期治療介入が重要であるが，周囲への感染拡大防止の観点から痙咳期であっても治療は考慮される．本症例では，リアルタイムPCR検査で *B. pertussis* のDNAが検出されたため，百日咳と診断し，アジスロマイシンを合計5日間投与したところ，特に合併症なく治癒に至っ

表　百日咳の診断

検査名	項目	備考
血清学的検査	百日咳抗体（抗PT-IgG）	単一血清で，抗PT-IgGが100 EU/mL以上の高値または，ペア血清での有意上昇により診断する．
細菌培養検査	*B. pertussis* の培養	培養が非常に難しい．特殊培地が必要である．
遺伝子検査	LAMP*法 PCR**法	感度が最も高く，検査開始から最短数時間で結果が判明する．LAMP法は，2016年11月から保険適用．

*LAMP：loop-mediated isothermal amplification
**PCR：polymerase chain reaction

た．

【処方例】
・エリスロマイシン（エリスロシン® など）
　1回40 mg/kg/日　1日4回　14日間
　＜注意＞特に新生児では肥厚性幽門狭窄症のリスクが高まるため推奨されない
・クラリスロマイシン（クラリス®，クラリシッド® など）
　1回15 mg/kg/日　1日2回　7日間
・アジスロマイシン〔ジスロマック® など（保険適用外）〕
　1回10 mg/kg/日　1日1回　5日間（生後6カ月未満）
　〔10 mg/kg/日 1日1回（初日），5 mg/kg/日　1日1回（4日間）〕

臨床写真のポイント

末梢血塗抹検査が診断に寄与する感染症の1つとして，百日咳があげられる．塗抹所見上で，深い切れ込みの入った核を有するリンパ球（異型リンパ球）を認める（図2）．

> ### Take Home Message
> ● 末梢血中白血球数増加（時に白血病と見紛うほど）を伴う場合，百日咳を鑑別にあげる
> ● さらにリンパ球優位な白血球増多，異型リンパ球を認める場合，百日咳を強く疑う
> ● 百日咳には，マクロライド系抗菌薬が有効である

文献
1) Funaki T & Miyairi I：Lancet Infect Dis, 15：130, 2015
2) 「Principles and Practice of Pediatric Infectious Diseases 4th edition」（Long SS, et al, eds），890-898，ELSEVIER, 2018

（船木孝則）

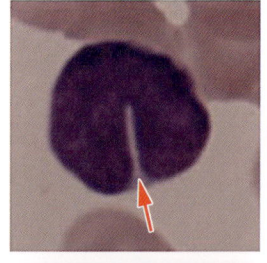
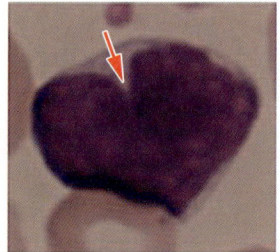
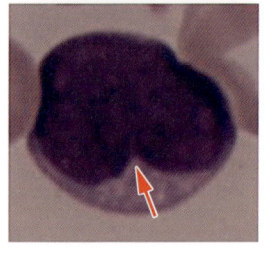

図2　深い切れ込みの入った核（➡）を有するリンパ球（図1再掲）
文献1より転載

症例79. 2カ月，女児，発熱

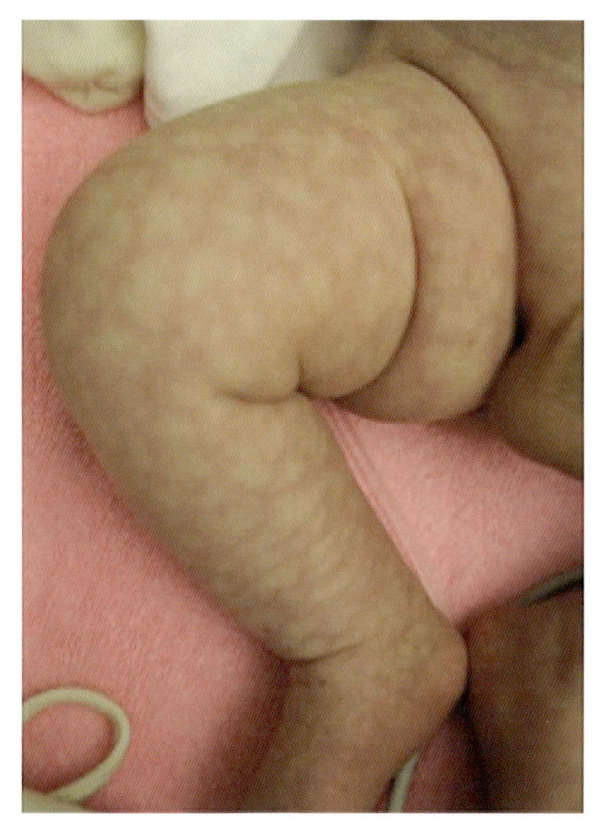

図1　来院時の下肢
文献1より転載

正期産児で，妊娠中，分娩経過，出生後に特に異常を指摘されたことのない生来健康な生後2カ月女児．入院当日に発熱と哺乳不良があり，救急外来を受診した．バイタルサインは血圧74/40 mmHg，心拍数 220回/分，体温39.7℃，呼吸数30回/分，SpO$_2$ 99 %（室内気）であり，高度な頻脈を認めた．図1のような皮膚所見を認め，他の身体所見としては腹部膨満があった．検査所見では膿尿はなく，髄液細胞数増多もなかった．

Q1 最も考えられる病原体は何か？

A1 パレコウイルス A3

鑑別の難易度　低　中　**高**

疾患の概要

　新生児や生後3カ月未満の早期乳児は重症細菌感染症のハイリスクグループである．血液培養，尿培養，特に新生児では髄液培養も採取したうえで初期治療として抗菌薬を開始することが多い．主要な起因菌としては，新生児ではB群溶血性レンサ球菌（group B *Streptococcus*：GBS，*Streptococcus agalactiae*），大腸菌，リステリア，生後1カ月から3カ月未満ではGBS，肺炎球菌，インフルエンザ菌があげられる．一方で，この年齢層ではウイルス感染による**敗血症**も鑑別疾患にあげられる．代表的なウイルスとしては単純ヘルペスウイルス，エンテロウイルス，パレコウイルスがある．

　本症例は，**パレコウイルス A3**による敗血症の症例である．愛知県で1999年に発熱，下痢，一過性麻痺を呈した女児の便から分離され2004年にはじめて報告された．その後，新生児，早期乳児の敗血症の原因となることがわかり，日本では，2006年以降2，3年ごとに流行をくり返している．以前はヒトパレコウイルスと呼ばれていたが，最近はパレコウイルスAと記載されることが多い．19の遺伝子型が知られているが，特に3型が新生児，早期乳児の敗血症の原因となる．夏を中心に流行し，短期間に同様の症状を呈した児が複数入院するため，小児科医にとってはインパクトの強い疾患であり，近年急速にこの疾患に関する認知度が上昇した．小児科医にとって注目の新興感染症である．

　パレコウイルス A3の特徴として，急に出現する発熱とともに活気不良，哺乳不良を呈し，心拍数180回/分，しばしば200回/分を超える高度な頻脈を伴う．典型例では**皮膚の網状チアノーゼ**（図1）や末梢冷感を伴い，腹部膨満もみられる（図2）．高度な腹部膨満のために，臍が突出することもある．発熱3日目頃に手足を中心に紅潮する発疹も特徴的である．診断は血清，髄液を用いたリアルタイムPCRによるウイルス検出によって行われるが，この検査は一部の病院，大学や地域の研究所でしか行われていない．抗ウイルス薬は存在せず対症療法で軽快することがほとんどである

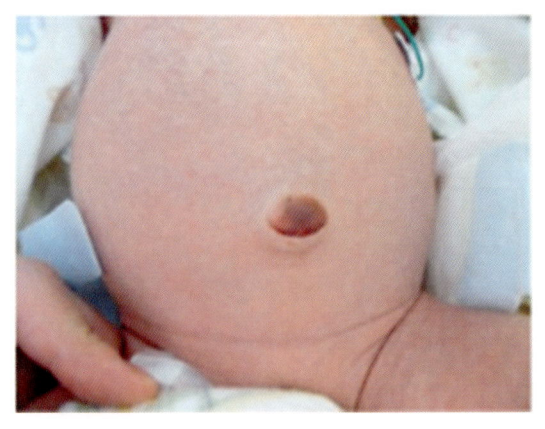

図2　腹部膨満
文献2より転載

が，脳炎を起こし神経学的後遺症を残す例や致死的になる例の報告もあり，新生児，早期乳児の重症感染症の原因の1つとして鑑別疾患にあげるべき重要なウイルス感染症である．

臨床写真のポイント

　下肢から腹部にかけて全体的に暗紫色の網目状の皮疹が広がっている．網状チアノーゼと呼ばれる所見である．高度な頻脈に伴う末梢循環不全の症状の1つであり，末梢冷感や毛細血管再充満時間（capillary refill time）の延長を伴うことが多い．

Take Home Message

- 新生児，早期乳児の敗血症ではパレコウイルス A3感染症も鑑別疾患にあげる
- 発熱を伴う皮膚の網状チアノーゼは重症感染症のサインである
- 臨床現場で適切な診断，治療を行うためには新興感染症の知識も必要になる

文献
1) Aizawa Y, et al：J Infect Chemother, 23：419-426, 2017
2) 相澤悠太，齋藤昭彦：ウイルス．65：17-26，2015

（相澤悠太）

症例80. 2カ月，女児，顔面や体幹の発疹

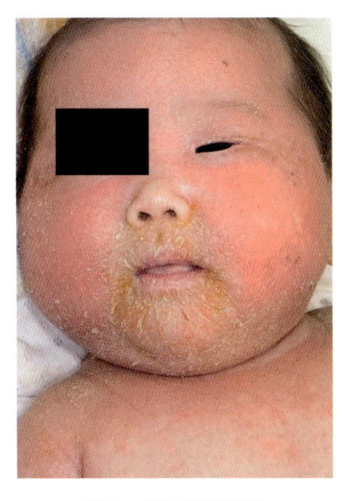

図1　来院時の顔面

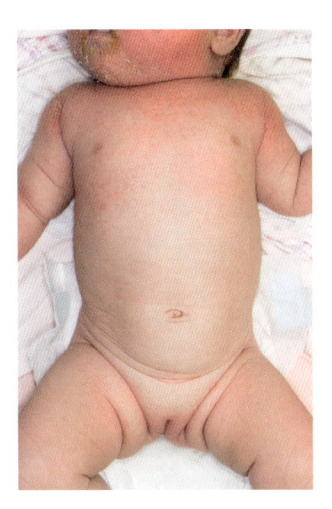

図2　体幹

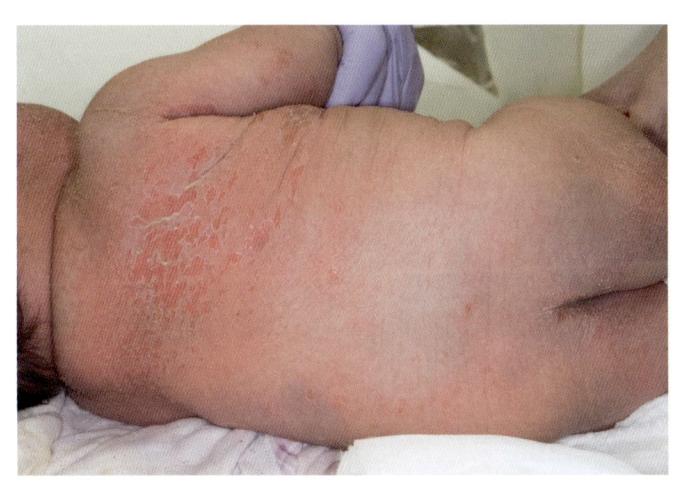

図3　背部

基礎疾患のない2カ月女児．4日前に顔面の紅潮と目の周りの浮腫に気づかれ，3日前から口周囲の痂皮や顔面の腫脹も出現した．来院前日に発熱と紅斑の拡大があり，近医の小児科を受診した．膿痂疹の診断で外用薬を処方されたが，改善しないため当院へ紹介された．

今回処方された外用薬以外に使用したことのある薬剤はなく，口腔内や結膜に病変はない．来院時の顔面，体幹の様子を示す（図1，2）．児は不機嫌で背中をこすりつけており，背中に表皮剥脱がみられる（図3）．

Q1 この疾患を起こす病原体は何か？

Q2 この疾患の原因となる毒素は何か？

解答

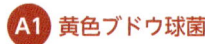 **A1** 黄色ブドウ球菌

A2 表皮剥脱毒素（exfoliative toxin：ET）

鑑別の難易度　低　**中**　高

疾患の概要

本症例は**ブドウ球菌性熱傷様皮膚症候群**（staphylo-coccal scalded skin syndrome：SSSS）である．黄色ブドウ球菌が産生するETにより，表皮の顆粒層と有棘層のデスモソームが切断されて棘融解を起こすことが疾患の本態である．SSSSでは病変部から離れた部位の黄色ブドウ球菌感染病巣や保菌している黄色ブドウ球菌から血行性に毒素が供給される．そのため病変部の培養からは黄色ブドウ球菌が検出されないことも多い[1]．培養を検査に提出するときは病変部だけでなく，血液・鼻腔・咽頭などの培養も提出する．

SSSSは5歳未満の小児に多く，急性発症の痛みを伴う全身性の紅斑，表皮剥離，水疱形成が特徴的である．前駆症状として眼周囲の浮腫や膿性眼脂を伴う結膜炎があった後，48時間以内に発熱や不機嫌などの全身症状，顔面の発赤腫脹や口周囲の痂皮と放射状の亀裂や，頸部，腋窩，鼠径部などの間擦部の紅潮が生じる．紅斑は徐々に全身に進展する．粘膜疹は認めない．正常にみえる皮膚を摩擦すると剥離が起こる**Nikolsky現象**が存在する．病変部は瘢痕を残すことなく治癒する．

スティーブンス・ジョンソン症候群や**中毒性表皮壊死症**（toxic epidermal necrolysis：TEN）との鑑別が重要である．TENでは薬剤使用歴が関連していることが多い，表皮の全層壊死であり，粘膜疹を認めるなどの特徴がある[2]．

SSSSは毒素による疾患なので抗菌薬に直接的な効果があるわけではないが，毒素を産生する黄色ブドウ球菌を減らす目的で抗菌薬投与が行われることが多い．メチシリン感受性黄色ブドウ球菌を想定して第1世代セファロスポリンを投与することが多いが，その地域でメチシリン耐性黄色ブドウ球菌が多かったり，初期治療に反応しなかったりした場合にはバンコマイシンを使用する．皮膚病変に対しては熱傷に準じて十分な洗浄と保湿を行う．

臨床写真のポイント

顔面の腫脹と紅潮を認める．口周囲は痂皮が付着し（図4），ひび割れている．顔面以外では頸部，腋窩，鼠径の紅斑があり，胸部と背部の上方に紅斑を認めていた（図5）．背部は表皮剥離もあり，一見正常な部分も摩擦によって剥離していた．

> ### Take Home Message
> ● 乳幼児の顔面腫脹や口周囲の痂皮から進展する紅斑・水疱・表皮剥脱はSSSSを考える
> ● TENが最も重要な鑑別疾患となり，薬剤使用歴や粘膜疹の有無が参考になる
> ● 治療には抗菌薬投与だけでなく，病変部の洗浄や保湿が重要である

文献
1) Leung AKC, et al：World J Pediatr，14：116-120, 2017
2) 「Moffet's Pediatric Infectious Diseases. 5th edition」（Fisher RG, et al）pp499-502, Vital Source, 2017

（山中崇之）

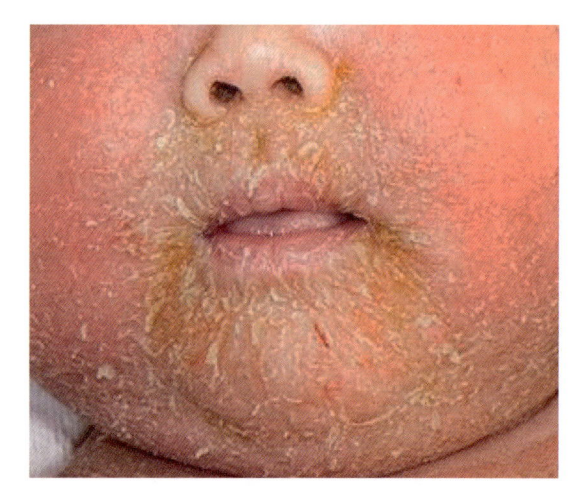

図4　口周囲の痂皮（図1再掲）

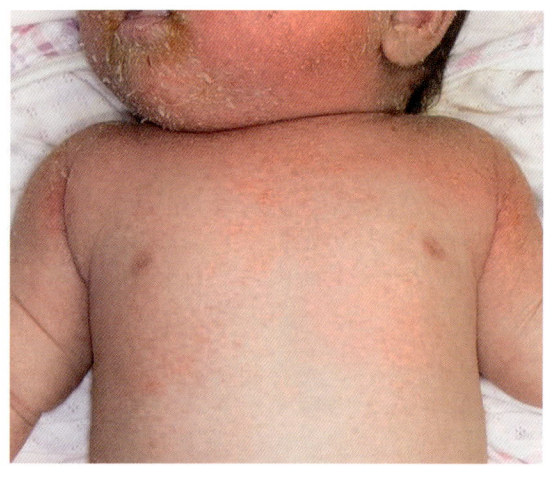

図5　胸部の紅斑（図2再掲）

症例81. 2歳，男児，発熱，眼球充血，発疹

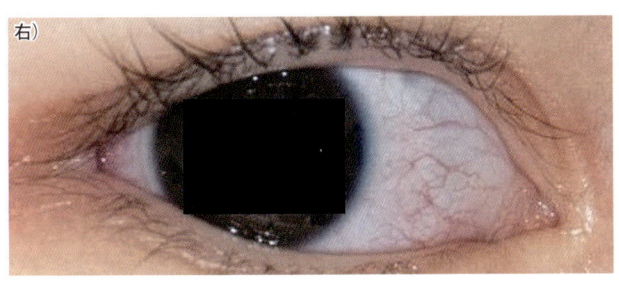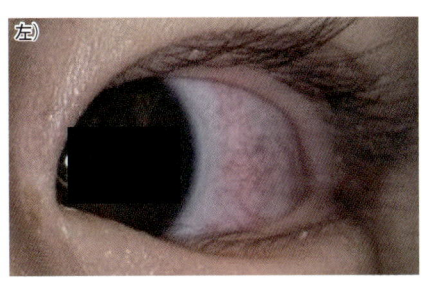

図1　来院時の両眼

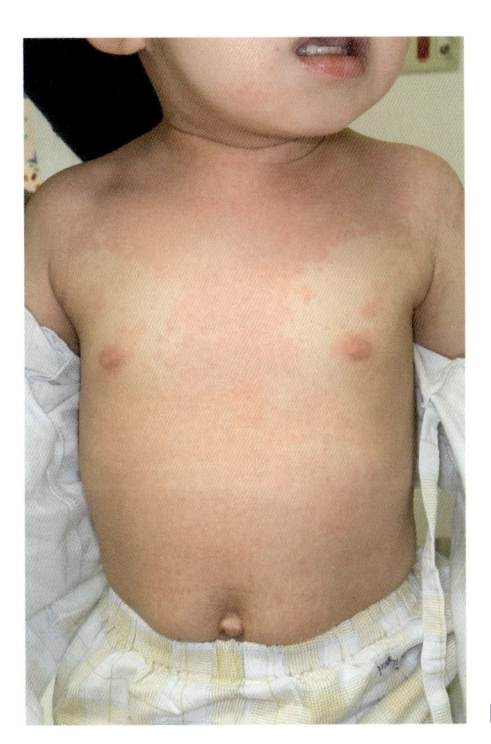

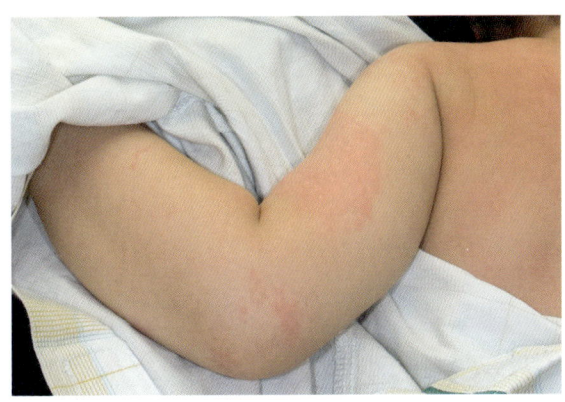

図2　左腕

図3　体幹

基礎疾患のない2歳の男児．5日前から38℃台の発熱が出現して，近医の小児科を受診したところ上気道炎と診断された．その後も発熱が続き，2日前からは体幹に紅斑が出現した．眼球充血（図1）や左腕の発赤（図2）と体幹の紅斑（図3）に加え，口唇の紅潮，手指の腫脹もあり当院へ紹介された．

Q1　この疾患は何か？

Q2　最も注意すべき合併症は何か？

解答

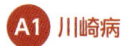 川崎病

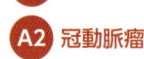 冠動脈瘤

鑑別の難易度　**低** 中　高

疾患の概要

　川崎病は主に中動脈に起こる原因不明の血管炎である．川崎病の患者数は年々増加傾向で，近年は年間15,000人前後で推移している．5歳未満の乳幼児に多く，2015年の日本での0〜4歳における人口10万人対の年間罹患率は330.2である．

　本症に特異的診断法はなく，特徴的な症状に基づいて診断される（表）[1]．6つの主要症状（発熱，両側眼球結膜の充血，口唇・口腔所見，発疹，四肢末端の変化，非化膿性頸部リンパ節腫）のうち5つ以上の症状を認めるか，4つの症状でも冠動脈瘤が確認され，他の疾患が除外されれば川崎病とされる．BCG接種部周囲の発赤は2歳以下ではみられることが多く[2]，2019年5月の「川崎病診断の手引き」の改訂に伴って，発疹の項目に追加された[1]．川崎病はさまざまな合併症をきたしうるが，最も重要な合併症は冠動脈拡大を含む冠動脈瘤である．無治療では20〜30％が冠動脈瘤を合併し，発熱遷延と冠動脈合併症は相関するため，診断・治療の時期を逸さぬよう配慮する．

　診断は症状に基づいて行われるため，類似疾患を除外することが重要である．主要症状のなかでは発熱が最も頻度の高い症状（95％以上）で，初発症状となることが多い．不定形発疹や眼球充血などは経過のなかで3〜5病日に出現することが多い．鑑別疾患としては麻疹，風疹，アデノウイルス感染症，伝染性単核球症，A群溶連菌感染症，中毒性表皮壊死症，ブドウ球菌性熱傷様皮膚症候群，全身型若年性特発性関節炎，化膿性頸部リンパ節炎などがあげられる．

　川崎病の発疹は水疱，びらん，紫斑，Nikolsky現象は認めない．口唇・口腔所見では扁桃の明らかな白苔，アフタ，びらんを伴うことはまれである．眼球充血は膿性眼脂や偽膜形成を伴うことは認めず，典型的には角膜周囲には充血がない．頸部リンパ節腫脹は片側性のことが多く，圧痛を伴うため，化膿性リンパ節炎との鑑別が困難なことがある

が，エコーで単房性である，波動を触れる，膿瘍形成があるといった所見は化膿性頸部リンパ節炎を示唆する．これらの所見は診断の一助になるが，初診時には診断がつかないことも多く，治療のタイミングを逃さないように慎重に経過をみることが重要である．

臨床写真のポイント

　両側の眼球充血を認めるが，眼脂はなく，角膜周囲には充血がないことがわかる（図4）．体幹には不定形紅斑を認め，BCG接種部の周囲が発赤している（図5）．

Take Home Message

● 川崎病は徐々に症状が揃うことが多く，発熱に発疹や頸部リンパ節腫大を伴う場合，川崎病も考慮して経過をみる
● BCG接種部周囲の発赤は2歳以下では比較的よくみられ，特異度の高い所見である
● 眼球充血は典型的には膿性眼脂や偽膜形成を認めず，角膜周囲には充血がない

文献
1) 「川崎病診断の手引き 改訂6版」（厚生労働省川崎病研究班／著），2019
　http://www.jskd.jp/info/pdf/tebiki201906.pdf
2) Uehara R, et al：Pediatr infect Dis J, 29：430-433, 2010

（山中崇之）

表　川崎病の主要症状

主要症状
1．発熱
2．両側眼球結膜の充血
3．口唇，口腔所見：口唇の紅潮，いちご舌，口腔咽頭粘膜のびまん性発赤
4．発疹（BCG接種痕の発赤を含む）
5．四肢末端の変化：（急性期）手足の硬性浮腫，手掌足底または指趾先端の紅斑　（回復期）指先からの膜様落屑
6．急性期における非化膿性頸部リンパ節腫脹

文献1より引用

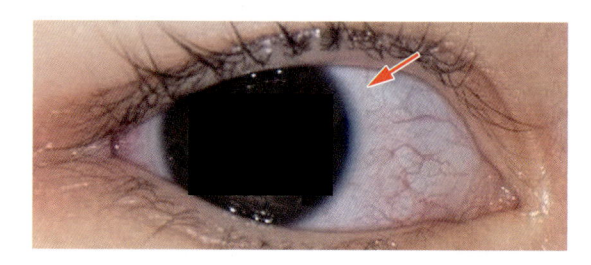

図4　角膜周囲には充血がない（➡，図1再掲）

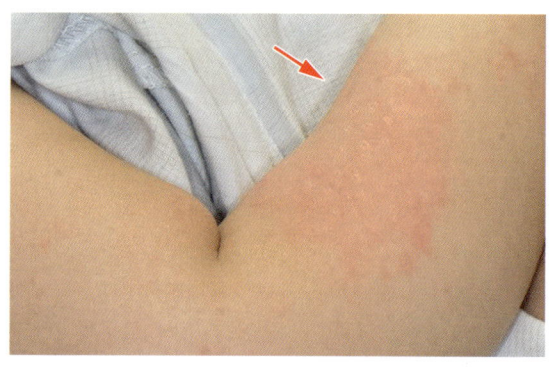

図5　BCG接種部の周囲の発赤（➡，図2再掲）

索引 Index

欧 文

症例問題でとりあげた異常所見・疾患

第3章　内科②

第4章　消化器内科

第5章　呼吸器内科

■ 編者プロフィール

■総編者, 第1章編者

忽那賢志（Satoshi Kutsuna）

国立国際医療研究センター　国際感染症センター

休日は主にマダニを捕まえたり猿の糞を拾ったりゴキブリに囲まれたりして過ごしています. 新たな自分を発見したのか, あるいは自分を見失っているのか最近よくわからなくなってきました.

■第1章編者

松尾貴公（Takahiro Matsuo）

聖路加国際病院　感染症科

感染症全般, 研修医教育, 臨床研究に興味があります. 日常臨床において外観や画像などの視覚的な情報が診断に寄与する重要な要素であることを実感しています. 今後も皆さんと重要な臨床写真に関して深く学んでいけたらと思います.

■第2章編者

山本　祐（Yu Yamamoto）

自治医科大学附属病院　総合診療内科

NEJM の Images in Clinical Medicine に計4本掲載された臨床写真熟練者のスタッフが3名いる講座は私たちのところ以外そうないはず！一緒に患者ケアから学びを深めてくれる熱意ある仲間を募集中です！

■第3章編者

佐田竜一（Ryuichi Sada）

天理よろづ相談所病院　総合診療教育部／感染症管理センター

天理よろづ相談所病院は奈良県北部の815床の総合病院です. 総合診療教育部では, 重症感染症・膠原病／腎疾患・他疾患並存・高齢者診療など, さまざまな医学的／社会的悩みを抱えた患者さんの問題をがっぷり四つで解決しています. 興味のある方はぜひ一度見学に来てください！

■第4章編者

渕﨑宇一郎（Uichiro Fuchizaki）

恵寿総合病院　消化器内科

■第5章編者

皿谷　健（Takeshi Saraya）

杏林大学医学部付属病院　呼吸器内科

専門：身体診察（聴診など）, 胸水診断, マイコプラズマ感染の重症化に関する病態研究, 漢方診療

身体診察（聴診を含む）, 無線聴診器の開発, 遠隔医療への応用をテーマにし, 企業と共同研究しています. また胸水診断もライフワークです. 日常の臨床できらりと光る（high yield な）病歴や身体所見に focus して小さい成功体験を積んでいくことが大事だと日々感じています.

■第6章編者

陶山恭博（Yasuhiro Suyama）

JR 東京総合病院　リウマチ・膠原病科

「クリニカルピクチャーは "おまけ". きちんと診断し, きちんと治療をすることが大前提」と肝に銘じつつ, 毎日診療に励んでいます.

■第7章編者

水野　篤（Atsushi Mizuno）

聖路加国際病院　循環器内科

循環器における臨床経験を経て, 現在心理学と経済学の基本から行動経済学まで学習しています. 是非皆さんご一緒に〜　ツイッターはこちら
https://twitter.com/atmizu

■第8章編者

庄司健介（Kensuke Shoji）

国立成育医療研究センター　感染症科

小児感染症を専門としています. 特に抗菌薬の薬物動態に興味があり, 研究を行っています. もし小児感染症に興味がありましたら是非一度見学にいらしてください.

■ 執筆者プロフィール（掲載順）

第1章　感染症

池内和彦（Kazuhiko Ikeuchi）
東京大学医学部附属病院　感染症内科
昨年から三毛猫を飼い始めましたが，今のところ猫関連の感染症には罹患していません．東京大学医学部附属病院は，臨床経験豊富な感染症内科医だけでなく，多分野のスペシャリストが集まっており，固形臓器移植（肺，肝臓，心臓）や造血幹細胞移植関連の感染症，稀な先天性免疫不全など多彩な症例の経験が得られますので，ご興味がある先生方は一度見学にいらっしゃってください！

岡本　耕（Koh Okamoto）
東京大学医学部附属病院　感染症内科
日本・米国で11年間研修医をして，指導医になってもうすぐ3年です．今は学生さん，レジデント，フェローの先生のパワーをいただきながら，興味深い症例から学び続ける毎日です．

森本将矢（Masaya Morimoto）
和歌山県立医科大学付属病院　血液内科
2014年〜2018年まで聖路加国際病院で勤務，2019年度から現職．院外では関西若手医師フェデレーション共同代表で学生や初期研修医の教育に携わり自分自身勉強させていただきました．内科や感染症を勉強したい先生はぜひ和歌山に来てください．お待ちしています．

鈴木真澄（Masumi Suzuki）
聖路加国際病院　感染症科
興味がある分野はHIV，免疫不全の感染症，渡航・熱帯感染症．好きな食べ物はインドカレー，最近はタピオカがブームです

森　信好（Nobuyoshi Mori）
聖路加国際病院　感染症科

帆足公佑（Kosuke Hoashi）
がん研究会有明病院　感染症科
元々学生時代は腫瘍内科医を志望していましたが，研修医時代に多くの良い出会いに恵まれ，いつの間にか感染症科医になっておりました．初期研修医の皆様も意義あるモラトリアム期間をお楽しみくださいませ．

羽山ブライアン（Brian Hayama）
がん研究会有明病院　感染症科／院内感染対策部

榎田泰祐（Taisuke Enokida）
がん研究会有明病院　感染症科

吉田常恭（Tsuneyasu Yoshida）
京都大学医学部附属病院　免疫・膠原病内科
総合内科上がりのリウマチ膠原病医なので，病棟管理，ER診療，高齢者医療など幅広い分野に興味があります．若いうちは，苦労は買ってでもするべし!! ブログ始めました!! リウマチ膠原病徒然日記 URL：https://tuneyoshida. hatenablog.com/

柳澤如樹（Naoki Yanagisawa）
国立国際医療研究センター　国際医療協力局
「He who knows syphilis knows medicine」という格言が存在することを皆さんご存知でしょうか．梅毒が呈するさまざまな臨床症状にだまされないようにしましょう．

花井翔悟（Shogo Hanai）
藤田医科大学医学部　救急総合内科／感染症科
群星沖縄の中頭病院で初期研修を過ごしたあと，出身大学の救急総合内科でER/GIM/ICU業務を行いました．現在は2018年度から設立された感染症科で楽しく仕事をしております．感染症診療の楽しさを経験したい方はぜひ見学に来てください．

有馬丈洋（Takehiro Arima）
今村総合病院　救急・総合内科
約10年ぶりに地元に帰って来ました．昔の先輩や後輩たちと和気あいあいと診療しています．

宮里悠佑（Yusuke Miyazato）
国立国際医療研究センター　国際感染症センター
専門：感染症内科，ウイスキー．GIM & IDを合言葉に臨床を楽しく頑張っています．今回紹介させていただいたうちの1症例は前所属施設で経験させていただいた症例です．現所属施設でも興味深い症例をたくさん担当させていただいており，感染症診療の広さと奥深さを身をもって体感しています．※本項の内容は筆者自身の見解であり，所属部所の見解とは必ずしも一致しません．

井藤英之（Hideyuki Ito）
大阪急性期・総合医療センター　総合内科
No picture no life.

松尾裕央（Hiroo Matsuo）
兵庫県立尼崎総合医療センター　感染症内科・ER総合診療科
当院感染症内科は2019年から兵庫県立病院群2年目研修医の短期研修受け入れを始めました．また当院ER総合診療科にも感染症内科とのコンバインドプログラムがあります．今後感染症内科に進みたい方，総合診療科志望だけど感染症内科も一度学んでみたい方，何でも知りたい好奇心旺盛な方などなど，是非ER総合診療科の見学においで下さい．

山本　剛（Go Yamamoto）

神戸市立医療センター中央市民病院　臨床検査技術部
長年，前任の神戸市立西神戸医療センターで感染症を中心
としたプライマリーケアの診断と治療に携わってきた．グ
ラム染色所見を深読みすることで感染症診療に鋭くメスを
入れ，初期診断に大きな成果をもたらす機会もある．

第2章　内科①

徳田嘉仁（Yoshihito Tokuda）

近江八幡市立総合医療センター　救急・総合内科
沖縄県立南部医療センターで初期＋救急研修．滋賀家庭医
療学センター（弓削メディカルクリニック）で後期研修を
修了．「救急×家庭医療」「ICU×看取りケア」というニッ
チな？領域を専門にしたい沖縄かぶれの陽気な内科医です．
ゆたしく，うにげーさびら〜！

志水太郎（Taro Shimizu）

獨協医科大学病院　総合診療科

城田祥吾（Shogo Shirota）

国立病院機構　栃木医療センター　内科
指導体制や症例も万全であり，やりたいことを比較的自由
にやらせてもらえる今の環境を素晴らしく感じています．
最近関節エコーが楽しいです．

矢吹　拓（Taku Yabuki）

国立病院機構　栃木医療センター　内科
栃木県宇都宮市で病院と診療所を行き来する医師として働
いています．不惑の年を迎えても未だに"Everyday is a
winding road"が身に染みますが，素晴らしいメンバーと
毎日楽しく仕事をしています．是非遊びに来て下さい！

小澤　労（Rou Ozawa）

国立病院機構　栃木医療センター　内科　家庭医療専門医
将来は北海道に病院総合医を育てる教育拠点を築きたいと
思っています．メール：number_girl1995@yahoo.co.jp

三戸　勉（Tsutomu Mito）

国立病院機構　栃木医療センター　内科

佐藤友佳子（Yukako Satoh）

国立病院機構　栃木医療センター　内科
自治医科大学付属病院で初期研修終了後，独立行政法人国
立病院機構栃木医療センターで後期研修医として勤務して
います．将来は地域医療に貢献できる家庭医を目指したい
と思っています．

神田直樹（Naoki Kanda）

自治医科大学附属病院　総合診療内科
感染症なのか，自己免疫性疾患なのか，腫瘍なのかもわか
らない，不明熱を代表とする診断困難症例の診療・診断プ
ロセスに興味がある方，ぜひ見学に来てください．

第3章　内科②

赤澤賢一郎（Kenichiro Akazawa）

湘南藤沢徳洲会病院　総合内科／呼吸器内科
今回は2例とも神経症例ですが，病棟では総合内科医とし
てさまざまな症例の対応をしています．外来では不安障害
など精神疾患の治療，漢方薬による治療も行っています．
関心のある方はぜひ見学にいらしてください．

竹之内盛志（Seiji Takenouchi）

亀田総合病院　総合内科
リウマチ膠原病，教育，情報共有を専門にしています．
2020年度から，愛知県の一宮西病院総合救急部で総合内
科の立ち上げに参加をする予定です．興味のある先生から
のご連絡をお待ちしています（united.seijis14あっと
gmail.com）．

志水隼人（Hayato Shimizu）

神戸市立医療センター中央市民病院　総合内科
当院の総合内科は，感染症やリウマチ膠原病をはじめとし
たさまざまな疾患について，診断だけではなく治療・フォ
ローまで担当しています．

副島裕太郎（Yutaro Soejima）

横浜市立大学医学部　血液・免疫・感染症内科学
「熱と痛み」のゲートキーパーとしての「リウマチ・膠原
病内科」にやりがいを感じながら携わっています．横浜で
リウマチ・膠原病に関して，診療・研究（基礎・臨床問わ
ず）・教育いろいろやってみたいというかたはytrsjm@
yokohama-cu.ac.jpまで連絡いただければ幸いです．

第4章　消化器内科

二川真子（Mako Nikawa）
恵寿総合病院　家族みんなの医療センター　家庭医療科
総合診療専門医を目指している専攻医2年目です．消化器内視鏡，妊婦健診や乳児健診，訪問診療など，日々めまぐるしく幅広い年代の患者さんを診療させて頂いております．家庭・総診に興味のある方，ぜひ見学にいらしてください！

佐伯一成（Issei Saeki）
山口大学大学院医学系研究科　消化器内科学講座
専門：消化器病，肝臓病，肝臓癌
趣味は飲酒とダイエット…．週末は怠惰に大酒をくらい，平日はストイックにダイエットにはまっています．昔に比べるとカルテや画像も電子化されており，研修医諸君にとってはトレーニングには事欠かない環境がそろっていると思います．貪欲に症例を積んでください．

櫻井俊之（Toshiyuki Sakurai）
東京慈恵会医科大学　消化器・肝臓内科
「知っている」「わかっている」までで思考が止まることを恐れています．人間の身体はわからないことばかり．常にその「未知」に気づくことを求めながら診療しています．

山本隆裕（Takahiro Yamamoto）
山口大学医学部附属病院　先進救急医療センター
専門：救急医学，集中治療医学
興味ある事項：内視鏡診療

第5章　呼吸器内科

村田研吾（Kengo Murata）
東京都立多摩総合医療センター　呼吸器・腫瘍内科
呼吸器分野は環境・職業が影響する疾患が多く，狙って問診しなければ見つけられない疾患も多いと思います．興味があれば是非一緒に勉強しましょう．

髙森幹雄（Mikio Takamori）
東京都立多摩総合医療センター　呼吸器・腫瘍内科
当院では，多彩な呼吸器疾患を数多く経験することができます．興味がある先生はご連絡ください．

小田未来（Mirai Oda）
杏林大学医学部付属病院　呼吸器内科

小川ゆかり（Yukari Ogawa）
新宿つるかめクリニック
研修医が救急外来で出会う可能性のある疾患です．特徴的な画像所見から診断できるので，ぜひ覚えて頂ければと思います．仕事を頑張るためには体力も必要と考え，最近ランニングにはまり中．サブ4目指して走っています．研修医の皆さんも，仕事も趣味も楽しみましょう．

大熊康介（Kosuke Ohkuma）
杏林大学医学部付属病院　呼吸器内科
感染症やアレルギー，悪性疾患など内科医には避けて通れない疾患から，びまん性肺疾患など専門性のある様々な疾患と接することが出来るのが当科の良いところだと思っています．一緒に学んでくれる仲間をいつでも歓迎しています．

三倉　直（Sunao Mikura）
杏林大学医学部付属病院　呼吸器内科
呼吸器や循環器の身体診察について鍛錬中です．総合診療マインドを忘れずに専門を勉強しています．同じ様なマインドの方是非一度見学に来てください！

本多紘二郎（Kojiro Honda）
杏林大学医学部付属病院　呼吸器内科
専門：呼吸器一般　びまん性肺疾患．
大学病院で学生教育にも関わらせてもらっています．その当時の自分を重ねながら接するのも中々良いものです．今の学生が持っている教科書もガジェットも笑いのツボも隔世の感があります．

高倉裕樹（Hiroki Takakura）
杏林大学医学部付属病院　呼吸器内科
「気軽に誰からも話しかけられる」「患者さんは勿論，一緒に仕事をしている周りの医師やスタッフも笑顔にできる」を目標に日々臨床や研究，そして宴会芸の練習に精進する日々です．

第6章 膠原病

蓑田正祐（Masahiro Minoda）
諏訪中央病院　リウマチ 膠原病内科
自分が興味を持った分野・貢献できる分野を活かしながら，必要とされる地域・現場で働くことは幸せなことです．研修生活は時に辛いこともあると思いますが，数年先でも良いので将来のビジョンをイメージしながら研修して下さい．

猪飼浩樹（Hiroki Ikai）
中部ろうさい病院　リウマチ膠原病・腎感染症内科
市立堺病院初期研修，内科後期研修，堺市立総合医療センターリウマチ膠原病センターを経て現在に至る．内科学研鑽会所属．「リウマチ疾患・膠原病疾患をスペシャリストとして診療すること」の前提として「ジェネラルな内科医であること」を日々心掛けて診療を行っています．東海圏で一緒に働く仲間を募集しています！一緒に内科学を研鑽しましょう．

滝澤直歩（Naoho Takizawa）
中部ろうさい病院　リウマチ膠原病・腎感染症内科

鈴木康倫（Yasunori Suzuki）
加賀市医療センター　内科・リウマチ科
学生時代から松村正巳・ティアニー・青木眞先生らに師事し，ジェネラルマインドを持った腎臓・リウマチ内科医を目指してきました．シェーグレン症候群，脊椎関節炎のスペシャリストを目指しつつ，総合的な初期研修のシステム作りにも力を入れています．病院ホームページを是非御覧下さい！

六反田 諒（Ryo Rokutanda）
亀田総合病院　リウマチ・膠原病・アレルギー内科

第7章 循環器内科

蟹江崇芳（Takayoshi Kanie）
聖路加国際病院　心血管センター　循環器内科
人間は視覚情報に強く依存している生き物で，外界から得る情報の約80％を目が担っているとも言われます．印象的な写真を目に焼きつけることで，たくさんの症例を頭に刻み込みましょう．

高岡慶光（Yoshimitsu Takaoka）
聖路加国際病院　心血管センター　循環器内科
私は後期研修を終え，general cardiologistを目指し奮闘中です．今後は論文作成にも力を入れていきたいと思っております．今回の内容が皆さんの日々の診療に少しでもお役に立てれば幸いです．

齊藤 輝（Akira Saito）
聖路加国際病院　心血管センター　循環器内科
今年は多職種と協力して，再入院率を減らす医療を心がけています．当院を設立した医師トイスラー先生の "DO YOUR BEST, AND IT MUST BE FIRST CLASS" の精神で日々診療しております．

芥子文香（Ayaka Keshi）
大和橿原病院内科
循環器内科を中心とした内科診療をする傍らで．関西若手医師フェデレーションで若手医師教育を中心に，みんなが学びたいことをそれぞれの領域の視点で一緒に学ぶ動をしています．研修医の方，なんとなくこれでいいのかなと思いながら診療している指導医の方など，興味のある方はぜひご参加ください．https://kanfed.jimdo.com/

金岡幸嗣朗（Koshiro Kanaoka）
奈良県立医科大学附属病院　循環器内科
ジェネラルマインドを持った循環器内科医として，不整脈領域の臨床と，循環器領域のビッグデータ研究，研修医・学生教育に取り組んでいます．とてもアクティブな科なので，奈良県を中心として，循環器に興味がある研修医の先生方は，是非見学に来て下さい！

第8章　小児科

中河秀憲（Hidenori Nakagawa）

大阪市立総合医療センター　感染症内科
専門はジョジョの奇妙な冒険とTHE YELLOW MONKEY.
国立成育医療研究センターで小児感染症フェローシップを
修了後，2019年4月からは成人領域の感染症・HIV感染
症・輸入感染症を中心に診療しています.

船木孝則（Takanori Funaki）

国立成育医療研究センター　感染症科
小児感染症を専門としています．感染症危機管理，予防接
種，感染対策等さまざまなことに興味があります．政策決
定に寄与する研究ができればと思っています.

相澤悠太（Yuta Aizawa）

新潟大学大学院医歯学総合研究科　小児科学分野
小児感染症の診療，教育に加えて，パレコウイルスA3を
中心とした研究も行っています．パレコウイルスA3以外
にも新興・再興感染症が複数あり，小児感染症は日々新し
い知見が集積するダイナミックな分野です．興味のある方
は見学やセミナーなどにぜひお越しください.

山中崇之（Takayuki Yamanaka）

新潟市民病院　小児科
市中病院で小児感染症を中心に小児科全般の診療を行って
います．おいしいお米やお酒が好きな人（そうでない人も
…）ぜひ見学に来てください.

レジデントノート　Vol.21　No.11　（増刊）

臨床写真図鑑―コモンな疾患編　集まれ！よくみる疾患の注目所見

あらゆる科で役立つ、知識・経験・着眼点をシェアする81症例

編集／忽那賢志

レジデントノート増刊

Vol. 21　No. 11　2019〔通巻285号〕
2019年10月10日発行　第21巻　第11号
ISBN978-4-7581-1633-6
定価　本体4,700円＋税（送料実費別途）

年間購読料
　24,000円＋税（通常号12冊, 送料弊社負担）
　52,200円＋税（通常号12冊, 増刊6冊, 送料弊社負担）
　　※海外からのご購読は送料実費となります
　　※価格は改定される場合があります
郵便振替　00130-3-38674

© YODOSHA　CO., LTD. 2019
　　Printed in Japan

発行人　　一戸裕子
発行所　　株式会社　羊　土　社
　　　　　〒101-0052
　　　　　東京都千代田区神田小川町2-5-1
　　　　　TEL　　03（5282）1211
　　　　　FAX　　03（5282）1212
　　　　　E-mail　eigyo@yodosha.co.jp
　　　　　URL　　www.yodosha.co.jp/

装幀　　　野崎一人
印刷所　　広研印刷株式会社
広告申込　羊土社営業部までお問い合わせ下さい.

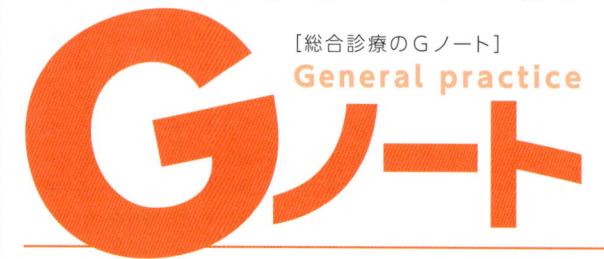

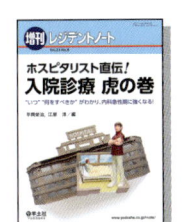
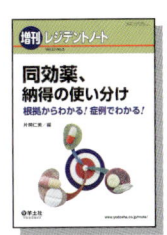
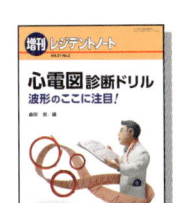
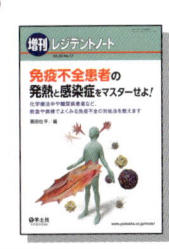
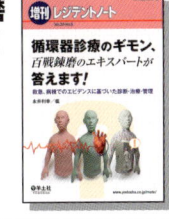
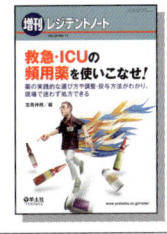
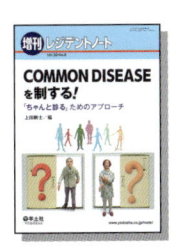
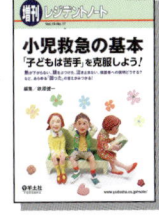

羊土社のオススメ書籍

Dr.岩倉の 心エコー塾
治療に直結する考えかたと見かた

岩倉克臣／著

心エコーをしっかり解釈し、治療に活かしきるための考え方とテクニックをDr.岩倉が伝授！胸痛疾患の確実な鑑別のための読みこなし方、心不全の病態把握に欠かせない計測や評価のポイントなどがやさしくわかる.

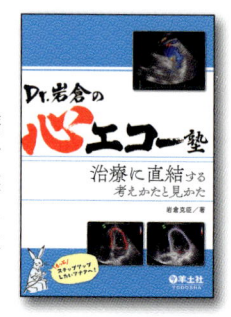

- 定価（本体4,500円＋税）　　■ A5判
- 416頁　　■ ISBN 978-4-7581-0760-0

レジデントノート Vol.21 No.6
腹部CTの 読み方がわかる！
研修医が今すぐ知りたい、よく遭遇する疾患の"基本的な読影方法"をわかりやすく教えます！

薮田　実／編

腹部CT, 自信を持って読影できていますか？肝腫瘤, 急性虫垂炎, 腸閉塞など…日常診療でよく出合う疾患の読影エッセンスを総力特集！放射線科医がどこに注目し, 何を考えているかを身につけて今日から実践しよう！

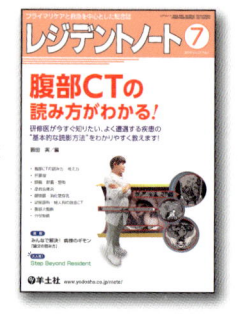

- 定価（本体2,000円＋税）　　■ B5判
- 146頁　　■ ISBN 978-4-7581-1628-2

研修医のための 外科の診かた、動きかた
写真と症例でイメージできる 診察から基本手技・手術、全身管理

山岸文範／著

「何を診て」「どう動くか」がよくわかる外科研修の必携書！身体所見からの全身評価, 腹痛の診断方法や創傷処置・止血などの基本手技, 他科でも役立つ周術期管理の知識まで, 豊富な症例を参考に学べます！

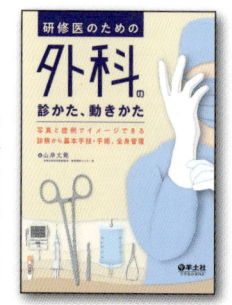

- 定価（本体4,800円＋税）　　■ B5判
- 359頁　　■ ISBN 978-4-7581-1852-1

誰も教えてくれなかった 血液透析の 進めかた
教えます

長澤　将／著,
宮崎真理子／監

本当に大切なことをきちんと行うだけで透析患者の生活や予後が格段に変わります. ADL・栄養状態・平均余命など, どう優先順位をつけて透析を進めればよいのか, 患者に応じた治療・管理のコツを伝授します.

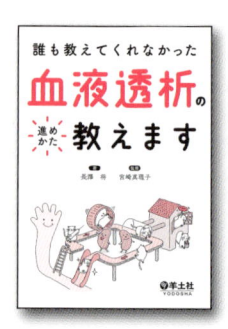

- 定価（本体3,200円＋税）　　■ A5判
- 144頁　　■ ISBN 978-4-7581-1854-5

発行　羊土社 YODOSHA

〒101-0052　東京都千代田区神田小川町2-5-1　TEL 03(5282)1211　FAX 03(5282)1212
E-mail：eigyo@yodosha.co.jp
URL：www.yodosha.co.jp/

ご注文は最寄りの書店, または小社営業部まで

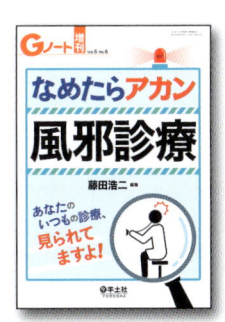
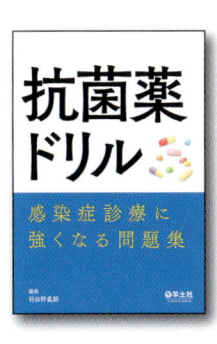
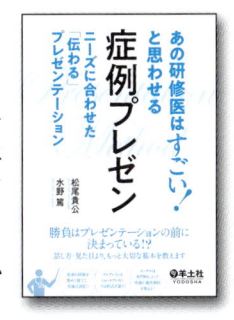
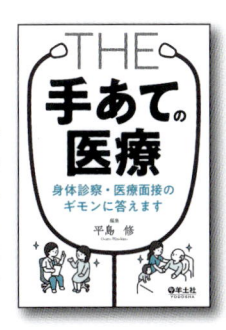

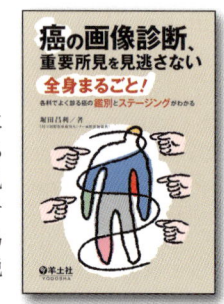
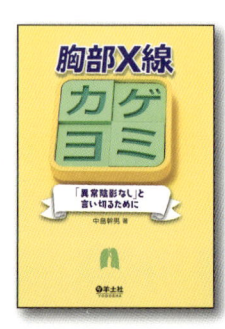
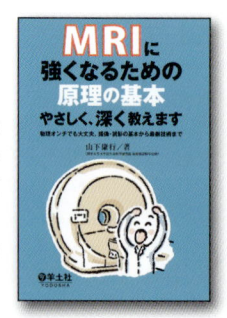
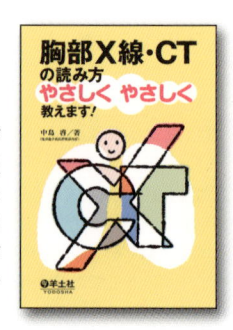